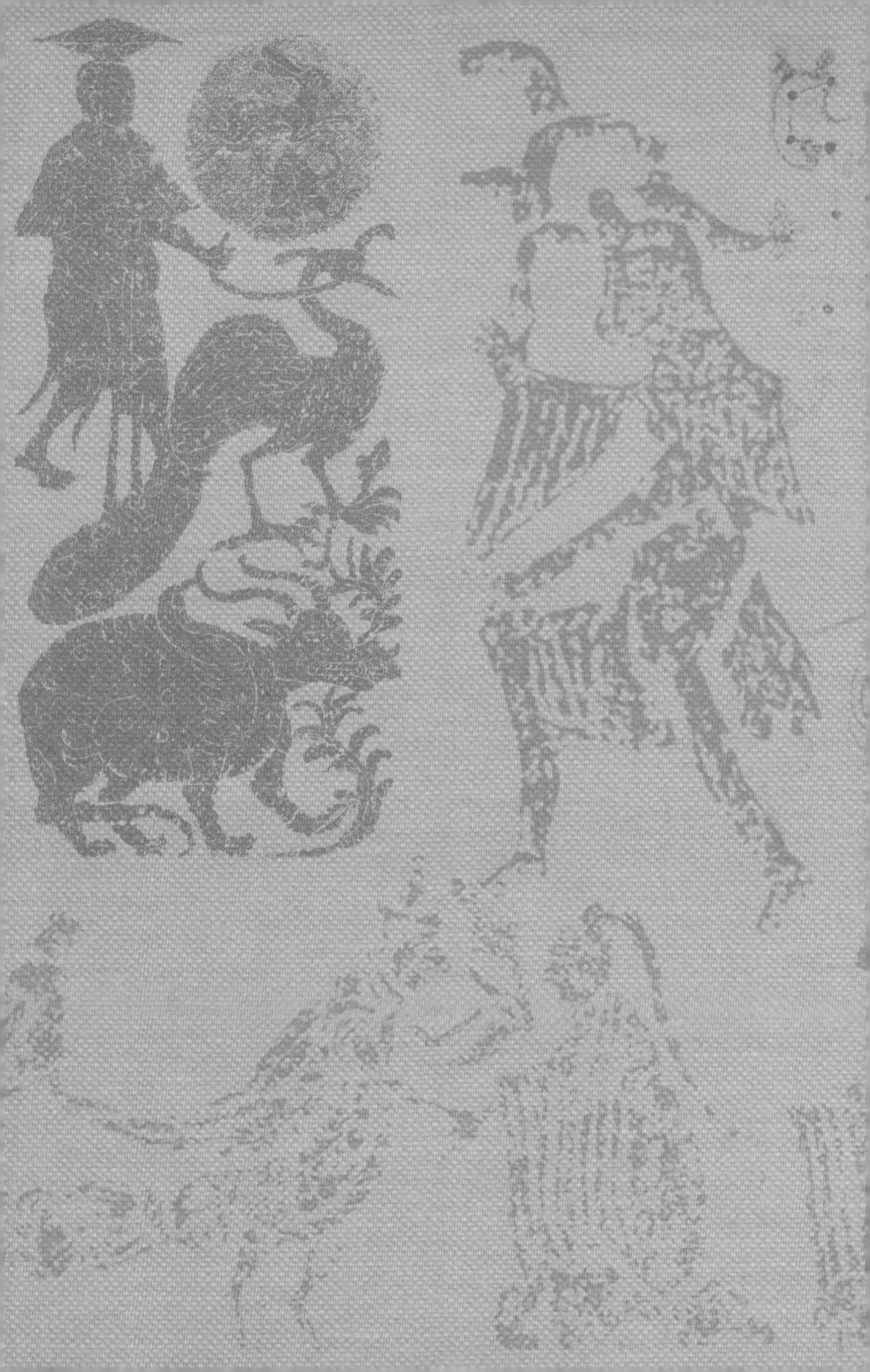

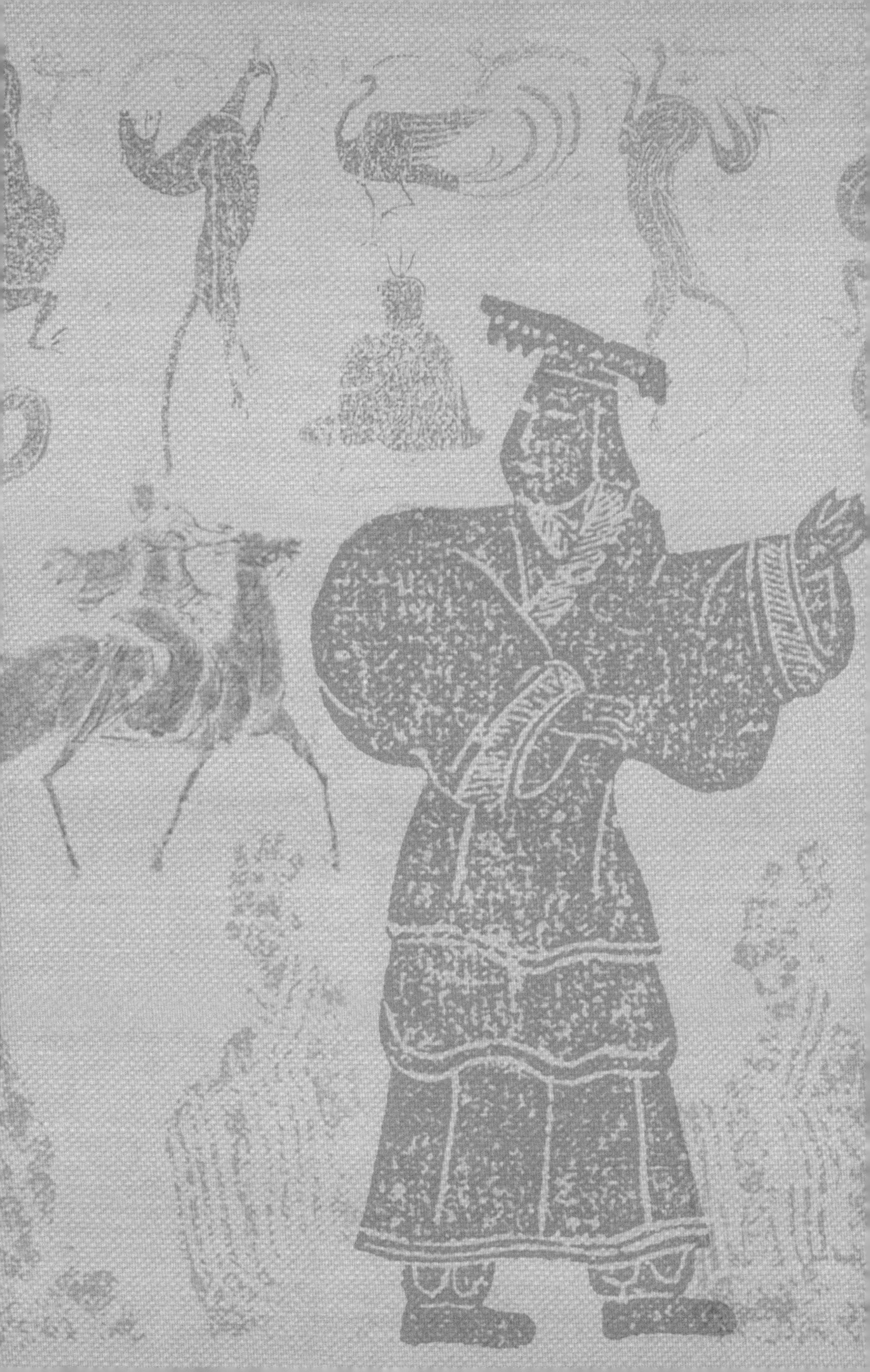

中国古医籍整理丛书

伤寒论直解

清·张锡驹　著

姜建国　孙鸿昌　崔伟锋　姜　璐　周雪亮　校注

中国中医药出版社

·北　京·

图书在版编目（CIP）数据

伤寒论直解/（清）张锡驹著；姜建国等校注．—北京：中国中医药出版社，2015.1（2025.4 重印）

（中国古医籍整理丛书）

ISBN 978-7-5132-2133-7

Ⅰ.①伤…　Ⅱ.①张…　②姜…　Ⅲ.①《伤寒论》-研究
Ⅳ.①R222.29

中国版本图书馆 CIP 数据核字（2014）第 273667 号

中 国 中 医 药 出 版 社 出 版
北京经济技术开发区科创十三街 31 号院二区 8 号楼
邮政编码　100176
传真　010 64405721
北京盛通印刷股份有限公司印刷
各地新华书店经销

*

开本 710×1000　1/16　印张 19　字数 150 千字
2015 年 1 月第 1 版　2025 年 4 月第 4 次印刷
书　号　ISBN 978-7-5132-2133-7

*

定价　57.00 元
网址　www.cptcm.com

服务热线　010 64405510

购书热线　010 89535836

微信服务号　zgzyycbs

书店网址　csln.net/qksd/

官方微博　http://e.weibo.com/cptcm

淘宝天猫网址　http://zgzyycbs.tmall.com

国家中医药管理局
中医药古籍保护与利用能力建设项目
组织工作委员会

主 任 委 员 王国强

副主任委员 王志勇 李大宁

执行主任委员 曹洪欣 苏钢强 王国辰 欧阳兵

执行副主任委员 李 昱 武 东 李秀明 张成博

委 员

各省市项目组分管领导和主要专家

（山东省）武继彪 欧阳兵 张成博 贾青顺

（江苏省）吴勉华 周仲瑛 段金廒 胡 烈

（上海市）张怀琼 季 光 严世芸 段逸山

（福建省）阮诗玮 陈立典 李灿东 纪立金

（浙江省）徐伟伟 范永升 柴可群 盛增秀

（陕西省）黄立勋 呼 燕 魏少阳 苏荣彪

（河南省）夏祖昌 刘文第 韩新峰 许敬生

（辽宁省）杨关林 康廷国 石 岩 李德新

（四川省）杨殿兴 梁繁荣 余曙光 张 毅

各项目组负责人

王振国（山东省） 王旭东（江苏省） 张如青（上海市）

李灿东（福建省） 陈勇毅（浙江省） 焦振廉（陕西省）

蔡永敏（河南省） 鞠宝兆（辽宁省） 和中浚（四川省）

项目专家组

顾　问　马继兴　张灿玾　李经纬

组　长　余瀛鳌

成　员　李致忠　钱超尘　段逸山　严世芸　鲁兆麟
　　　　郑金生　林端宜　欧阳兵　高文柱　柳长华
　　　　王振国　王旭东　崔　蒙　严季澜　黄龙祥
　　　　陈勇毅　张志清

项目办公室（组织工作委员会办公室）

主　任　王振国　王思成

副主任　王振宇　刘群峰　陈榕虎　杨振宁　朱毓梅
　　　　刘更生　华中健

成　员　陈丽娜　邱　岳　王　庆　王　鹏　王春燕
　　　　郭瑞华　宋咏梅　周　扬　范　磊　张永泰
　　　　罗海鹰　王　爽　王　捷　贺晓路　熊智波

秘　书　张丰聪

前 言

中医药古籍是传承中华优秀文化的重要载体，也是中医学传承数千年的知识宝库，凝聚着中华民族特有的精神价值、思维方法、生命理论和医疗经验，不仅对于传承中医学术具有重要的历史价值，更是现代中医药科技创新和学术进步的源头和根基。保护和利用好中医药古籍，是弘扬中国优秀传统文化、传承中医学术的必由之路，事关中医药事业发展全局。

1949 年以来，在政府的大力支持和推动下，开展了系统的中医药古籍整理研究。1958 年，国务院科学规划委员会古籍整理出版规划小组在北京成立，负责指导全国的古籍整理出版工作。1982 年，国务院古籍整理出版规划小组召开全国古籍整理出版规划会议，制定了《古籍整理出版规划（1982—1990）》，卫生部先后下达了两批 200 余种中医古籍整理任务，掀起了中医古籍整理研究的新高潮，对中医文化与学术的弘扬、传承和发展，发挥了极其重要的作用，产生了不可估量的深远影响。

2007 年《国务院办公厅关于进一步加强古籍保护工作的意见》明确提出进一步加强古籍整理、出版和研究利用，以及

“保护为主、抢救第一、合理利用、加强管理”的方针。2009年《国务院关于扶持和促进中医药事业发展的若干意见》指出，要“开展中医药古籍普查登记，建立综合信息数据库和珍贵古籍名录，加强整理、出版、研究和利用”。《中医药创新发展规划纲要（2006—2020)》强调继承与创新并重，推动中医药传承与创新发展。

2003～2010年，国家财政多次立项支持中国中医科学院开展针对性中医药古籍抢救保护工作，在中国中医科学院图书馆设立全国唯一的行业古籍保护中心，影印抢救濒危珍本、孤本中医古籍1640余种；整理发布《中国中医古籍总目》；遴选351种孤本收入《中医古籍孤本大全》影印出版；开展了海外中医古籍目录调研和孤本回归工作，收集了11个国家和2个地区137个图书馆的240余种书目，基本摸清流失海外的中医古籍现状，确定国内失传的中医药古籍共有220种，复制出版海外所藏中医药古籍133种。2010年，国家财政部、国家中医药管理局设立“中医药古籍保护与利用能力建设项目”，资助整理400余种中医药古籍，并着眼于加强中医药古籍保护和研究机构建设，培养中医古籍整理研究的后备人才，全面提高中医药古籍保护与利用能力。

在此，国家中医药管理局成立了中医药古籍保护和利用专家组和项目办公室，专家组负责项目指导、咨询、质量把关，项目办公室负责实施过程的统筹协调。专家组成员对古籍整理研究具有丰富的经验，有的专家从事古籍整理研究长达70余年，深知中医药古籍整理研究的重要性、艰巨性与复杂性，履行职责认真务实。专家组从书目确定、版本选择、点校、注释等各方面，为项目实施提供了强有力的专业指导。老一辈专家的学术水平和智慧，是项目成功的重要保证。项目承担单位山东中医药大学、南京中医药大学、上海中医药大学、福建中医药大学、浙江省中医药研究院、陕西省中医药研究院、河南省中医药研究院、辽宁中医药大学、成都中医药大学及所在省市中医药管理部门精心组织，充分发挥区域间互补协作的优势，并得到承担项目出版工作的中国中医药出版社大力配合，全面推进中医药古籍保护与利用网络体系的构建和人才队伍建设，使一批有志于中医学术传承与古籍整理工作的人才凝聚在一起，研究队伍日益壮大，研究水平不断提高。

本着“抢救、保护、发掘、利用”的理念，该项目重点选择近60年未曾出版的重要古医籍，综合考虑所选古籍的保护价值、学术价值和实用价值。400余种中医药古籍涵盖了医经、基础理论、诊法、伤寒金匮、温病、本草、方书、内科、外科、女科、儿科、伤科、眼科、咽喉口齿、针灸推拿、养生、医案医话医论、医史、临证综合等门类，跨越唐、宋、金元、明以迄清末。全部古籍均按照项目办公室组织完成的行业标准《中医古籍整理规范》及《中医药古籍整理细则》进行整理校注，绝大多数中医药古籍是第一次校注出版，一批孤本、稿本、抄本更是首次整理面世。对一些重要学术问题的研究成果，则集中收录于各书的“校注说明”或“校注后记”中。

“既出书又出人”是本项目追求的目标。近年来，中医药古籍整理工作形势严峻，老一辈逐渐退出，新一代普遍存在整理研究古籍的经验不足、专业思想不坚定等问题，使中医古籍整理面临人才流失严重、青黄不接的局面。通过本项目实施，搭建平台，完善机制，培养队伍，提升能力，经过近5年的建设，锻炼了一批优秀人才，老中青三代齐聚一堂，有效地稳定了研究队伍，为中医药古籍整理工作的开展和中医文化与学术的传承提供必备的知识和人才储备。

本项目的实施与《中国古医籍整理丛书》的出版，对于加强中医药古籍文献研究队伍建设、建立古籍研究平台，提高古籍整理水平均具有积极的推动作用，对弘扬我国优秀传统文化，推进中医药继承创新，进一步发挥中医药服务民众的养生保健与防病治病作用将产生深远影响。

第九届、第十届全国人大常委会副委员长许嘉璐先生，国家卫生计生委副主任、国家中医药管理局局长、中华中医药学会会长王国强先生，我国著名医史文献专家、中国中医科学院马继兴先生在百忙之中为丛书作序，我们深表敬意和感谢。

由于参与校注整理工作的人员较多，水平不一，诸多方面尚未臻完善，希望专家、读者不吝赐教。

国家中医药管理局中医药古籍保护与利用能力建设项目办公室

二〇一四年十二月

许 序

“中医”之名立，迄今不逾百年，所以冠以“中”字者，以别于“洋”与“西”也。慎思之，明辨之，斯名之出，无奈耳，或亦时人不甘泯没而特标其犹在之举也。

前此，祖传医术（今世方称为“学”）绵延数千载，救民无数；华夏屡遭时疫，皆仰之以度困厄。中华民族之未如印第安遭染殖民者所携疾病而族灭者，中医之功也。

医兴则国兴，国强则医强。百年运衰，岂但国土肢解，五千年文明亦不得全，非遭泯灭，即蒙冤扭曲。西方医学以其捷便速效，始则为传教之利器，继则以“科学”之冕畅行于中华。中医虽为内外所夹击，斥之为蒙昧，为伪医，然四亿同胞衣食不保，得获西医之益者甚寡，中医犹为人民之所赖。虽然，中国医学日益陵替，乃不可免，势使之然也。呜呼！覆巢之下安有完卵？

嗣后，国家新生，中医旋即得以重振，与西医并举，探寻结合之路。今也，中华诸多文化，自民俗、礼仪、工艺、戏曲、历史、文学，以至伦理、信仰，皆渐复起，中国医学之兴乃属必然。

迄今中医犹为国家医疗系统之辅，城市尤甚。何哉？盖一则西医赖声、光、电技术而于20世纪发展极速，中医则难见其进。二则国人惊羡西医之“立竿见影”，遂以为其事事胜于中医。然西医已自觉将入绝境：其若干医法正负效应相若，甚或负远逾于正；研究医理者，渐知人乃一整体，心、身非如中世纪所认定为二对立物，且人体亦非宇宙之中心，仅为其一小单位，与宇宙万象万物息息相关。认识至此，其已向中国医学之理念“靠拢”矣，虽彼未必知中国医学何如也。唯其不知中国医理何如，纯由其实践而有所悟，益以证中国之认识人体不为伪，亦不为玄虚。然国人知此趋向者，几人？

国医欲再现宋明清高峰，成国中主流医学，则一须继承，一须创新。继承则必深研原典，激清汰浊，复吸纳西医及我藏、蒙、维、回、苗、彝诸民族医术之精华；创新之道，在于今之科技，既用其器，亦参照其道，反思己之医理，审问之，笃行之，深化之，普及之，于普及中认知人体及环境古今之异，以建成当代国医理论。欲达于斯境，或需百年欤？予恐西医既已醒悟，若加力吸收中医精粹，促中医西医深度结合，形成21世纪之新医学，届时“制高点”将在何方？国人于此转折之机，能不忧虑而奋力乎？

予所谓深研之原典，非指一二习见之书、千古权威之作；就医界整体言之，所传所承自应为医籍之全部。盖后世名医所著，乃其秉诸前人所述，总结终生行医用药经验所得，自当已成今世、后世之要籍。

盛世修典，信然。盖典籍得修，方可言传言承。虽前此50余载已启医籍整理、出版之役，惜旋即中辍。阅20载再兴整理、出版之潮，世所罕见之要籍千余部陆续问世，洋洋大观。

今复有“中医药古籍保护与利用能力建设”之工程，集九省市专家，历经五载，董理出版自唐迄清医籍，都400余种，凡中医之基础医理、伤寒、温病及各科诊治、医案医话、推拿本草，俱涵盖之。

噫！璐既知此，能不胜其悦乎？汇集刻印医籍，自古有之，然孰与今世之盛且精也！自今而后，中国医家及患者，得览斯典，当于前人益敬而畏之矣。中华民族之屡经灾难而益蕃，乃至未来之永续，端赖之也，自今以往岂可不后出转精乎？典籍既蜂出矣，余则有望于来者。

谨序。

第九届、十届全国人大常委会副委员长

许嘉璐

二〇一四年冬

王 序

中医学是中华民族在长期生产生活实践中，在与疾病作斗争中逐步形成并不断丰富发展的医学科学，是中国古代科学的瑰宝，为中华民族的繁衍昌盛作出了巨大贡献，对世界文明进步产生了积极影响。时至今日，中医学作为我国医学的特色和重要医药卫生资源，与西医学相互补充、相互促进、协调发展，共同担负着维护和促进人民健康的任务，已成为我国医药卫生事业的重要特征和显著优势。

中医药古籍在存世的中华古籍中占有相当重要的比重，不仅是中医学术传承数千年最为重要的知识载体，也是中医为中华民族繁衍昌盛发挥重要作用的历史见证。中医药典籍不仅承载着中医的学术经验，而且蕴含着中华民族优秀的思想文化，凝聚着中华民族的聪明智慧，是祖先留给我们的宝贵物质财富和精神财富。加强对中医药古籍的保护与利用，既是中医学发展的需要，也是传承中华文化的迫切要求，更是历史赋予我们的责任。

2010 年，国家中医药管理局启动了中医药古籍保护与利用能力建设项目。这既是传承中医药的重要工程，也是弘扬优秀民族文化的重要举措，不仅能够全面推进中医药的有效继承和创新发展，为维护人民健康作出贡献，也能够彰显中华民族的璀璨文化，为实现中华民族伟大复兴的中国梦作出贡献。

相信这项工作一定能造福当今，嘉惠后世，福泽绵长。

国家卫生和计划生育委员会副主任

国家中医药管理局局长

中华中医药学会会长

王国强

二〇一四年十二月

马 序

新中国成立以来，党和国家高度重视中医药事业发展，重视古籍的保护、整理和研究工作。自 1958 年始，国务院先后成立了三届古籍整理出版规划小组，分别由齐燕铭、李一氓、匡亚明担任组长，主持制定了《整理和出版古籍十年规划（1962—1972）》《古籍整理出版规划（1982—1990）》《中国古籍整理出版十年规划和“八五”计划（1991—2000）》等，而第三次规划中医药古籍整理即纳入其中。1982 年 9 月，卫生部下发《1982—1990 年中医古籍整理出版规划》，1983 年 1 月，中医古籍整理出版办公室正式成立，保证了中医古籍整理出版规划的实施。2002 年 2 月，《国家古籍整理出版“十五”（2001—2005）重点规划》经新闻出版署和全国古籍整理出版规划领导小组批准，颁布实施。其后，又陆续制定了国家古籍整理出版“十一五”和“十二五”重点规划。国家财政多次立项支持中国中医科学院开展针对性中医药古籍抢救保护工作，文化部在中国中医科学院图书馆专门设立全国唯一的行业古籍保护中心，国家先后投入中医药古籍保护专项经费超过 3000 万元，影印抢救濒危珍、善、孤本中医古籍1640余种，开展了海外中医古籍目录调研和孤本回归工作。2010年，国家财政部、国家中医药管理局安排国家公共卫生专项资金，设立了“中医药古籍保护与利用能力建设项目”，这是继1982～1986年第一批、第二批重要中医药古籍整理之后的又一次大规模古籍整理工程，重点整理新中国成立后未曾出版的重要古籍，目标是形成并普及规范的通行本、传世本。

为保证项目的顺利实施，项目组特别成立了专家组，承担咨询和技术指导，以及古籍出版之前的审定工作。专家组中的许多成员虽逾古稀之年，但老骥伏枥，孜孜不倦，不仅对项目进行宏观指导和质量把关，更重要的是通过古籍整理，以老带新，言传身教，培养一批中医药古籍整理研究的后备人才，促进了中医药古籍保护和研究机构建设，全面提升了我国中医药古籍保护与利用能力。

作为项目组顾问之一，我深感中医药古籍保护、抢救与整理工作的重要性和紧迫性，也深知传承中医药古籍整理经验任重而道远。令人欣慰的是，在项目实施过程中，我看到了老中青三代的紧密衔接，看到了大家的坚持和努力，看到了年轻一代的成长。相信中医药古籍整理工作的将来会越来越好，中医药学的发展会越来越好。

欣喜之余，以是为序。

中国中医科学院研究员

马继兴

二〇一四年十二月

校注说明

《伤寒论直解》初刻于清康熙五十一年（1712），题“汉张仲景著，钱塘后学张令韶注解”，是一部以气化学说来注释《伤寒论》的重要著作。其中关于《伤寒论》原文的注解六卷，六卷之后，增《伤寒附余》作为补充，是张氏对临床中一些疑难或疑似问题的剖析。

一、作者及成书年代

张锡驹，字令韶，钱塘（今属杭州）人，生于明崇祯十七年（1644），卒年不详，为清初著名医家。

张氏早年即继承父志研习医学，后又师从清初名医张卿子（著有《张卿子伤寒论》）学习岐黄之术。在习医的过程中逐渐认识到成无己对《伤寒论》注解的诸多不足，于是对《伤寒论》进行重新注解，名曰《伤寒论直解》。

《伤寒论直解》完成于康熙二十年左右，然而因张氏唯恐自己学术不精而贻误后学，故当时并未刊印，直至康熙五十一年春乃召集弟子门人重新予以参订，方敢刊刻。《伤寒论直解》以《素问·天元纪大论》之气化理论为依据阐释《伤寒论》全书，对后世研究和应用《伤寒论》提供了重要参考，是气化学派的代表作。

二、版本源流及底、校本的选择

《伤寒论直解》主要版本有清康熙刻本本衙藏板和清光绪乙酉福州醉经阁刻本两种。其中“本衙藏板”较早，而“醉经阁刻本”较晚，后者显系依据前者所刻，且后者扉页所印“清光绪乙酉春仲重刊于福州醉经阁”更能证明这一点。

本次校注，以康熙刻本本衙藏板作为底本，该本初刻于清康熙五十一年，且该版本版式较为清晰，文字清楚，内容完整，品相较好，属于祖本、足本，故选为底本，简称“康熙本”。以清光绪福州醉经阁刻本为主校本，简称“光绪本”。同时以宋本《伤寒论》为他校本。

三、校注的原则与体例

此次校注以尊重原著、尽量保持原貌为原则，主要对底本进行了标点、校勘和注释。具体问题的处理原则如下：

1. 底本为繁体字竖排本，本次校注整理为简体字横排本，并加以规范的现代标点符号。

2. 底本中文字前后方位词“右”“左”，统一改为“上”“下”，不出校记。

3. 指出并校正了底本中的字、词、句、篇、章等方面的差异和错误：错误的予以纠正，并出是非性校记；不同者视情况而定（底本义胜者保留，不出校记；校本义胜者，出倾向性校记；底、校本一致，但按文义疑有误又缺乏依据未能遽定者，保留原文，出存疑校记）。

4. 对原本中的冷僻费解及具有特定含义的字词、术语等进行了解释：包括注字音（采用汉语拼音加同音字注音的方法，加括号于被注音词后）、释通假（用“某通某”表示）、解词义（用现代汉语或浅显的文言注释）、详出处（对成语、典故等指明出处）及明句义（解释难以理解的句义）等。

5. 底本中的异体字、俗体字，统一以规范字律齐，不出校注；底本与校本中出现的古今字则出校注，用“某同某”表示。

6. 本书中存在脱文的情况，对于底本、校本皆有脱文者，以虚阙号“□”按所脱字数一一补入，不出校。

7. 底本凡例中每段首有标识符“—”，今删，不出校记。

四、具体问题的处理说明

1. 底本中“玄”字缺笔避讳，本次校定过程中径改，不出校注。

2. 底本中“己”“巳”不分，据文意径改，不出校注。

3. 底本中“症”与“证”保持原貌。

4. 底本中“藏府”统一径改为“脏腑”，不出校注。

5. 底本中“痓”意为“痉”，首见出注。

6. 对原本中出现的不常见的中药简称、别称等，出简注注出药物的正名，正文中未作改动。

伤寒论直解序

汉张仲景先师上承先圣之道以开来学，手著《伤寒论》一书，是本轩岐之精义，而发其未发者也，但轩岐言其常，先师言其变。孔子云：可与立未可与权①。权者，变也。自汉至今，千五百余载，历代名贤多有发明，而宋成氏②之注，世皆宗之。先师之书，至今存者，成氏之功也。然而是书义理邃微③，章句奥折④，往往意在语言文字外，成氏顺文加释，漫无统纪⑤，徒得其迹而不能会其神，以致后学不究其旨归，疑为断简残编，且以为宜于冬时之伤寒而不宜于三时之温暑，宜于外感而不宜于内伤，又以汤方难会其意，遂谓宜于古而不宜于今，先师之书遂置而不读矣。噫！有成氏之注而论至今存，乃有成氏之注而论至今晦矣。夫此书之旨非特论伤寒也，风寒暑湿燥火六淫之邪无不悉具，岂特六淫之邪而已。内而脏腑，外而形身，以及气血之生始，经俞之会通，神机之出入，阴阳之变易，六气之循环，五运之生制，上下之交合，水火之相济，实者泻之，虚者补之，寒者温之，热者清

① 可与立未可与权：能够坚守“道”的人未必能够随机应变。权，秤锤，这里引申为权衡轻重。

② 成氏：指成无己。金代医家。撰《注解伤寒论》《伤寒明理论》等书。

③ 义理邃微：道理深邃精妙。

④ 奥折：古奥曲折，即意深难懂。

⑤ 统纪：纲纪，规矩。

之，详悉明备，至矣！尽矣！且其章节井井，前后照应，血脉贯通，无有遗漏，是医中诸书之语孟①也。第②后人不思经旨触类旁通，徒泥章句，仅以伤寒视之，抑成氏注之未及欤！先君子③大章公常慨然有济世之意，集岐黄诸书伏而读之，朱墨陆离，悉留手泽，昔尝命锡驹曰："汝当善继吾志。"余遵先志，朝夕于斯已非一日，复就张卿子师而请业焉，思欲以一得之见问世，恒恐学术浅陋，无当于先师之意而贻误来兹④，斯其为戾，岂渺小哉？甲子秋，及门诸子造余而请曰："轩岐仲景《灵》《素》《伤寒》，溯源道统，一脉相传，自非才高识妙，岂能探其理致，先生何不本《灵》《素》之微言而阐《伤寒》之精义，俾⑤后之学者读注而论无不显之义，读论而世无不显之证，不徒讬⑥之空言，期有济于实用，不亦善乎？"余谢⑦曰："余亦安能发明此书，但期无忝⑧先子之志，于仲景先师之旨稍具管窥，斯足矣。"爰⑨撰此编，名曰《直解》，藏之笥⑩中，于今三十年矣，究未敢自信持以问世。今壬辰⑪仲春，复与宿学同人并

---

① 语孟：《论语》和《孟子》，儒家经典，此处用以说明《伤寒论》乃医家之经典，就如同儒家的《论语》《孟子》一样。

② 第：但是。

③ 先君子：旧时称自己或他人已去世的祖父。

④ 来兹：泛指今后。

⑤ 俾（bǐ 比）：使。

⑥ 讬（tuō 托）：同"托"。依托。

⑦ 谢：推辞。

⑧ 忝（tiǎn 舔）：谦辞，表示有愧于某事某人。

⑨ 爰：于是。

⑩ 笥（sì 四）：盛食之器，此处借指藏书之所。

⑪ 壬辰：此处指康熙壬辰，即康熙五十一年（1712）。

及门诸子汇集群书，悉心参订，已无疑义，始敢付之梨枣①，质诸天下。后世医道得此，或亦有小补焉。是为序。

时康熙壬辰孟夏钱塘张锡驹令韶父②题于青士居中

① 付之梨枣：指刻版刊印书籍。梨枣，旧时刻书多用梨木、枣木，古代称书版。清·蒲松龄《聊斋志异·段序》："然欲付梨枣而啬于资，素愿莫偿，恒深歉怅。"

② 父（fǔ 甫）：亦作"甫"，古代在男子名字下加的美称，后指人的表字。

伤寒论序

余每览越人入虢之诊，望齐侯之色，未尝不慨然叹其才秀也。怪当今居世之士，曾不留神医药，精究方术，上以疗君亲之疾，下以救贫贱之厄①，中以保身长全，以养其生，但竞逐荣势，企踵权豪，孜孜汲汲②，惟名利是务，崇饰其末，忽弃其本，华其外而悴其内。皮之不存，毛将安附焉？卒然遭邪风之气，婴非常之疾，患及祸至，而方震栗；降志屈节，钦望③巫祝，告穷归天，束手受败。赍④百年之寿命，持至贵之重器，委付凡医，恣其所措。咄嗟呜呼！厥身已毙，神明消灭，变为异物，幽潜重泉⑤，徒为啼泣。痛夫！举世昏迷，莫能觉悟，不惜其命，若是轻生，彼何荣势之云哉？而进不能爱人知人，退不能爱身知已，遇灾值祸，身居厄地⑥，蒙蒙昧昧⑦，蠢若游魂。哀乎！趋世之士，驰竞浮华⑧，不固根本，忘躯徇物，危若冰谷，至于是也。

余宗族素多，向余二百，建安纪年以来，犹未十稔⑨，其死亡

---

① 厄：灾难，引申为疾病。

② 孜孜汲汲：不停地追求。孜，勤勉，引申为不停。汲，汲取，取水，引水，引申为争夺，追求。

③ 钦望：恭敬仰慕。钦，恭敬。望，景仰。

④ 赍（jī 积）：持，拿。

⑤ 幽潜重泉：人已死亡并埋藏于地下。幽，深暗，地下，引申为埋藏。重泉，九泉，黄泉。

⑥ 厄地：危险的境地。

⑦ 蒙蒙昧昧：昏昧，愚昧。

⑧ 驰竞浮华：追求竞争虚荣名利。驰，快跑，引申为追求。

⑨ 稔（rěn 忍）：谷物成熟，引申为年，古代谷一熟为年。

者，三分有二，伤寒十居其七。感往昔之沦丧，伤横夭之莫救，乃勤求古训，博采众方，撰用《素问》《九卷》《八十一难》《阴阳大论》《胎胪药录》，并平脉辨证，为《伤寒杂病论》合十六卷，虽未能尽愈诸病，庶可以见病知源。若能寻余所集，思过半矣。

夫天布五行，以运万类，人禀五常，以有五脏，经络府俞，阴阳会通，玄冥幽微①，变化难极②，自非③才高识妙，岂能探其理致哉？上古有神农、黄帝、岐伯、伯高、雷公、少俞、少师、仲文，中世有长桑、扁鹊，汉有公乘阳庆及仓公，下此以往，未之闻也。观今之医，不念思求经旨，以演其所知，各承家技，终始顺旧④。省疾问病，务在口给，相对斯须，便处汤药，按寸不及尺，握手不及足，人迎趺阳，三部不参，动数发息，不满五十，短期未知决诊，九候曾无仿佛，明堂阙庭，尽不见察，所谓窥管⑤而已。夫欲视死别生⑥，实为难矣！

孔子云：生而知之者上，学则亚之，多闻博识，知之次也。余宿尚方术，请事斯语。

汉长沙太守南阳张机仲景著

---

① 玄冥幽微：此处指医道深奥精微。玄冥，深远幽寂，道家用以形容“道”。

② 极：深探，穷究。汉·王充《论衡·问孔》：“圣人之言……不能尽解，宜难以极之。”

③ 自非：假如不是。自，假如。《左传·成公十六年》：“自非圣人，外宁必有内忧。”

④ 终始顺旧：自始至终因循守旧，不知发展变通。

⑤ 窥管：管中窥物，比喻见识狭小。《史记·扁鹊仓公列传》：“夫子之为方也，若以管窥天，以郄视文。”

⑥ 视死别生：判断病人会死亡还是会痊愈，对病人的预后恶劣与良好进行区分。视，比较。《吕氏春秋》：“量小大，视长短，皆中度。”

凡例

《伤寒论》旧本，以辨脉平脉为首，先脉而后证，宜矣。至以痓湿暍列于六经之前，似非作论之本意。今先脉后证，列六经于辨脉平脉之后，而“霍乱痓湿暍并汗吐下”，又附于六经之后，以见因伤寒而并及之意也。若夫叔和序例，引《素问·热论》而立言，于仲景《伤寒》漫无发明，且泥定日期，曰：未入腑者，可汗而已；已入于腑，可下而已。呜呼！汗与下，何足以尽伤寒哉，况传经不明适足以滋后人之惑，故去之。

传经乃伤寒之大关键，传经不明，虽熟读是书，无益也，故予于太阳之首，反覆①辨论，章明较著②，庶③可以破千载之疑案。

仲景序云，撰用《素问》《九卷》《阴阳大论》，是以本文之中无非阐发五运六气、阴阳交会之理，故解内亦以经解经，罔敢杜撰，以贻天下后世之讥。

仲景生于东汉之末，去古未远，故其文义高古，往往意在文字之外，若不紬绎④思维，无由得其意趣。但本文深矣奥矣，而解复晦之，则深而益深，奥而益奥，亦何异涉海问津⑤耶！且其中自有层次转折，故予于层次转折之中每用一二虚字以疏

---

① 反覆：亦作“反复”，重复再三，翻来覆去。

② 章明较著：使……显著明晰。章明，昭著，显扬。较著，明显，显著。

③ 庶：表示希望发生或出现某事，但愿，或许。

④ 紬绎：抽绎，理其端绪，演绎。紬，缝。

⑤ 涉海问津：要渡过大海反而去打听小渡口，比喻解决问题不得法。

明之，不敢妄为穿凿①，务使经义了然。

是书自有章节段落，起止照应，非若他书散叙平铺而已。今依隐庵②《集注》之分章节，每于章首加一圈以别之，庶学者便览焉。

书虽论伤寒，而脏腑经络、荣卫血气、阴阳水火、寒热虚实之理，靡不毕备。神而明之，千般疢难③如指诸掌。故古人云：能医伤寒即能医杂证。信非诬也。

医有正宗，有旁门。旁门者，诸家之方书也；正宗者，神农、黄帝、仲景之书也。亦犹儒书之有六经语孟，而复有诸子百家，读六经语孟自可以该④诸子百家，读诸子百家终不能窥圣人之门墙。夫诸家之书，非不遵仲景，非不引《灵》《素》，然所遵所引者，不过得其糟粕而已，岂能得其神理哉。得其糟粕，亦可以愈诸病，及问其所以然，则不知也。得其神理，愈则知其所以愈之之故，不愈亦知其所以不愈之由，此致知格物⑤之极功，先知先觉之妙用也。盖缘世人急于售世，舍本求末，此天下之所以无真医，良可慨也。

读是书者，必须屏去嗜欲，洗涤尘嚣，从身心性命上打点，毋专攻捷径，锐志攀援，苟务外而不务内，循名而不循实，不顾根本，忘身循物，抑⑥知明则可欺，幽则难逭⑦耶。若涉猎一

---

① 穿凿：牵强附会。

② 隐庵：张志聪之字。清代医家。撰有《素问集注》《灵枢集注》《伤寒论集注》《本草崇原》等书。

③ 疢（chèn 趁）难：疾病。疢，热病，亦泛指疾病。

④ 该：赅，包括。

⑤ 致知格物：亦作“格物致知”，谓研究事物原理而获得知识，为中国古代认识论的重要命题之一。

⑥ 抑：表示转折，但是，可是。

⑦ 逭（huàn 换）：逃避。

二语，剽窃一二方，而曰吾读仲景书也，其谁欺乎。

经旨浑融[1]，解虽显著，然辞达即止，不敢于本文之外别有支离[2]，恐蹈蛇足也。但开卷了然，临证茫然，故于紧要疑似之证，如呃、如狂、如谵语、如舌胎、如颐毒[3]、如斑疹，皆有寒热虚实之殊，胃气又为人身之本，不可妄伤，俱引经证论，略加愚意，及身亲试验，确然不易者，附于其后，庶可以见病知源，亦足为初学之一助也。

① 浑融：浑然一体，不可割裂。

② 支离：分散，分裂。

③ 颐毒：病名，又称发颐。因感受温邪所致。症见恶寒发热，颐颔肿痛。

目录

卷 三

卷　四

卷　五

卷　六

伤寒附余

卷一

钱塘张锡驹令韶父　注解

徐旭升上扶　王良能圣钦　参订

门人　魏士俊子千　王元文爕庵

壻①　王津鹤田　校

男　汉倬云为　汉位誉皆　校

辨脉法

问曰：脉有阴阳，何谓也？答曰：凡脉大浮动数滑，此名阳也；脉沉涩弱弦微，此名阴也。凡阴病见阳脉者生，阳病见阴脉者死。

天地之道，总不外乎阴阳二气，故人身中虽有千般疢难，何曾离得阴阳，所以首节便问脉有阴阳，答以脉之名不可悉数，大约阳数五阴数五，足以概之矣。阳气刚而有余，浮大动数滑，具刚之体而主有余，故名阳；阴气柔而不足，沉涩弱弦微，具柔之体而主不足，故名阴。阴病而见阳脉，得生阳之气，故生；阳病而见阴脉，虚阳在外，纯阴在内，有阳消阴长之虞②，故死。脉为气血之先，生始之根，故凭脉以决其死生也。曰凡脉，曰凡病，乃概言之，非专指伤寒也。

问曰：脉有阳结阴结者，何以别之？答曰：其脉浮而数，能食，不大便者，此为实，名曰阳结也，期十七日当剧；其脉沉而迟，不能食，身体重，大便反硬，名曰阴结也，期十四日当剧。

---

① 壻（xù 婿）：女婿。《尔雅·释亲》："女子之夫为壻。"

② 虞：忧虑。

承上文而言，脉既有阴阳，则阴阳又贵乎和也，其有不和而纯阴纯阳，即谓之阳结阴结。盖脉始于足少阴肾，生于足阳明胃，是少阴阳明为脉之生始而阴阳之总司，故必于少阴阳明主气之期，而决其当剧也。浮而数，阳脉也；能食、不大便，阳病也。以阳病而又得阳脉，全无阴气以和之，故为实也。一日太阳，二日阳明，至十七日，又当少阴三传主气之期，而不得少阴之阴气以济之，是阳气固结已甚，病当剧也。沉而迟，阴脉也；不能食、身体重，阴病也。阴病当下利，今反硬，阴气固结不通也，至十四日，又当阳明三传主之气之期，而不得阳明之阳气以济之，是阴气固结已甚，病当剧也。此所谓亢则害也。

问曰：病有洒淅恶寒而复发热者何？答曰：阴脉不足，阳往从之；阳脉不足，阴往乘之。曰：何谓阳不足？答曰：假令寸口脉微，名曰阳不足，阴气上入阳中，则洒淅恶寒也。曰：何为阴不足？答曰：假令尺脉弱，名曰阴不足，阳气下陷入阴中，则发热也。

上文言纯阴纯阳而为阳结阴结，此言阴阳交胜而彼此相乘也。恶寒者，阴胜也；发热者，阳胜也。其所以发热者，乃阴脉不足阳往从其虚也；其所以恶寒者，乃阳脉不足阴往乘其虚也。阴阳相乘，故恶寒而复发热也。夫阳脉阴脉变化无端，不可执一，不必于尺寸见之，亦无不可于尺寸见之，故曰假令寸口、假令尺脉也。此之不足，彼即以有余乘之，是以阴气乘阳之不足而上入则恶寒，阳气乘阴之不足而下陷则发热，阴阳之不可以交胜者如此。

阳脉浮，阴脉弱者，则血虚，血虚则筋急也。

阴在内，阳之守也；阳在外，阴之使也。阳脉浮于外，不内顾其阴，则阴脉弱矣，阴脉弱则内守空虚而血少矣，血少则无以荣筋而筋急矣。此以脉而辨血之虚也。

其脉沉者，荣气微也；其脉浮而汗出如流珠者，卫气衰也。

荣行脉中，故脉沉为荣微；卫行脉外，故脉浮而汗出为卫衰。此以脉之浮沉而辨荣卫之衰微也。

荣气微者，加烧针则血流不行，更发热而躁烦也。

此承上节荣卫之气而复申明荣主血也。荣气微者，血不足也。烧针者，针其穴而复以火烧其针尾，是针而复加之灸也。血者，所以流通经脉者也。针则经脉受伤，血之流行者，则凝泣①而不行矣。阳虚下陷者，则灸之。阴虚反助其阳，因火为邪，则为烦逆，故更发热而躁烦也。

脉蔼蔼②如车盖者，名曰阳结也。

上节言阳结阴结，此五节复形容其脉象也。蔼蔼如车盖，圆大而空，阳浮于外，不能内归于阴也。蔼者，和蔼也，言宽大而缓，如和蔼之貌。

脉累累如循长竿者，名曰阴结也。

累累如循长竿者，细长而坚，阴敛于内不能外达于阳也。

脉瞥瞥如羹上肥③者，阳气微也。

瞥瞥如羹上脂肥，轻虚宕漾而无根，此阳气之微也。瞥瞥，空浮之貌。

脉萦萦如蜘蛛丝者，阳气衰也。

萦萦然如蜘蛛丝之细而不可寻按，此阳气之衰也。

脉绵绵如泻漆之绝者，亡其血也。

绵绵然柔软，如泻漆之绝渐渐减少，此亡血之象也。

---

① 凝泣：凝结。泣，疑当作“冱”。冱，冻结。《庄子·齐物论》：“大泽焚而不能热，河汉冱而不能寒。”

② 蔼蔼：茂盛貌，盛大貌，此处形容脉象盛大。晋·陶潜《和郭主薄》：“蔼蔼堂前林，中夏贮清阴。”

③ 羹上肥：肉汤上漂浮的油脂，此处用以形容脉象的轻浮荡漾无根之貌。

脉来缓，时一止复来者，名曰结；脉来数，时一止复来者，名曰促。脉阳盛则促，阴盛则结，此皆病脉。

此章凡三节，首节言阴阳两不相顾，独盛而为结促之脉；次节言阴阳两不相和，搏击而为动脉；末节言阴阳两相和合，同等而为缓脉也。缓者，阴脉也；时一止者，时或一止而不常也，非若代脉之中止而不能自还也；复来者，阴盛独来不得阳以续之也。故名曰结。数者，阳脉也；复来者，阳盛独来不得阴以续之也。故名曰促。此结促二脉，皆阴阳偏盛之病脉也。

阴阳相搏，名曰动，阳动则汗出，阴动则发热。形冷恶寒者，此三焦伤也。若数脉见于关上，上下无头尾，如豆大，厥厥动摇者，名曰动也。

搏者，阴阳不和也。阴阳不和，势不安静，故脉动矣。阳动以搏阴，则阴液泄而汗出；阴动以搏阳，则阳气越而发热。汗出不已，发热不止，势必阴阳俱虚，无热可发，而形冷恶寒，此三焦不能出气以温肌肉而三焦之气伤也。夫动脉必有动脉之形，若数脉见于关上，圆而如豆，厥厥动摇者，此动脉之形也。

阳脉浮大而濡，阴脉浮大而濡，阴脉与阳脉同等者，名曰缓也。

浮大为阳，濡为阴。若阴阳俱浮大而濡，是阳中有阴，阴中有阳，阴阳同等，不疾不徐，胃气柔和之脉，故名曰缓也。

脉浮而紧者，名曰弦也。弦者，状如弓弦，按之不移也。脉紧者，如转索无常也。

合下两节，明弦脉之有虚实。浮而紧者，为弦为实；弦而大者，为虚为革也。浮中带紧，名曰弦，弦之状，有如弓弦，按之劲急而不移转也；若移如转索之无常，又为紧而非弦矣。弦紧之分，在移与不移耳。

脉弦而大，弦则为减，大则为芤，减则为寒，芤则为虚，寒虚相搏，此名为革。妇人则半产漏下，男子则亡血失精。

减者，气少也。弦为纯阴，阴盛则阳虚，故弦则为减。芤者，血空也。大为纯阳，阳盛则阴虚，故大则为芤。气少则寒，故减则为寒。血空则虚，故芤则为虚。虚寒相搏，外硬中空，如按鼓革，譬如室内无人管守，则所藏之物自然漏失。此所以妇人得此革脉，则半产漏下；男子得此革脉，则亡血失精。

问曰：病有战而汗出，因得解者，何也？答曰：脉浮而紧，按之反芤，此为本虚，故当战而汗出也。其人本虚，故当发战；以脉浮，故当汗出而解也。若脉浮而数，按之不芤，此人本不虚，若欲自解，但汗出耳，不发战也。

此章凡七节，皆言自解之病。战者，寒战也。脉浮而紧，气机欲外出也；按之反芤，此为根本空虚，不能外出，故当战而汗出也。又申明其所以发战者，以其人本虚故也。汗出而解者，以脉浮，气机欲外出故也。若脉止①浮数而不芤，其人本不虚，但汗出而解，不发战也。

问曰：病有不战而汗出解者，何也？答曰：脉大而浮数，故知不战汗出而解也。

此节添一“大”字，即上文浮而数，不战汗出之义也。

问曰：病有不战不汗出而解者，何也？答曰：其脉自微，此以曾经发汗、若吐、若下、若亡血，以内伤津液，此阴阳自和，必自愈，故不战不汗出而解也。

上节言其人本虚，是不经发汗吐下亡血而自虚也，此节言脉自微，因曾经发汗吐下亡血之后，以致内亡其津液而脉自微，非关自虚之故，然津液虽亡，阴阳自和必自然而愈。以非本虚，故不发战；以亡津液，故不汗出；以阴阳和，故解也。

① 止：仅，只。

问曰：伤寒三日，脉浮数而微，病人身凉和者，何也？答曰：此为欲解也，解以夜半。脉浮而解者，濈然汗出也；脉数而解者，必能食也；脉微而解者，必大汗出也。

伤寒三日，少阳主气也；脉浮数，少阳之气盛也；浮数而微，少阳阳热将退，而阴气渐生也；身凉和，邪热去，阴阳和，故为欲解也。解以夜半者，阳得阴而解也。又申言浮数微之脉，其解不同。若浮而解者，少阳枢转外出，故濈濈然①汗出也；数而解者，少阳三焦气盛，三焦和而能食也；阳之汗，以天地之雨名之，微则阴气和，有油然作云，沛然下雨之意，故大汗出也，此种汗，皆阳明水谷之汗，故虽大汗而不致亡阳之虞。

问曰：脉病欲知愈、未愈者，何以别之？答曰：寸口、关上、尺中三处，大小浮沉迟数同等，虽有寒热不解者，此脉阴阳为和平，虽剧当愈。

此言三部阴阳和平而解也。大小浮沉迟数同等者，言三处之脉，阴阳齐至，无有偏胜也。脉气调和，虽有外之寒热不解，此阴阳和平，正气不伤，虽剧当愈。

师曰：立夏得洪大脉，是其本位。其人病身体苦②疼重者，须发其汗；若明日身不疼不重者，不须发汗；若汗濈濈自出者，明日便解矣。何以言之？立夏得洪大脉，是其时脉，故使然也。四时仿此。

此言得时旺之脉而解也。脉气得时，正气已固，虽有外邪，自然解去，故不必发汗而自解。

问曰：凡病欲知何时得，何时愈。答曰：假令夜半得病，

---

① 濈（jí 急）濈然：聚集貌，此处指汗珠密集。《旧唐书·张仲武传》：“雁门之北，羌戎杂处，濈濈群羊，茫茫大卤。”

② 苦：为某事所苦。

明日日中愈；日中得病，夜半愈。何以言之？日中得病夜半愈者，以阳得阴则解也；夜半得病明日日中愈者，以阴得阳则解也。

此言阴阳相合而病邪自解也。观此则知人之身全赖正气以主持，正胜邪自无所容矣。君子道长则小人道消，自然之理也。

寸口脉浮为在表，沉为在里，数为在腑，迟为在脏。假令脉迟，此为在脏也。

寸口者，两寸口也，一名气口。《五脏别论》云：气口亦太阴也，五脏六腑之气皆出于胃，变现于气口。是五脏六腑之气皆大会于寸口，故以寸口候表里脏腑之气焉。浮主气之在表，沉主气之在里，数主气之在腑，迟主气之在脏。夫有形之脏腑一定不移，无形之气机出入无时，故有表里脏腑之在焉。又申言假令脉迟，不必定见于寸口而亦为在脏。迟脉如是，而浮沉数亦如是矣。自此以下凡四节，上举寸口，下举趺阳，所以明脉之会于太阴，生于阳明也。

趺阳脉浮而涩，少阴脉①如经者，其病在脾，法当下利。何以知之？若脉浮大者，气实血虚也，今趺阳脉浮而涩，故知脾气不足，胃气虚也。以少阴脉弦而浮，才见此为调脉，故称如经也。若反滑而数者，故知当屎脓也。

趺阳少阴为气血生始之原，故以趺阳少阴合论也。趺阳者，足阳明冲阳之动脉也。少阴者，足少阴太溪之动脉也。经，常也。趺阳脉迟而缓，乃胃气之常脉也，今浮而涩，而少阴脉如经者，非少阴之气不与阳明相合而为病，乃脾不能为胃行其津液而为病也。病在脾，法当津液偏渗于大肠而下利。何以知其病在脾也？若脉浮大者，阳明之气实而少阴之血虚也，今趺阳脉不浮大而浮涩，故知脾气转输之不

---

① 少阴脉：太溪脉。太溪，穴名，属足少阴肾经，位于内踝尖与跟腱水平连线的中点。

足，以致胃气之虚，非关少阴也。夫所谓如经者，以少阴脉弦而浮，才见此阴柔之气，上与阳明相合，故称如经之调脉。若反滑而数，得少阴君火之气，热甚于经，非若脾病之下利，故知当屎脓也。

寸口脉浮而紧，浮则为风，紧则为寒，风则伤卫，寒则伤荣，荣卫俱病，骨节烦疼，当发其汗也。

上节论表里脏腑之病见于寸口，此节论外因风寒之邪亦见于寸口也。浮为阳脉，风为阳邪，故浮则为风。紧为阴脉，寒为阴邪，故紧则为寒。卫为阳，荣为阴，阳邪伤阳，阴邪伤阴，各从其类，故风则伤卫，寒则伤荣也。夫荣卫相将①，此伤彼亦伤，故荣卫俱病也。卫气郁而不舒，荣血涩而不行，则骨节之神气不能游行出入，是以烦疼。发其汗则风寒去而荣卫行矣。

风必伤卫非必止伤卫，寒必伤荣非必止伤荣，伤卫伤荣，不过言其初伤之时也。苟邪既从荣卫而入，当无所不之②，亦何分风与寒、荣与卫哉。

趺阳脉迟而缓，胃气如经③也。趺阳脉浮而数，浮则伤胃，数则动脾，此非本病，医特下之所为也。荣卫内陷，其数先微，脉反但浮，其人必大便硬，气噫而除。何以言之？本以数脉动脾，其数先微，故知脾气不治，大便硬，气噫而除。今脉反浮，其数改微，邪气独留，心中则饥，邪热不杀谷，潮热发渴。数脉当迟缓，脉因前后度数如法，病者则饥，数脉不时，则生恶疮也。

此节因医之下，以明胃气之由下而上，由内而外之义也。土性柔和，故迟缓为胃气如经之调脉。今不缓而反浮，浮为虚，故伤胃；不

---

① 荣卫相将：荣卫同源，相互转化滋养。将，养。《诗·小雅·四牡》："王事靡盬，不遑将父。"毛传："将，养也。"

② 无所不之：无处不到。

③ 如经：如常。

迟而反数，数为热，故动脾。此非脾胃本然之病，必医妄下之，以致伤胃而动脾也。夫谷入于胃，其清者为荣，浊者为卫。若下之，则荣卫之气不能外达，内陷于中。荣卫内陷，其脉必微。今其数先微，不但不微，而反但浮，故其人未见荣卫内陷之病，而先见大便硬、气噫而除之脾胃病也。硬，难也。除，去也。《经》云：厥逆从下上散，复出于胃为噫①。言气从上散，复上出于胃而除去也。又申言何以知脾气不治，大便硬，气噫而除。本以数脉动脾，其数先微之故也。今若脉反其浮，数改为微，是荣卫内陷而邪气独留也。脉反浮，不浮也；数改微，不微也。荣卫内陷，故心中则饥；邪气独留，故不杀谷；动脾，则脾虚而潮热；伤胃，则胃虚而发渴。此脾胃之气又因荣卫内陷而为病者如此。然前之数脉后当转而迟缓，即胃气如经之脉，所谓脉之前后度数如法也。若不如法，则荣卫仍内陷于中，故病者则饥也。脉不循度数，即谓之不时。今数脉不时，留于心之邪热复外出于皮肤之间，则生恶疮也。总以见荣卫之气可从胃气而外出，亦可从胃气而内陷也。陷于心，则饥而不杀谷；陷于脾胃，则潮热而发渴；外出于皮肤，则生恶疮。此以见下之不可妄②也。

此节当作三段看：自“趺阳脉浮而数”以至“气噫而除”，言医下之以致趺阳之气随荣卫内陷而为病也；自“脉反浮”以至“潮热发渴”，言趺阳之气与荣卫共陷于中而为病也；自“病者则饥”以至“生恶疮”，言趺阳之气复随荣卫外出于皮肤而为病也。此前后出入之度数也。

师曰：病人脉微而涩者，此为医所病③也。大发其汗，又数大下之，其人亡血，病当恶寒，后乃发热，无休止时。夏月

① 厥逆从下上散……胃为噫：语出《灵枢·口问》。
② 妄：胡乱，不合理。
③ 为医所病：由于被医生误治而造成的疾病。

盛热，欲著复衣①；冬月盛寒，欲裸其身。所以然者，阳微则恶寒，阴弱则发热，此医发其汗，令阳气微，又大下之，令阴气弱。五月之时，阳气在表，胃中虚冷，以阳气内微，不能胜冷，故欲著复衣。十一月之时，阳气在里，胃中烦热，以阴气内弱，不能胜热，故欲裸其身。又阴脉迟涩，故知亡血也。

此论人与天地相参，与日月相应，故人之阴阳上应天之阴阳，而为寒为热也。夫血有淡渗皮毛、充肤热肉之血，有流行经脉、荣周肠胃之血。阴血虚少则脉微涩，然本非病，乃医汗下失宜之病也。汗之，则皮肤之血亡；下之，则肠胃之血亡。亡于外则恶寒，亡于内则发热，寒热相继，无休止时也。夏月盛热之时，欲着复衣，寒之极矣；冬月盛寒之时，欲裸其身，热之极矣。又申言所以恶寒发热者，乃阴虚阳无所附，阳微阴弱之故也。其所以阳微阴弱者，又医汗下之故也。五月一阴生，阳在外而阴在内，故欲著复衣；十一月一阳生，阴在外而阳在内，故欲裸其身。独言胃中虚冷、胃中烦热者，四时以胃气为本也。又言六脉微涩，其人亡血，若阴脉迟涩，其亡血更可知矣。合下二节，言汗下之当慎也。人之阴阳不虚，则寒热随乎其时，苟阴阳之气虚，则有不能胜冷胜热之病矣。

脉浮而大，心下反硬，有热属脏者，攻之，不令发汗；属腑者，不令溲数，溲数则大便硬。汗多则热愈，汗少则便难，脉迟尚未可攻。

脉浮而大，表脉也；心下反硬，里证也；有热属脏者，属少阴心脏也。少阴之阴水虚少，而少阴之君火炽盛，故宜攻下之以救其阴，不可发汗以助其阳。属腑者，有热属太阳膀胱之腑也。膀胱主藏津液，溲数则亡其津液而大便硬。汗多则热愈者，言热属脏，故不令发汗。属腑者，又当发汗，汗多则水津四布而热愈，汗少则津液不能施

① 复衣：夹衣，有衣里，内可装入绵絮的衣服。

化而便难。然又恐人误以便难为皆可攻，故又结言脉迟尚未可攻，其叮咛致戒切矣。此论太阳与少阴为表里。太阳之气由胸而出入，故心下硬；少阴之君火在上，故有热属脏；膀胱为州都之官，津液藏焉，故不令溲数以亡其津液也。

脉浮而洪，身汗如油，喘而不休，水浆不下，形体不仁，乍静乍乱，此为命绝也。又未知何脏先受其灾？若汗出发润，喘而不休者，此为肺先绝也；阳反独留，形体如烟熏，直视摇头者，此为心绝也；唇吻反青，四肢漐习①者，此为肝绝也；环口黧黑，柔汗发黄者，此为脾绝也；溲便遗失，狂言，目反直视者，此为肾绝也。又未知何脏阴阳先绝？若阳气前绝，阴气后竭者，其人死，身色必青；阴气前绝，阳气后竭者，其人死，身色必赤，腋下温，心下热也。

此一节，论死绝之脉证也。脉浮而洪，脉气外脱也；身汗如油，真津外泄也；肺属天，喘而不休，天气绝也；脾主地，水浆不下，地气绝也；形体不仁，神去而形骸独存也；乍静乍乱，真气脱而阴阳离也。精灭神亡，大命绝矣。肺主皮毛，汗出发润，毛窍开发而阴液泄也；喘而不休，气不归元而真气上脱也。此肺先绝也。心为离火，贵下交坎水，阳反独留，火势炎炎不复下交，故形体如烟熏也；心脉上系于目，目系绝，故直视；摇头者，火性上腾之象也。此为心绝也。唇吻者，脾之窍；青者，肝之色；四肢者，脾之主；漐习者，肝之病。以肝之色、肝之病而反见于脾之位，则肝之真气绝而反乘其所胜，故为肝绝也。脾主四白②，环口黧黑，土败而水侮也；柔汗者，柔软而腻，脾之真液；黄者，脾之真色。真液泄而真色现，故为脾绝

---

① 漐（zhí 执）习：手足出汗颤抖。漐，汗出貌。习，鸟不断练飞，这里指手足颤动。

② 四白：口唇周围的白色肌肉。

也。肾主二便，溲便遗失，是门户不要①也；肾藏志，志为气之帅，志绝无主，故狂言；目反直视者，肾气绝而目系断。故为肾绝也。此以未死之前，而先断②其五脏之绝，而又当以既死之后，验其色之青赤，以辨其阴阳之先绝后竭，其至精至密也如此。

寸口脉浮大，而医反下之，此为大逆。浮则无血，大则为寒，寒气相搏，则为肠鸣。医乃不知，而反饮冷水，令汗大出，水得寒气，冷必相搏，其人即噎。

此论浮大之脉，不可下复不可汗也。浮大之脉虚浮于外，外似有余而内实不足，医反下之，其害不可胜言，故曰此为大逆。然浮大之脉，不特不可下，抑且③不可汗。盖血虚于内，则脉空浮于外；气寒于中，则脉亦空大于外。寒气相搏于中，则为之肠鸣。医乃不知浮大为里寒，而反疑为外热，反饮冷水，令汗大出。夫外来之水，得本气之寒，两冷相搏，其人即噎。噎者，气噎而无声也。合下二节，论寸口趺阳虚者不可汗下也。

趺阳脉浮，浮则为虚，浮虚相搏，故令气噎，言胃气虚竭也，脉滑则为哕。此为医咎，责虚取实，守空迫血。脉浮，鼻中燥者，必衄也。

上节言医发汗而致噎，此节言胃气自虚不因汗而致噎也。趺阳者，胃脉也。浮则为胃虚，以胃之虚、脉之浮两相搏激，故令气噎，言胃气虚竭而噎也。无声为噎，有声为哕。浮虚相搏之极，即往来流利而滑矣，滑则无声之噎即变而为有声之哕矣。此非自虚，乃医责虚取实之咎也。虚则宜补，反责之；实则宜泄，反取之。阴在内阳之守也，责其虚，故守空于内而迫血于外矣，未知从何道出，若脉浮鼻燥，此经脉虚不能摄血，必从鼻出而为衄也。

---

① 要：约，约束，引申为严密。
② 断：判断。
③ 抑且：况且，而且。

诸脉浮数，当发热而洒淅恶寒，若有痛处，饮食如常者，畜积有脓也。

此论外因之邪不涉于无形之气，而涉于有形之经也。诸脉者，概尺寸关而言也；浮则为风，数则为热，风热相搏，故发热恶寒也；若有痛处者，痛止于一处也；饮食如常者，邪逆于肉理而不涉于胃也；《经》云："荣气不从，逆于肉理，乃生痈脓"，故畜积有脓也。此即外因之邪，散则涉于无形而为伤寒，聚则积于有形而为痈脓。

脉浮而迟，面热赤而战惕①者，六七日当汗出而解。反发热者，差迟，迟为无阳，不能作汗，其身必痒也。

浮为邪在表，迟为正气虚。面热赤者，阳气拂郁于表也；战惕者，里气虚也。六七日经尽之期，当汗出而解，倘不汗出而反发热者，所差在于脉迟也。迟为无阳，则阴无以化，故不能作汗也。无汗，邪欲出而不得出，逆于皮肤，故其身必痒也。

寸口脉阴阳俱紧者，法当清邪中于上焦，浊邪中于下焦。清邪中上，名曰洁也；浊邪中下，名曰浑也。阴中于邪，必内栗②也，表气微虚，里气不守，故使邪中于阴也。阳中于邪，必发热头痛、项强颈挛、腰痛胫酸，所谓阳中雾露之气，故曰清邪中上。浊邪中下，阴气为栗，足膝逆冷，便溺妄出③。表气微虚，里气微急，三焦相混④，内外不通。上焦怫郁⑤，脏气相熏，口烂食断也；中焦不治，胃气上冲，脾气不转，胃中为浊，荣卫不通，血凝不流。若卫气前通者，小便赤黄，与热相搏，因热作使，游于经络，出入脏腑，热气所过，则为痈脓。

① 战惕：惊悸，恐惧。
② 阴气为栗：阴气旺盛造成战栗。
③ 便溺妄出：大小便失禁。
④ 三焦相混：三焦之气混乱，失去正常的功能。
⑤ 怫郁：忧郁，心情不舒畅，此处指气机不通畅。

若阴气前通者，阳气厥微，阴无所使，客气内入，嚏而出之，声唱咽塞[①]。寒厥相逐，为热所壅，血凝自下，状如豚肝[②]。阴阳俱厥，脾气孤弱，五液注下。下焦不阖，清便下重，令便数难，脐筑湫痛[③]，命将难全。

此一节借清浊之邪，以论出入之不可废，升降之不可息，由阴而阳，由下而上，由内而外，不可少有间断也。寸口脉阴阳俱紧者，概尺寸浮沉而言也。阴阳俱紧，法当清湿之邪中于上焦，浊湿之邪中于下焦。清所以为洁，浊所以为浑也。三阴主内，若清浊之邪中于阴，则三阴之气虚，而内为之战栗也。栗者，畏缩之貌，有不战而自溃之象。此由三阳之表气微虚，以致三阴之里气不守，故使邪中于阴也。三阳主表，若清浊之邪中于阳，必发热，所谓得阳热之化也。头痛项强颈挛，清邪之中于上也；腰痛胫酸，浊邪之中于下也。夫所谓清邪浊邪者，即雾露之气，在天为雾露之清邪，在地为水湿之浊邪，因上下而分清浊也。故曰清邪中上，浊邪中下，此结阳中于邪之意也。若阴中于邪，则不发热而寒栗，阴气盛也；三阴之脉，俱起于足大小指之端，故足膝逆冷也；三阴之气主大小便，故便溺妄出也。此三阳之表气微虚于外，以致三阴之里气微急于内也。三焦者，所以通会元真于肌腠，主行荣卫阴阳者也。表里之气虚急，则三焦相混而内外不通矣。混者，上中下混乱而不分也。上下不分，内外不通。是以上焦混而怫郁于上，《经》云："上焦者，受气而营诸阳者也。"今不能宣营诸阳，故脏真阳热之气反熏于上而口烂食断也。断者，齿根也。食者，如日月之食而缺也。中焦混而不治于中，则胃气不归于部而反上冲，脾气不能转输而胃之津液不行，则胃中为浊。荣出中焦，卫出下

---

① 声嗢（wà 哇）咽塞：声音嘶哑，哽塞难出。嗢，咽，这里指声音难出。

② 豚肝：猪肝。豚，小猪，亦泛指猪。

③ 脐筑湫（jiū 揪）痛：脐周筑筑然跳动冷痛。湫，凉貌。

焦，三焦混乱则荣卫之气亦不通矣。荣行脉中，卫行脉外，荣卫不通则血脉凝泣而不流矣，此三焦相混，荣卫不通之咎也。若止卫气前通而阴气未至，则小便赤黄，卫气与热气相搏，因热作使，游行于经络之间，出入于脏腑之内，所过之处即为痈脓。若止阴气前通而阳气不相交接，便为厥。阳在外，阴之使，无阳则阴无所使。卫者，卫外而为固也，外卫虚微，客气易于内入，里气不纳，仍复嚏而出之。声嗢者，声浑浊而难出之貌。声嗢咽塞，阴阳不相交通之象也。寒气厥逆，往来驰逐，又为热气所壅，不得外出，寒为热壅，故血凝自下，色如豚肝之状也。经气不通，阴阳乖离①，故阴阳俱厥也。脾为孤脏，灌溉四旁者也，今不能溉于四旁，则孤而且弱矣。脾气孤弱，则不能收摄五脏之津液而五液②注下矣。下焦主阖，今混而不阖，则清便下重矣。清便者，下利清谷也。下重者，里急后重也。令③便数难者，欲便而又不得便，阴阳之气逆而不能施化也。脐者，腹之中央，不曰腹痛而曰脐痛者，脐为生气之原，三阴之所主，今五脏三阴之气将绝，故筑然而湫痛也。筑者，筑然动也。湫者，湫然难忍也。神去机息，气止化绝，故曰命将难全。夫以难全之病，而必欲求其全，与夫可全之病，而竟致于不全，其相去大相径庭矣。以是知人之脏腑血气、荣卫阴阳，外内出入，周流贯通，无有止息，如一息不运，则出入废、升降息矣。其曰三焦相混、内外不通、上焦怫郁、中焦不治、荣卫不通、下焦不阖，此皆出入废、升降息之意也，乃阴阳之大关，出入之枢纽，学者细绎熟玩，久自得之。

脉阴阳俱紧者，口中气出，唇口干燥，蜷卧足冷，鼻中涕

① 乖离：抵触，背离。《荀子·天论》：“父子相疑，上下乖离，寇难并至。”

② 五液：汗、涕、泪、涎、唾五种分泌物称之为五液。五液由五脏所化生，即心为汗，肺为涕，肝为泪，脾为涎，肾为唾。

③ 令：光绪本作“今”，义胜。

出，舌上胎滑，勿妄治也。到七日以来，其人微发热，手足温者，此为欲解；或到八日以上，反大发热者，此为难治。设使恶寒者，必欲呕也；腹内痛者，必欲利也。

合下二节，皆论少阴贵得生阳之气而解。脉阴阳俱紧者，少阴阴寒甚也；少阴之脉循喉咙，口中之气出者，少阴虚不能纳气归元也；唇口干燥者，君火在上也；蜷卧足冷者，水寒在下也；少阴之脉，入肺中挟舌本，阴寒射肺，津液不收，故涕出；阳燥阴润，故苔滑。勿妄治者，以上有君火，下有寒水，或由阴而出阳，或不得阳而仍归于阴，俱未可知，故曰勿妄治也。到七日以来，一阳当复之期，其人微发热，手足温，是寒水之气得君火之化以济之，生阳渐回，故曰欲解。若到八日以上，反大热者，阴极于下，格阳于上，阳不能复而反暴脱也，故为难治。设使恶寒者，少阴之神机欲上出而逆于阳明，故必欲呕也。腹内痛者，少阴之神机欲下行而逆于太阴，故必欲利也。

脉阴阳俱紧，至于吐利，其脉独不解，紧去入安，此为欲解；若脉迟，至六七日不欲食，此为晚发，水停故也，为未解，食自可者，为欲解；病六七日，手足三部脉皆至，大烦而口噤不能言，其人躁扰者，必欲解也；若脉和，其人大烦，目重，脸内际黄者，此为欲解也。

少阴篇云：阴阳俱紧，属少阴，法当吐利。脉紧者，少阴之阴寒甚也，故至于吐利，而紧脉独不解。入，内也。若紧脉去，则吐利止而内安，故为欲解。解者，紧去而寒解也。若紧虽去而复迟，此寒虽去而中土虚不能制水，故至六七日不欲食，谓之晚发。晚者，后也。以少阴之寒发在先，而少阴之水发在后，水停于中故也。寒得水气，两寒相得，故为未解。食自可者，阳明土气胜，少阴水势衰，故为欲解。三部脉皆至，阴阳同等之脉也；夫寒水之邪，必藉①火土以制胜，

① 藉（jiè 借）：凭借，借助。

烦出于心，在心主言，君火之气与寒水之气相持，故大烦而口噤不能言；其人躁扰者，寒水退，君火胜，故为欲解。脉和者，胃土柔和之脉也。胃络上通于心，故大烦。黄者，土之色。目重脸内际，土之位也。土气胜，水气退，亦为欲解。篇中四欲解，一寒去而解，一水去而解，一藉君火之气而解，一得中土之气而解，四者得一，则解也。

脉浮而数，浮为风，数为虚，风为热，虚为寒，风虚相搏，则洒淅恶寒也。

此论风邪伤表而致气虚也。风伤表，故浮为风；邪之所凑，其气必虚，故数为虚。风则生热，虚则生寒，风寒相搏，则外寒束其内热，故洒淅恶寒也。合下三节，言风寒热之邪伤人，有浅深之不同，生死之各异。首节论风，次节论热，末节论寒。

脉浮而滑，浮为阳，滑为实，阳实相搏，其脉数疾，卫气失度。浮滑之脉数疾，发热汗出者，此为不治。

此言热伤经脉，阴液消亡，有阳无阴也。脉浮而滑，浮为阳热在外，滑为热实于经，阳实相搏，则脉流薄疾，卫气失其行阴行阳之常度矣。卫气失其常度，则不止浮滑，而更加数疾，此阴阳乖错①，度数不循其常也。发热者，阳气盛也；汗出者，阴液亡也。孤阳无阴，故为不治。夫人之阴阳，平则治，偏则病，有阴无阳者死，纯阳无阴者亦死。

伤寒咳逆上气，其脉散者死，谓其形损②故也。

此言寒伤形也。伤寒咳逆上气者，形寒伤肺也；脉散者，肺气上脱，不能统朝百脉而涣散也。咳逆非死之症，而脉散有死之脉，故死。又申言其所以死者，谓其形损故也。《经》云：两神相搏，合而成形。肺为诸经之长，外合皮毛而成形，脏真损于内，则形气损于外

---

① 阴阳乖错：阴阳乖离错乱，失去正常的秩序。

② 形损：因病而身体衰弱。

矣，即所谓一损损于皮毛，皮聚而毛落者，死也。

平 脉 法

问曰：脉有三部，阴阳相乘，荣卫血气，在人体躬。呼吸出入，上下于中，因息游布，津液流通。随时动作①，效象形容②：春弦秋浮，冬沉夏洪。察色观脉，大小不同，一时之间，变无经常。尺寸参差，或短或长，上下乖错③，或存或亡。病辄改易，进退低昂，心迷意惑，动失纪纲。愿为具陈，令得分明。师曰：子之所问，道之根源。脉有三部，尺寸及关。荣卫流行，不失衡铨④。肾沉心洪，肺浮肝弦，此自经常，不失铢分⑤。出入升降，漏刻周旋，水下百古本二刻，一周循环，当复寸口，虚实见焉。变化相乘，阴阳相干。风则浮虚，寒则牢坚，沉潜水畜，支饮急弦，动则为痛，数则热烦。设有不应，知变所缘。三部不同，病各异端，太过可怪，不及亦然。邪不空见，终必有奸，审察表里，三焦别焉。知其所舍，消息诊看；料度脏腑，独见若神。为子条记，传与贤人。

此一节乃平脉之纲领。夫脉有时脉，有平脉，有病脉，有脏真之脉，故特设问答以得其情形也。三部，寸关尺也。阴阳相乘者，阳生于阴而乘阴，阴生于阳而乘阳也。荣主血，卫主气，脉乃气血之先，

---

① 随时动作：脉象随着季节时令的变化而变化。

② 效象形容：通过与其他事物的类比来阐释脉象，使之易于理解。效象，摹仿，仿效。

③ 乖错：混乱，错乱。北魏·郦道元《水经注·谷水》："平王东迁，文字乖错。"

④ 衡铨：本意指秤，引申为规矩、准则。衡，秤杆，泛指秤，衡器。铨，即秤。

⑤ 不失铢分：没有微小的差误。

而在人体躬之中，随呼吸而出入上下于其间。一呼一吸，脉行六寸，昼夜一万三千五百息，脉行八百十丈为一周，是因息以游布，而津液得以流通焉。至于随时动作，则有春夏秋冬之分；效象形容，则有弦浮沉洪之异。察四时之色，观四时之脉，而其间更有大小之不同，经常之更变。尺寸参差，或短而或长。上下乖错，或存而或亡。病辄改易，进退自有低昂。倘不察色观脉，则心意迷惑，失其纲纪。此脉之大要，愿为俱陈以明之。师曰：子之所问，道之根源，不可不知也。荣行脉中，卫行脉外，营周不休，五十而复大会，如环无端，不失其衡铨之平。肾脉沉，心脉洪，肺脉浮，肝脉弦，此五脏之常脉，而无铢分之差也。出已而入，入已而出，升已而降，降已而升。一日一夜，漏水下百刻，五十度一周于身而复大会于手太阴之寸口，而脏腑之虚实，亦因之见焉，此乃经常之脉，不失铢分者也。而其中又有变化之相乘，阴阳之相干，反覆变迁，莫可名状。如伤于风，则浮虚；伤于寒，则牢坚；水畜于下，则沉潜；支饮于中，则急弦；阴阳相搏，名曰动，故动则为痛；热甚于经，则脉数，故数则热烦。有此风寒湿热之病，则见此风寒湿热之脉，所谓效象形容者也。设有不应之处，当知变之所缘以衡度之。三部有阴阳脏腑之不同，病亦有寒热虚实之各异，太过不可，不及亦然，太过不及定不空见，中必伏奸，审查表里，辨别三焦，以知其病之所舍，于三部九候之中，消息以诊之，料度脏腑之病，自有独见，不与凡同，故曰若神。色脉者，上帝①之所贵，先师之所传，非其人勿授，曰传与贤人。

按：脉之度数，其始从中焦，注手太阴阳明，手阳明注足阳明太阴，足太阴注手少阴太阳，手太阳注足太阳少阴，足少阴注手厥阴少阳，手少阳注足少阳厥阴，足厥阴还注手太阴，常以平旦为纪，漏下百刻，行一周身，终而复始，与天地同度。十二经脉，合跻脉、督脉、

---

① 上帝：天帝，古时指天上主宰一切的神。

任脉，计长十六丈二尺，一息脉行六寸，一日十二时，子午二时每十刻，余俱八刻，共百刻，以合漏水之下，水下一刻，人一百三十五息，计脉行八丈一尺，一日一夜，共五十周，所谓五十度而大周于身，计一日一夜共一万三千五百息，脉行八百十丈。

师曰：呼吸者，脉之头也。初持脉，来疾去迟，此出疾入迟，名曰内虚外实也；初持脉，来迟去疾，此出迟入疾，名曰内实外虚也。

此节以呼吸为平脉之准。呼出心与肺，吸入肾与肝，一呼一吸为一息，脉随呼吸而行，故呼吸为脉之头也。去来者，脉之去来也。出入者，呼吸之出入也。盖言初持脉之时，其脉之行，来疾而去迟，则此呼吸之气亦出疾而入迟；其脉之行，来迟而去疾，则此呼吸之气亦出迟而入疾，脉随呼吸而行也。来与出主外，去与入主内，疾为有余，迟为不足，故名曰内虚外实，内实外虚也。

问曰：上工望而知之，中工问而知之，下工脉而知之，愿闻其说。师曰：病家人请云，病人苦发热，身体疼，病人自卧，师到诊其脉，沉而迟者，知其差也。何以知之？若表有病者，脉当浮大，今脉反沉迟，故知愈也。假令病人云腹内卒痛，病人自坐，师到脉之，浮而大者，知其差也。何以知之？若里有病者，脉当沉而细，今脉浮大，故知愈也。

合下三节，以望问切脉而得病之情也。神圣工巧，由望闻问切而得之，故愿闻其说。发热身疼，表病也；沉而迟，里脉也。以表病而得里脉，乃热除身凉之象也，故知当愈。腹内痛，里病也；浮而大，表脉也。以里病而得表脉，乃气机外达之候也，故知当愈。《经》云：知一为工，知二为上，知三为神①。发热身疼腹痛，问而知之也；自

① 知一……知三为神：语出《难经·六十一难》。原文：“望而知之谓之神，闻而知之谓之圣，问而知之谓之工，切脉而知之谓之巧。”

卧自坐，望而知之也；沉迟浮大，脉而知之也。此虽切脉而知其当愈，然亦必兼望问而更精切也。魏子干问曰：发热身疼，脉反沉迟，是阳病而见阴脉，何以说得愈也？答曰：是必望其有恬然嗜卧之状，问其有热除身轻之意，而后合脉以断其愈也。

师曰：病家人来请云，病人发热烦极，明日①师到，病人向壁卧，此热已去也，设令脉不和，处言已愈；设令向壁卧，闻师到，不惊起而盻视②，若三言三止，脉之咽唾者，此诈病也，设令脉自和，处言汝病大重，当须服吐下药，针灸数十百处。

此虽切脉而不以脉为凭也。发热烦急之症，而向壁安卧，知热烦已去也，脉虽不和，处言已愈，凭其症不凭其脉也；以发热烦急之症，闻师到当惊起盻视，语言无序，津液不足，今言止有次序，而脉之咽唾，此为诈病，诈病者，非药之所能愈，宜惊吓之，彼自愈也。

师持脉，病人欠者，无病也；脉之呻者，病也；言迟者，风也；摇头言者，里痛也；行迟者，表强也；坐而伏者，短气也；坐而下一脚者，腰痛也；里实护腹，如怀卵物者，心痛也。

此言虽持脉，又当闻声望色，而不必拘于脉也。阳引而上，阴引而下，阴阳相引，故欠，此阴阳和，为无病也；心系急则气道约，约则不利，故太息以呻出之，是脉之呻者，病也；风伤气，气机不利，会厌难发，故言迟也；人之声音发于丹田，里痛则丹田之气不能上达，艰于发声，故摇头而言也；太阳主表而主筋，行迟者，筋脉急而表气强也；上下之气不相接续，则气短，坐而伏者，下之气不能上交，欲俯伏以就之也；腰之筋脉，与髀腘③相连，腰痛则脚不能皆伸，

① 明日：第二天。

② 盻（xì 戏）视：看。盻，看。

③ 髀腘：泛指大腿。髀，大腿。腘，膝部后面，腿弯曲时形成窝儿的地方。

故坐而止下一脚也；里气实，按之则痛，今护腹如怀卵物，知邪实于里而心痛也。张均卫问曰：心痛何以不护心而护腹？答曰：痛极之处，不可以按，譬如痈毒，肿处手不可近，欲缓其痛，须于上下左右以抚摩之，同一义也。

师曰：伏气之病，以意候之。今月之内，欲有伏气。假令旧有伏气，当须脉之。若脉微弱者，当喉中痛似伤，非喉痹①也。病人云：实咽中痛。虽尔，今复欲下利。

此节言伏气之病，由内而出，非若时行卒病，由外而至也。伏气者，春之风气，夏之暑气，秋之湿气，冬之寒气也。伏气之病，伏藏于内，不即见于病，亦不见于脉，故当以意候其何气之伏藏也。伏于今月之内，当发于他月之中，故曰今月之内，欲有伏气，是谓以意候之也。假令旧有伏气，今时乃发，既见于病，亦必见于脉，故当须脉之。若脉微弱者，此春伤于风，风木之邪贼于中土而脉微弱也。伤于风者，上先受之，故当喉痛似伤，此伏气之为病，非若时行卒②至之喉痹也。然不特喉痛，而且咽痛，以风气通于肝，地气通于咽，脾主地，木克土也。春伤于风，邪气流连，乃为洞泄，故虽尔，今复欲下利。盖谓流连于上则咽喉痛，流连于下则下利，上下之交通，一气之相感也。此论春之风气，而三时之暑湿寒气，亦可类推矣。

问曰：人恐怖者，其脉何状？师曰：脉形如循丝累累然，其面白脱色也。

《素问》论脉必兼色，故此三节俱合色脉而言也。肾主恐，恐则气下，下则肾之精液不能营于脉、华于色，故脉形累累如循丝之细，而面白脱色也。

---

① 喉痹：病证名。以咽喉红肿疼痛为主要表现的多种中医病证的总称，包括喉痛、乳蛾、白喉及口腔疾病等病证。多因风热毒邪结聚、气滞血瘀或虚火上炎所致。

② 卒：猝，突然。

问曰：人不饮，其脉何类？师曰：脉自涩，唇口干燥也。

饮入于胃，游溢精气，上输于脾肺，布散于五经。今胃虚不饮，肺无以布，脾无以输，脉道不利，津液不行，故脉涩而唇口干燥也。

问曰：人愧者，其脉何类？师曰：脉浮，而面色乍白乍赤。

愧属心，心有所惭愧，则神消气阻，中无有主，故脉气外浮，面色赤白而无定也。此三节论色脉生始之源，而止言心肾胃者，以脉始于肾、生于胃、主于心，又心之合脉、其荣色、其主肾，而胃为五脏六腑之本、五色之所主也。

问曰：《经[①]》说脉有三菽[②]、六菽重者，何谓也？师曰：脉者，人以指按之，如三菽之重者，肺气也；如六菽之重者，心气也；如九菽之重者，脾气也；如十二菽之重者，肝气也；按之至骨者，肾气也。假令下利，寸口、关上、尺中，悉不见脉，然尺中时一小见，脉再举头者，肾气也。若见损脉来至，为难治。

此节以脉之轻重候五脏之气。菽，豆也。谓以指按脉之轻重，有如菽之多寡也。盖言五脏有高下之不同，按脉有浮中沉之各异。肺合皮毛，宜浮取之；心合血脉、脾合肌肉，宜中取之；肝合筋、肾合骨，宜沉取之。故有三菽六菽九菽十二菽以及至骨之按法也。然以浮中沉举按之轻重而候五脏之气也，又当以寸关尺之上下而候五脏之气也，故曰假令下利。假令者，设言也，借此以明脉之起于肾，由下而上，由阴而阳之义也。夫以下利而至于不见脉，是气惟下泄而无上达之机也，若尺中时一小见，是肾之生气未绝，而三部之脉，得以再举，故曰肾气也，言三部之脉，俱可以借肾气而生也。若一息再至[③]，是谓损脉，虽有尺中小见，而生气衰微，三部不能再举，故为难治。

---

① 经：指《难经·五难》。

② 菽（shū 书）：大豆。

③ 一息再至：一次呼吸，脉来两次。

论五脏之气而独归结于肾气者，以脉之生始根源，俱出于肾也。

问曰：脉有相乘，有纵有横，有逆有顺，何谓也？师曰：水行乘火，金行乘木，名曰纵；火行乘水，木行乘金，名曰横；水行乘金，火行乘木，名曰逆；金行乘水，木行乘火，名曰顺也。

五脏属五行，而五行自有一定生克不易之理。其有当克而克，有不当克而克，俱谓之相乘。乘者，因其间隙而乘之也。水行乘火，金行乘木，我所胜者而复乘之，则纵势而往，无所顾虑，故名曰纵。火行乘水，木行乘金，我所不胜者而敢乘之，则横肆妄行，无复忌惮，故名曰横。水行乘金，火形乘木，生我者而我反乘之，以下犯上，背逆无道，名曰逆也。金行乘水，木行乘火，我生者而我乘之，以尊临卑，名正言顺，名曰顺也。此经脉不和，五脏自相乘胜而为病，故论脉而止列纵横逆顺之名，不列纵横逆顺之脉，学者可以意推矣。合下三节，言脉有纵横、逆顺、残贼、灾怪之变迁也。

问曰：脉有残贼，何谓也？师曰：脉有弦、紧、浮、滑、沉、涩，此六者名曰残贼，能为诸脉作病也。

残，伤残也。贼，贼害也。言此六者之脉，足以暗伤人之经脉血气，如贼之害人而不觉，故曰能为诸脉作病也。

问曰：脉有灾怪，何谓也？师曰：假令人病，脉得太阳，与形证相应，因为作汤，比还①送汤，如食顷②，病人乃大吐，若下利，腹中痛。师曰：我前来不见此证，今乃变异，是名灾怪。又问曰：何缘作此吐利？答曰：或有旧时服药，今乃发作，故名灾怪耳。

此言脉证相应，投汤少顷而忽变异，乃旧时之药不与症合，已周

① 比还：等到回来的时候。比，及，等到。还，回来。
② 食顷：吃一顿饭的时间，多形容时间很短。

于经，始发作耳，故名灾怪。

问曰：东方肝脉，其形何似？师曰：肝者，木也，名厥阴，其脉微弦濡弱而长，是肝脉也。肝病自得濡弱者，愈也。假令得纯弦脉者，死。何以知之？以其脉如弦直，是肝脏伤，故知死也。

合下四节，以明人之五脏上合天之四时三阴，下合地之五方五行，而四时又皆以胃气为本也。在地为木，在脏为肝，故曰肝者，木也。在天为风，厥阴之上，风气主之，故名厥阴。弦而长者，肝脉也。微弦濡弱而长者，肝之胃脉也。肝病得濡弱之胃气者，愈；纯弦无胃气者，死。又申明何以知其死也，以真脏之脉见，知是肝脏伤，故死也。

聂乾安问曰：三节止言肝木心火肺金，而不及肾水者，何也？答曰：肾为诸脉之根源，与胃同体，有胃气者生，有肾气者亦生，故前云尺中时一小见，脉再举头者，肾气也，可见三脏之中，俱有胃气肾气在焉，故不必复言肾也，若末节止言肺金，则曰他皆仿此矣。

南方心脉，其形何似？师曰：心者，火也，名少阴，其脉洪大而长，是心脉也。心病自得洪大者，愈也。假令脉来微去大，故名反，病在里也；脉来头小本大者，故名覆，病在表也。上微头小者，则汗出；下微本大者，则为关格不通，不得尿。头无汗者可治，有汗者死。

洪大而长，心之胃脉也。心病得洪大而愈者，自得其位而起也。来为阳，去为阴。心者，火也。洪大是其火象，今反来微去大，此为不及，故名反，此心火内微，病在里也。头者，脉之梢也；本者，脉之根也。如树之有根梢也。今头小而本大，此心火不能上达于阳，而反退归于阴，故名覆，言火性喜升，今为物所覆，不能上炎，此心火外微，病在表也。上为寸，寸微头小，心虚不能摄液，故汗出。下为尺，尺为阴。尺微者，关阴于内也。大为阳，本大者，格阳于外也。

阴阳关格，心气不得下通，故不尿。汗与小便皆津液之化施，头无汗者，津液不上泄，犹可冀①其下通也：有汗者，津液不下输而反上越，阴阳乖隔②，倒行而逆施，故死。此皆不得禀于胃气者也。

西方肺脉，其形何似？师曰：肺者，金也，名太阴，其脉毛浮也。肺病自得此脉，若得缓迟者，皆愈；若得数者，则剧。何以知之？数者，南方火，火克西方金，法当壅③肿，为难治也。

毛浮者，肺之本脉也。缓迟者，脾胃柔和之脉也。肺病自得其旺脉固④愈，若得迟缓之脉，不特得其胃气，抑且子病而得母气之相生，故为皆愈。数为心脉，心火克金，谓之贼邪。《经》云：诸痛痒疮疡，皆属心火。又云：热胜则肿。火烁金消，故难治也。肝木言其本脏太过而死，心火言其本脏不及而死，肺金言其为他脏所克而死，此文气之变幻也，非谓肝木不可太过，心火不可不及，肺金不可相克，举一隅而三隅反也。

问曰：二月得毛浮脉，何以处言至秋当死？师曰：二月之时，脉当濡弱，反得毛浮者，故知至秋死。二月肝用事，肝属木，脉应濡弱，反得毛浮者，是肺脉也，肺属金，金来克木，故知至秋死。他皆仿此。

此言五脏宜相生而不宜相克也，举一肺金肝木，而他脏仿此矣。二月肝旺之时，不能自旺，反为胜我者而乘之，肝气惫矣，然不即死者，木绝于申⑤，金旺木空⑥，脏绝孤危，全无所倚故死。

---

① 冀：希望。

② 乖隔：阻隔不通。

③ 壅：痈肿，痈疡。

④ 固：固然，当然。

⑤ 木绝于申：木气在申时衰绝。申时，十二时辰之一，下午三时至五时。

⑥ 金旺木空：金气旺盛，木气受到克制而空乏。

师曰：脉肥人责浮，瘦人责沉。肥人当沉，今反浮，瘦人当浮，今反沉，故责之。

此节言人之五脏内禀五行，而人之形质亦外象五行也。土行之人肥，木行之人瘦。肥人质厚而重，当得沉重之脉，秉土之性也。瘦人质薄而轻，当得轻浮之脉，肖①木之质也。今以肥人而得浮脉，木性浮，木克土矣；以瘦人而得沉脉，金质沉，金克木矣。故责之。

师曰：寸脉下不至关，为阳绝；尺脉上不至关，为阴绝。此皆不治，决死也。若计其余命死生之期，期以月节克之也。

寸为阳，尺为阴，关为阴阳之中，阳至关而下交于阴，阴至关而上交于阳，阴阳互相交合者也。今寸不能下至关，为阳绝于上；尺不能上至关，为阴绝于下。阴阳乖离，上下脱绝，不治之脉，决死也。若未即死，不过苟延于旦夕，逢月节克之期而死也。阳绝，谓阳与阴相绝。阴绝，谓阴与阳相绝。上下不相交接，两相隔绝，非阴阳之真气绝也，若真气已绝，立死矣，何待月期也。高士宗②曰：寸脉为阳，火也；尺脉为阴，水也；关为阴阳之中土也。阴阳水火俱交会于中土者也，今上下皆不至关，由土气孤危③不能交接也。合下二节，以天时之月节王气而决其死生也。

师曰：脉病人不病，名曰行尸，以无王气④，卒眩仆不识人者，短命则死；人病脉不病，名曰内虚，以无谷神，虽困无害。王去声

上章东方肝脉三节，言四时俱以胃气为本，此节又明四时当以旺气为本，无胃气曰死，无旺气亦曰死。脉病人不病者，虽脉损而形体

---

① 肖：相似，像。

② 高士宗：清代医家，字士宗。撰有《黄帝内经素问直解》《金匮集注》《本草崇原》《医学真传》等书。

③ 孤危：孤立危急。

④ 王气：象征帝王运数的祥瑞之气，这里指人体旺盛的正气。

充也，精散神消，仅存者，形骸耳，故名曰行尸，所以然者，以无四时之旺气也。无旺气者，谓春不弦、夏不洪、秋不毛、冬不石也。脏真损，神气伤，譬如堕溺，不可为期，故卒眩仆不识人，短命则死也。若形体虽病，而经脉无伤，此因内虚，中焦水谷之神不能散精淫气于经也，虽无谷神，尚有胃气，故曰虽困无害。谷神非即胃气，乃水谷之精，所以资养胃气者也，究竟是外来之水谷，人赖此以资生，故曰谷神。人或内虚食少，谷气不充，即无谷神矣，故曰无害，若无本然之胃气，安得谓之无害乎？

问曰：翕奄沉，名曰滑，何谓也？师曰：沉为纯阴，翕为正阳，阴阳和合，故令脉滑，关尺自平。阳明脉微沉，食饮自可。少阴脉微滑，滑者，紧之浮名也，此为阴实，其人必股内汗出，阴下湿也。

此节言少阴阳明为脉生始之源，阴阳之主，宜两相和合者也，下节遂承紧脉而申言之。翕，即翕如之翕，合也；奄，忽也。谓忽焉而翕，忽焉而沉，如珠替替，柔软而流利之状也。纯阴，少阴也。正阳，阳明也。少阴与阳明两相和合，故令脉翕而忽沉也。关主阳明，尺主少阴，阳明脉微沉，阳中有阴，关自平也。少阴脉微滑，阴中有阳，尺自平也。关尺平，阴阳和，则食欲自可矣。盖言食欲虽属阳明，然亦必待戊癸合①而后能食也。此阴阳之交合者如此。又申明滑与紧相似，但急切而无阳和之气为紧，搏浮而有鼓动之象为滑，故曰滑者紧之浮名也，但紧为阴，此少阴不与阳明相合而阴自实也。股内阴下，俱属少阴，阴实则少阴之阴液不上升，而反下流于阴股，故股内汗出而阴下湿也。此阴阳之不相交合者又如此。

问曰：曾为人所难，紧脉从何而来？师曰：假令亡汗，若吐，以肺里寒，故令脉紧也；假令咳者，坐饮冷水，故令脉紧

---

① 戊癸合：脾土与肾水相合。戊属土，癸属水。脾属土，肾属水。

也；假令下利，以胃中虚冷，故令脉紧也。

上节言紧为阴实，则紧属少阴，此复明紧脉之所由来，而曰肺里寒，坐饮冷水，胃中虚冷者，总以见紧脉之为寒，非特少阴也。亡汗，阳气衰也。吐，膈气伤也。肺主诸气者也。假令亡汗，若吐，以肺里寒，不能主持诸气，故令脉紧，此紧脉之从肺里寒而来也；假令咳者，饮冷伤肺，故令脉紧，此紧脉之从坐饮冷水而来也；假令下利者，胃中虚冷，故令脉紧，此紧脉之从胃中虚冷而来也。观此则诸紧为寒，可不言而喻矣。

寸口卫气盛，名曰高。荣气盛，名曰章。高章相搏，名曰纲。卫气弱，名曰惵。荣气弱，名曰卑。惵卑相搏，名曰损。卫气和，名曰缓。荣气和，名曰迟。迟缓相搏，名曰沉。

自此节以下，凡十八节，论寸口趺阳少阴之脉，有和平，有盛衰，有大过与不及也，此以荣卫阴阳之气，皆会于寸口，故首以寸口候荣卫之有余不足以及和平也。高，高大也。章，章著也。纲宜作刚，谓刚强也。言荣卫之气有余，则气血为之太刚而强也。惵，恐怯也。卑，污下也。损，减少也。言荣卫之气不足，则气血为之减损而少也。刚也，损也，皆非荣卫和平之气也。卫气和，名曰缓，缓者，舒也。荣气和，名曰迟，迟者，徐也。荣卫俱和，名曰沉，沉者，沉实而不虚浮也，不刚不柔，中和之气也。此言荣卫之气有高章惵卑之象，非言脉之形也，故止提寸口而不提脉。

寸口脉缓而迟，缓则阳气长，其色鲜，其颜光，其声商，毛发长；迟则阴气盛，骨髓生，血满，肌肉紧薄鲜硬。阴阳相抱，荣卫俱行，刚柔相搏，名曰强也。

此以寸口之脉论荣卫，以荣卫阴阳之气，皆大会于寸口也。卫为阳主气，缓则阳气长，长则其色鲜而明，其颜光而泽，其声商而清，毛发盛且长；荣为阴主血，迟则阴气盛，盛则髓日益生，血日益满，肌肉紧薄而鲜硬。此荣卫之充满于内，流溢于外也。阴阳相抱者，彼此相顾而不相背也。荣卫俱行者，荣卫流行，不失衡铨也；刚柔相得者，刚以济柔，柔以济刚也；强者，健也，自强而不息也，谓荣卫之气运行于内外而不息也。

愚按：凡人太肥，则肌肉空浮而不紧实，柔软而不坚硬；太瘦，则肌肉粗厚而不光薄，黑黯而不鲜明；不肥不瘦，则肌肉相得，自然紧薄鲜硬也。

趺阳脉滑而紧，滑者胃气实，紧者脾气强。持实击强，痛还自伤，以手把刃坐作疮①也。

趺阳者，胃脉也，土气柔和，脉当迟缓，今反滑而紧。滑为阳，故滑则胃气实；紧为阴，故紧则脾气强。持胃气之实，击脾气之强，两实相持，两强相击，太刚则折，故痛还自伤，犹自贻②其害也。以手把刃，坐作疮者，犹以操刀而自割也。

寸口脉浮而大，浮为虚，大为实，在尺为关，在寸为格，关则不得小便，格则吐逆。

此以寸口论关格也。寸口脉浮而大，浮为正虚，大为邪实。浮大之脉在于尺，则为关阴。浮大之脉在于寸，则为格阳。关阴则阴气不能施化，故不得小便。格阳则阳气不能宣通，故吐逆。此寸口阴阳不和之为害也。

趺阳脉伏而涩，伏则吐逆，水谷不化，涩则食不得入，名曰关格。

此又以趺阳论关格也。趺阳者，土也，土不宣通，谓之顽土。今伏而不宣，则中焦不运，不能消磨水谷而吐逆也。涩而不通，则上焦不纳，而食不得入也。中上壅塞而不通，亦名曰关格。

上节论关格，则曰不得尿；次节论关格，则曰不得小便而吐逆；

---

① 以手把刃坐作疮：用手握住刀刃而把手割伤，比喻违反常规，自作自受。坐，因为，因而。

② 贻：遗留，留下。

此节论关格，则曰吐逆，食不得入。可见上中下三焦，有一症见即为关格，不必悉具，学者得其意而治之，其庶几①乎？吐逆者，食入而复出也。食不得入者，食竟不能入也。

脉浮而大，浮为风虚，大为气强。风气相搏，必成隐疹，身体为痒。痒者，名泄风，久久为痂癞。

浮为风虚者，虚乡不正之邪风也；大为气强者，邪风伤气而气不柔和也。外之虚邪之风与内之强盛之气相搏，则干于皮肤而成隐疹。隐疹者，隐于皮肤，欲出而不出，故身体为痒。痒则风行皮肤而成泄风，久久不去，则从皮肤肌腠入于经脉，而为痂癞②矣。痂癞者，厉风也。上节脉浮大为关格者，正气自虚而阴阳不相交通也。此节浮大为泄风痂癞者，正气虚而虚风之邪干于皮肤经脉也。均之③浮大，而见症之不同。

寸口脉弱而迟，弱者卫气微，迟者荣中寒。荣为血，血寒则发热；卫为气，气微者心内饥，饥而虚满，不能食也。

此言荣卫气血俱出中焦，脾土化生，若中土虚寒，则荣卫亦虚寒矣，荣卫虚寒，则中土更虚寒矣，荣卫中土，交相为资者也。弱为阳微，故寸口脉弱为卫气微。迟为阴寒，故寸口脉迟为荣中寒。夫荣为血，阴虚者阳必凑之，故血寒则发热。卫为气，气微者，则上焦空虚，故心内饥也。心虚则饥，脾虚则满，心虚于上，脾虚于中，故饥而虚满不能食也。

趺阳脉大而紧者，当即下利，为难治。

趺阳者，胃脉也。胃脉当迟缓，今反大而紧者，大为虚，紧为寒，虚寒下陷，当即下利，阴寒盛而土气败，故为难治。

---

① 庶几：差不多，近似。

② 痂癞：麻风病。成无己《注解伤寒论》："痂癞者，疠风也，眉少发稀，身有干疮而腥臭。"

③ 之：助词，无实义。

寸口脉弱而缓，弱者阳气不足，缓者胃气有余，噫而吞酸，食卒不下，气填于膈上也。

此又以寸口之脉，候上中二焦不足有余之气也。阳气者，上焦之阳气也。胃气者，中焦之胃气也。上焦出胃上口，阳气不足，则厥逆从下上散，复出于胃，故为噫；不能宣五谷味，故吞酸。中焦亦并胃中，胃气有余于中，则无所藉于外，故食卒然不下也；吞酸不食，则膈气与胃气俱填于膈上而不得下也。

趺阳脉紧而浮，浮为气，紧为寒，浮为腹满，紧为绞痛，浮紧相搏，肠鸣而转，转即气动，隔气乃下，少阴脉不出，其阴肿大而虚也。

此言趺阳之气下归于少阴，而少阴之气不上交于趺阳而为病也。趺阳脉紧而浮，乃阴寒气盛而阳气外越也，故浮为气，紧为寒；浮为腹满者，气外出而中土虚满也；紧为绞痛者，邪正相攻而阴气盛也；浮紧之气两相搏击，则气从脾胃而溜于大肠，故肠鸣而转；转则动其膈气，又从膈而下陷于少阴，寒气与膈气俱聚于少阴，则少阴之水气不升而下聚于阴器，故少阴脉不出，其阴肿大而虚也。以是知趺阳之气从膈而下，少阴之气从膈而上，膈上膈下俱从中生为之上下，故曰肠鸣而转。肠与胃，俱属土也。

寸口脉微而涩，微者卫气不行，涩者荣气不足，荣卫不能相将，三焦无所仰，身体痹不仁。荣气不足，则烦疼，口难言。卫气虚，则恶寒数欠。三焦不归其部，上焦不归者，噫而酢吞[①]；中焦不归者，不能消谷引食；下焦不归者，则遗尿。

此言荣卫之气出于中土，而三焦之气又仰藉于荣卫也。寸口脉微则卫气不行，涩则荣气不足，不行不足，则荣卫不能相将而三焦无所仰藉以游行出入于内外矣。三焦无所仰，则不能出气以温肌肉，而身

① 酢（cù 醋）吞：吞酸，反酸。酢，醋。

体痹不仁矣。荣为血，血不足则无以荣筋骨而烦疼，无以荣口唇而难言。卫者，卫外而为固也，卫气虚则不能卫外而恶寒。卫气行于阴则寐，今欲下行于阴，故数欠。三焦各有部署，三焦无所仰，则不能归其部矣。上焦之部出胃上口，不归则噫而酢吞；中焦之部并胃中，不归则不能消谷引食；下焦之部别回肠，注膀胱，不归则遗尿。以是知三焦之气俱藉荣卫之气以游行出入也。

趺阳脉沉而数，沉为实，数消谷，紧者病难治。

前言趺阳脉大而紧，下利为难治，此趺阳之气虚而难治也；此言沉而数，紧者病难治，此趺阳之气实而难治也。脉沉而数，沉则土气实，数则热消谷，火土之气旺，柔和之气少也。若再加转索无常之脉，是数极而火土太过，全无柔和之气，故为难治。

此紧从数中而来，即弦数之脉，非紧为寒之紧也。本论①曰：脉浮而紧，名曰弦也。

寸口脉微而涩，微者卫气衰，涩者荣气不足。卫气衰，面色黄；荣气不足，面色青。荣为根，卫为叶，荣卫俱微，则根叶枯槁而寒栗、咳逆、唾腥、吐涎沫也。

此言荣卫外合于肺而充于皮毛也。《经》云：肺者，气之本，其华在毛，其充在皮。今荣卫之气衰微，不能外合于肺，华于毛，充于皮，故面色青黄也。荣行脉中，故荣为根。卫行脉外，故卫为叶。荣卫俱微，则根叶枯槁，而卫不能于外，故寒栗而咳逆；荣不能荣于中，故唾腥而吐涎沫也。咳逆者，肺之病。腥者，肺之味。涎沫者，肺之液也。所谓荣卫皆虚，不能合肺而充皮毛者如此。

趺阳脉浮而芤，浮者卫气虚，芤者荣气伤，其身体瘦，肌肉甲错。浮芤相搏，宗气衰微，四属②断绝。

---

① 本论：指《伤寒论》。

② 四属：皮、肉、脂、髓。宋本《伤寒论》：“四属者，谓皮、肉、脂、髓俱竭，宗气则衰矣。”

此言趺阳主荣卫之气，而复上循于宗气，外行于四末也。卫者，水谷之悍气；荣者，水谷之精气。荣卫俱禀气于胃者也。今趺阳脉浮而芤，则中土虚微，荣卫无所禀其精悍之气，故卫气虚而荣气伤也。荣卫之气不充于身体，则消瘦；不充于肌肉，则甲错。甲错者，粗糙而不润泽也。胃之大络，出于左乳下，谓之宗气。今浮芤相搏，则胃络不能出于左乳，故宗气衰微，又不能外行于四肢，故四属断绝。此趺阳之气虚，内而荣卫宗气，外而身体四肢，俱无所仰也。

寸口脉微而缓，微者卫气疏，疏则其肤空；缓者胃气实，实则谷消而水化也。谷入于胃，脉道乃行，水入于经，其血乃成。荣盛则其肤必疏，三焦绝经①，名曰血崩。

此言荣卫宜相将而不宜偏盛也。前节言寸口脉缓而迟主荣卫皆盛，后即言寸口脉微而涩主荣卫皆衰，此节言寸口脉微而缓，主卫气疏而荣血盛也。卫气疏，则不能卫于肤表，故其肤空。缓为胃之本脉，故为胃气实，实则消谷引食，故谷消而水化也。谷入而消，则淫精于脉，脉道乃行也。水入而化，则水精四布，血乃成也。夫荣血藉中焦水谷之气而生，水谷之气盛，则荣血亦盛矣。荣血独盛，而不与卫谐，则其肤必疏。荣卫不相将，则三焦无所仰，不能循行经脉，而与经相绝矣。阳密乃固，阳不密则不能为阴之固守而崩堕矣，故名曰血崩。

趺阳脉微而紧，紧则为寒，微则为虚，微紧相搏，则为短气。

此言肺主气，而又藉中土以司呼吸也。趺阳脉微而紧，则中土虚寒矣。微紧相搏，则既虚且寒，肺气无所资，上下不相接续而短气矣。

少阴脉弱而涩，弱者微烦，涩者厥逆。

---

① 三焦绝经：三焦气血亏虚甚至断绝。

此言脉之始于少阴也。少阴上火下水而主神机出入，弱者，下水不上交于火，火独盛而微烦；涩者，上火不下济于水，水偏盛而厥逆。厥逆者，手足逆冷也。

趺阳脉不出，脾不上下，身冷肤硬。

前节言少阴脉不出，此节言趺阳脉不出，以见少阴趺阳相为上下，可出而不可入也。趺阳者，胃也。脾与胃以膜相连耳，趺阳脉不出，则脾不能为胃行其津液于上下周身肤表之间，故身冷肤硬矣。

少阴脉不至，肾气微，少精血，奔气促迫，上入胸膈，宗气反聚，血结心下，阳气退下，热归阴股，与阴相动，令身不仁，此为尸厥，当刺期门、巨阙。

此言少阴上主阳气，下主精血，由下而上，由上而下者也。少阴为气血生始之源，脉不至，必肾之真气微而精血少也。真气不足，则虚奔之气反促迫而上入于胸膈矣。宗气反聚者，不能贯膈络肺，出于左乳下，而反聚于胸膈矣，此不当上而上者也。经血少，则血不能流行于经脉，而反结于心下，阳气不得上行，而反退归于阴股。阳入于阴，与阴相动，此不当下而下者也。上者自上，下者自下，上下之气血不相顺接，故令身不仁，其形若尸，故曰此为尸厥，当刺期门、巨阙，以通其上下之血气焉。期门者，肝之募。巨阙者，心之募。刺之以启其退下之阳，遏其奔上之气，上下通而气血和矣。

寸口脉微，尺脉紧，其人虚损多汗，知阴常在，绝不见阳也。

此应辨脉首篇“阴病见阳脉者生，阳病见阴脉者死”二句，并结平脉辨脉通篇阴阳之理，以明伤寒以生阳为主而独归重于生阳之义。夫寸口脉微，阳气衰也。尺脉紧，阴气盛也。阳衰阴盛，以致其人虚损而多汗也。微与紧，阴脉也。虚损多汗，阴病也。以阴病见阴脉，则知阴常在而不见有生阳之气矣，故曰知阴常在，绝不见阳也。

愚按：《阴阳离合论》云：天覆地载，万物方生，未出地者，命曰阴处，名曰阴中之阴，则出地者，名曰阴中之阳。盖言万物由阴而生也。既有生之后，合阴阳而成形。阴胜则阳病，阳胜则阴病，阴阳反作，病之逆从，不可偏也。由是观之，《素问》所云阴中之阴，言混濛方开①，阳生于阴，由阴而阳，论阴阳之理也。仲师所云阴常在绝不见阳，谓其人禀阴阳二气而生，阴阳固不可偏胜，而生阳之气，尤不可独绝，阳重于阴，论阴阳之病也。

寸口诸微亡阳，诸濡亡血，诸弱发热，诸紧为寒。诸乘寒者，则为厥；郁冒不仁，以胃无谷气，脾涩不通，口急不能言，战而栗也。

此总结通篇寸口诸脉之义也。寸口之脉，微濡弱紧，为病不一，然大约不外乎气血寒热四者而已，故诸微为亡阳；诸虚为亡血；阴虚则热，故诸弱为发热；阳虚则寒，故诸紧为寒；诸为寒邪所乘者，则手足逆冷而厥。厥者，气血为寒所乘，虚而不通于四肢也；郁冒者，虚而不行于上也；不仁者，虚而不出于外也。夫气血不自生，必藉胃腑谷精之气而生，苟胃无谷气，则不能上输于脾而脾涩不通，不能内归于心而口急不能言，不能外出于肺而战栗也。

问曰：濡弱何以反适十一头？师曰：五脏六腑相乘，故令十一。

此论先天之气，必赖后天之水谷之气而生，故不必复言少阴寸口，而独归结于胃气，以结通篇平脉辨脉之义也。胃者，五脏六腑之本也，五脏六腑之中俱有胃气，如前所云肝脉微弦濡弱而长。弦长者，肝脉也。濡弱者，胃气也。以胃气而间②于五脏六腑之中，则为濡弱；以胃气而自见其脉，则又迟而缓，故曰趺阳脉迟而缓，胃气如经也。由是而知迟缓与濡弱，皆胃土之脉也。故问濡弱何以反适十一

---

① 混濛方开：开天辟地。混濛，犹“鸿濛”，亦作“鸿蒙”，宇宙形成前的混沌状态。

② 间：间杂，夹杂。

头，答以十一者，五脏六腑也，五脏六腑皆禀气于胃，故胃腑之气，皆相乘于五脏六腑之中也。适，至也。乘，往也。言胃气往乘于五脏六腑之中，相合而为十一也。

问曰：何以知乘腑？何以知乘脏？师曰：诸阳浮数为乘腑，诸阴迟涩为乘脏也。

何以知乘腑者，言何以知胃气之乘六腑也。何以知乘脏者，言何以知胃气之乘五脏也。答以五脏六腑不外阴阳，诸阳浮数而濡弱，为胃气之乘于六腑；诸阴迟涩而濡弱，为胃气之乘于五脏。以是知胃为五脏六腑之本，十二经脉之长，气血生始之根。《素问》千言万语，总以胃气为本，而《伤寒论》自始至终，又无不归重于胃气。《伤寒》《素问》，先圣后圣，其揆①一也。男汉位问曰：浮数迟涩是病脉，何以见得胃气？且本文不言濡弱，解内何以添入濡弱二字，恐仲师之意未必然也。答曰：文内虽不言濡弱，而其意实解濡弱，此古人言外之意也，不然，何以问濡弱反适十一头也。

---

① 揆：道理，准则。

卷二

钱塘张锡驹令韶父　注解
徐旭升上扶　王良能圣钦　参订
门人　张翰均卫　徐钦月昊若　校
壻　王津鹤田　男　汉倬云为　汉位誉皆　校

辨太阳病脉证篇

太阳之为病，脉浮，头项强痛而恶寒。

太阳者，三阳也。太阳之为病，兼气与经而言也。何谓气？太阳之上，寒气主之是也。何谓经？太阳之脉，连风府，上头项，挟脊抵腰至足，循身之背是也。脉浮者，太阳之气主表而主外，故脉应之而浮也；头项强痛者，太阳之经脉不和也；太阳以寒为本，恶寒者，恶本气之寒也。此太阳经气之为病，而为太阳之总纲也。

按：《天元纪大论》云："寒暑燥湿风火，天之阴阳也，三阴三阳上奉①之。"又曰："厥阴之上，风气主之；少阴之上，热气主之；太阴之上，湿气主之；少阳之上，火气主之；阳明之上，燥气主之；太阳之上，寒气主之。"天有此六气，人亦有此六气，与天同体者也。天之寒气感于人，人即以已之寒气应之，所谓两寒相得，两气相从者也。《灵枢·本脏》篇云："三焦膀胱者，腠理毫毛其应。"是太阳又主通体之毫毛，而为肤表之第一层，故必首伤太阳也。然亦有不从太阳而竟至于阳明、少阳，以及于三阴者，此又值三阴三阳所主之部位而受之也。如《灵枢·病形》篇云："中于面则下阳明，中于项则下太阳，中于颊则下少阳，其中于膺背两胁亦中其经。"又曰："中于阴

① 奉：遵从。

者常从胻①臂始。”此皆不必拘于首伤太阳者也。至于传经之法，一日太阳，二日阳明，六气以次相传，周而复始，一定不移，此气传而非病传也。本太阳病不解，或入于阳，或入于阴，不拘时日，无分次第，如传于阳明则见阳明证，传于少阳则见少阳证，传于三阴则见三阴证，如下文“阳明少阳证不见者，为不传也”，“伤寒三日，三阳为尽，三阴当受邪，其人反能食而不呕者，此为三阴不受邪也”，此病邪之传也。须知正气之相传，自有定期，病邪之相传，随其证而治之，而不必拘于日数，此传经之大开目②也。不然，岂有一日太阳，则见头疼发热等症，至六日厥阴不已，七日来复于太阳，复又见头痛发热之证乎，此必无之理也。且三阴三阳上奉天之六气，下应地之五行，中合人之脏腑，合而为一，分而为三，所该③者广。今人言太阳止④曰膀胱，言阳明止曰胃，言少阳止曰胆，三阴亦然，是以有传足不传手之说，不知脏腑有形者也，三阴三阳无形者也，无形可以该有形，而有形不可以概无形，故一言三阳，而手足三阳俱在其中，一言三阴，而手足三阴亦在其中，所以六经首节止提太阳之为病，少阴之为病，而不言足太阳足少阴之为病，其义可思矣，况论中厥阴心包、少阳三焦、太阴肺之症颇多，又阳明燥结有不涉于大肠者乎？传足不传手之说非也。

魏子干问曰：伤寒六气相传，正传而非邪传固已，不知无病之人，正亦相传否？不然，正自正传，邪自邪传，两不相涉，正传可以不论，何以伤寒必计日数也？答曰：无病之人，由阴而阳，由一而三，始于厥阴，终于太阳，周而复始，运行不息，莫知其然。病则由

---

① 胻（héng 横）：小腿。

② 开目：光绪本作“关目”，义胜。关目，戏曲、小说中的重要情节，泛指事件、情节。

③ 该：通“赅”。包括。

④ 止：仅，只。

阳而阴，由三而一，始于太阳，终于厥阴，一逆则病，再逆则甚，三逆而死矣，所以伤寒传经不过三传而止，安能久逆也，其有过十八日不愈者，虽病而经不传也，不传则势缓矣。吾友高士宗云：读论者，因证而识正气之出入，因治而知经脉之循行，则取之有本，用之无穷，若执书合病以求治，则非矣。诚①哉是言也！

太阳病，发热，汗出，恶风，脉缓者，名为中风。

此风伤太阳之肌腠而为中风证也。凛冽之气，严凝者为寒，鼓动者为风，风即寒中之动气也。发热者，得太阳标阳之热化也；汗出者，风邪干于肌腠而外不固也；汗出而毛腠虚，则恶风；毛腠虚而正气不能自振，则脉缓；风者，善行而数变，直由毫毛而入于肌腠，故名为中风。中者，直入于肌腠之中也。

太阳病，或已发热，或未发热，必恶寒，体痛，呕逆，脉阴阳俱紧②者，名曰伤寒。

此寒伤太阳之肤表而为伤寒症也。已发热者，得标阳之热化也；未发热者，未得标阳之热化也；太阳以寒为本，故无论已未发热，而必皆恶寒也；体痛者，寒伤太阳通体之气也；呕逆者，寒邪内入，里气不纳，故上逆也；本寒而加以外寒，两寒之气凝敛于中，故脉阴阳俱紧也；寒伤于肤表之第一层，故名为伤寒。合上一节，先分论风寒之邪，后方群列其证焉。

伤寒一日，太阳受之，脉若静者，为不传；颇欲吐，若躁烦，脉数急者，为传也。

此言太阳与少阴为表里，阴阳之气相传也。伤寒一日，太阳之气受之，脉若安静而不数急者，为止在太阳而不传也。如颇欲吐者，即少阴之欲吐不吐也；烦出于心，躁出于肾，烦躁者，感少阴水火之气

---

① 诚：实在，确实。

② 脉阴阳俱紧：脉寸关尺俱紧。

也；数急对静而言。此病太阳之气，而中见少阴之化，故为传也。

伤寒二三日，阳明少阳证不见者，为不传也。

伤寒二三日，当阳明少阳主气之期，若阳明少阳证不见者，为气之相传，而病不与气俱传也，可见伤寒不拘时日，总以见证为主，若不见症，即阳明少阳主气之期，亦不得为传也。他经亦然。

按：此二节，一论阴阳表里之气相传，一论六经之气相传。

太阳病，发热而渴，不恶寒者，为温病。若发汗已，身灼热者，名曰风温。风温为病，脉阴阳俱浮①，自汗出，身重，多眠，睡息必鼾，语言难出。若被下者，小便不利，直视，失溲②；若被火者，微发黄色，剧则如惊痫，时瘛疭，若火熏之。一逆尚引日③，再逆促命期。

此伏气之为病，与伤寒卒病之不同也。《经》云：冬伤于寒，春必温病。太阳病发热而渴者，邪从内出，得太阳之标热也；不恶寒者，无太阳之本寒也。此寒邪伏藏于中，蕴酿成热，为温病也。温病宜清凉发汗而解，若汗出不解，身反灼热者，此非寒邪伏藏之温病，乃风邪伏藏之风温也。脉浮者，浮则为风，风邪自里出表，故阴阳俱浮也；自汗者，风从内出而腠理开泄也；身重者，风行于周身而肌肉重着也；多眠者，风伤卫而卫气行于阴也；睡息必鼾者，风伤肺而肺气壅滞也；语言难出者，风客会厌，而颃颡④不开也。此风热炽盛，阴液消亡之危证。若妄下之，则津液竭于下而小便不利，津液竭于上则目系急紧而直视，始则不利，继则不约，故失溲；若被火者，以热攻热，微则见于皮肤而发黄，剧则伤其筋脉，故如惊痫而时瘈疭。若

① 脉阴阳俱浮：脉寸关尺俱浮。

② 失溲：大小便失禁。

③ 引日：拖延时日。

④ 颃颡（hángsǎng 杭嗓）：指咽后壁上的后鼻道，是人体与外界进行气体交换的必经通路，相当于鼻咽部。

火熏之，即申言所以被火也。被下为一逆，被火为再逆，一逆尚可引日，再逆则促其命期矣。或炙或熏皆是被火，未曾说明，故又申言所以被火者，若火熏之是也。

病有发热恶寒者，发于阳也；无热恶寒者，发于阴也。发于阳者七日愈，发于阴者六日愈，以阳数七，阴数六故也。

此言太阳少阴为阴阳之主，故可发于阳，而亦可发于阴，表里之气相通也。太阳标阳而本寒，发热恶寒者，病太阳之标而发于太阳也。少阴标阴而本热，无热恶寒者，病少阴之标而发于少阴也。七，奇数也。六，偶数也。阳数奇，阴数偶。阳病七日愈者，以阳得奇数也；阴病六日愈者，以阴得偶数也。

成氏曰：阳法火，阴法水，火成数七，水成数六，七日愈者，火数足，六日愈者，水数足，亦通。自此以下共四节，皆言愈证。

太阳病，头痛至七日以上自愈者，以行其经尽故也。若欲作再经者，针足阳明，使经不传则愈。

此言病在太阳，六经之气环转而行，行尽，病亦随经而愈也。太阳病头痛者，病太阳之高表也，六日经尽一周，至七日以上自愈者，以六经循行一周已尽，病邪亦随之而愈也。不愈而欲作再经者，针足阳明，先迎其气而夺之，毋使其再传，六经之行复其常，病自愈矣。是知六经因病而传，病愈则传亦止，病气亦随经而行，行尽则病亦愈，两相交互也。

太阳病欲解时，从巳至未上。

此言六经之病欲解，各随其所旺之时也。从巳至未上者，巳午二时也。日中而阳气隆，太阳之所主也。言邪欲退，正欲复，得天气之助，值旺时而解也。以是知天之六淫，能伤人之正气，而天之十二时又能助人之正气也。

风家，表解而不了了者，十二日愈。

风为阳邪，六乃阴数，表解而不了了者，余邪未尽也。十二日愈者，阳遇重阴而解也。

病人身大热反欲得近衣者，热在皮肤，寒在骨髓也；身大寒，反不欲近衣者，寒在皮肤，热在骨髓也。

太阳标热而本寒，少阴标寒而本热。太阳之标，即少阴之本。少阴之本，即太阳之标。身大热而反欲近衣者，太阳之标热在外，而少阴之标寒在内也。身大寒而反不欲近衣者，太阳之本寒在外，而少阴之本热在内也。不曰内外而曰皮肤骨髓者，以太阳主皮而少阴主骨也。此不以身之寒热为主，而以骨髓之寒热为主，以见阳根于阴也。此节申明太阳少阴为表里之义。

太阳中风，阳浮而阴弱，阳浮者热自发，阴弱者汗自出，啬啬恶寒，淅淅恶风，翕翕发热，鼻鸣①干呕者，桂枝汤主之。

桂枝汤方

桂枝三两，去皮，桂枝止取梢尖嫩枝，内外如一，若有皮骨者去之，非去枝上之皮也，后仿此　芍药三两　甘草二两，炙　生姜三两，切　大枣十二枚，劈

上五味，㕮咀②，以水七升，微火煮取三升，去滓，适寒温，服一升。服已须臾③，啜④热稀粥一升余，以助药力。温覆⑤令一时⑥许，遍身漐漐，微似有汗者佳，不可令如水流漓，病必不除。若一服汗出病瘥，停后服，不必尽剂；若不汗，更服依前法；又不汗，后服小促其间，半日许，令三服尽。若病

① 鼻鸣：鼻呼吸音粗糙不利。
② 㕮咀：咀嚼，引申为切片。
③ 须臾：片刻。
④ 啜：饮，吃。
⑤ 温覆：盖被保暖。
⑥ 一时：一个时辰。

重者，一日一夜服，周时①观之。服一剂尽，病症犹在者，更作服。若汗不出，乃服至二三剂。禁生冷、黏滑、肉面、五辛、酒酪、臭②恶等物。

此言风薄③太阳之肌腠，而立方以救治也。风为阳邪，风干肌腠，则阳气浮而外应，阴气弱而内孤。阳浮于外，则热自发；阴弱于内，则汗自出。汗出者，肌腠实而皮肤虚也。啬啬者，皮毛粟粟之状。淅淅者，洒淅不宁之貌。邪从皮毛而入于肌腠，故啬啬然而恶寒，淅淅然而恶风也；翕翕者，动起合聚之象，乃风动之性与气合并而为热也；肺合皮毛而开窍于鼻，脾合肌肉而连膜于胃，邪伤皮毛，则肺气不利而鼻鸣；邪干肌腠，则胃气不和而干呕。桂枝汤主之。桂枝气温色赤，秉少阳三焦木火之气，故能助三焦而通会于肌腠；芍药气味苦平，花开初夏，禀少阴君火之气，故能助少阴之神，以生肌中之血；生姜之辛，所以宣通神明；甘草、大枣之甘，所以调补中土。神明通而中土调，肌腠解而汗自出，邪自无所容矣。汗乃中焦水谷之津，故啜粥以助药力，谷精足而津液通矣。禁生冷等物者，恐中气虚，生冷之物能伤脾胃也。此节论桂枝证之总纲，下八节俱明桂枝所以解肌之义。

太阳病，头痛，发热，汗出，恶风者，桂枝汤主之。

此风伤肌腠，循经上行巅顶，故止头痛也，亦宜桂枝汤以解肌。发热汗出恶风解见前。

太阳病，项背强几几，反汗出恶风者，桂枝加葛根汤主之。

桂枝加葛根汤方

桂枝三两，去皮　**芍药**二两　**甘草**二两，炙　**生姜**三两，切　**大枣**

---

① 周时：一昼夜。

② 臭：气味。

③ 薄：搏击，拍击，引申为侵袭。

十二枚，劈　葛根四两

上六味，以水七升，内①诸药，煮取三升，去滓，温服一升，不须啜粥，余如桂枝将息，及禁忌法。

此病太阳之经输也。太阳之经输在背，《经》云：“邪入于输，腰脊乃强。”项背强者，邪入于输，而经气不舒也；几几者，短羽之鸟欲飞不能之状，乃形容强急之形，欲伸而不能伸，有如几几然也；夫邪之中人，始于皮肤，次及于肌络，次及于经输，邪在于经输，则经输实而皮毛虚，故反汗出而恶风也。宜桂枝以解肌，加葛根以宣通经络之气，干葛之根，入土极深，其藤延蔓似络，故能同桂枝直入肌络之内而外达于肤表也。

太阳病，下之后，其气上冲者，可与桂枝汤。若不上冲者，不得与之。

《经》云：“太阳根起于至阴②”，是太阳之气，由至阴而上于胸膈，由胸膈而出于肌腠，由肌腠而达于皮毛，外行于三阳，内行于三阴，气从此而出入，邪亦从此而出入。知正气出入如此，则知邪气之出入亦如此矣，所以伤寒言邪即言正，而言正即可以识邪。太阳病下之后，则太阳之气当从肌腠而下陷矣，若不下陷而气上冲者，是不因下而内陷，仍在于肌腠之间，可与桂枝以解肌中之邪。若不上冲者，邪已随气而内陷，桂枝不得与之。

太阳病三日，已发汗，若吐，若下，若温针，仍不解者，此为坏病，桂枝不中与也。观其脉证，知犯何逆，随证治之。

太阳病三日已发汗，则肌表之邪当解；若吐，则中膈之邪当解；若下，则肠胃之邪当解；若温针，则经脉之邪当解。仍不解者，此因误施汗吐下温针之法，而为医所坏之病也，坏病不关肌腠，故桂枝不

① 内：纳。
② 太阳根起于至阴：语出《灵枢·根结》。

中与也。观其脉症，知犯何逆，或为发汗所逆，或为吐下所逆，或为温针所逆，随其所逆之症而治之可也。合下五节，以明桂枝本为解肌，不可误用，有如此也。

桂枝本为解肌，若其人脉浮紧，发热汗不出者，不可与之。常须识此，勿令误也。

此明桂枝为解肌之品，而非肤表之剂也。夫邪之中人，必先于皮毛而及于肌腠，若其人脉浮紧，发热汗不出者，此邪在皮毛而不在肌腠，不可与之，恐人误以桂枝为发表之药，故曰常须识此，勿令误也。

若酒客病，不可与桂枝汤，得之则呕，以酒客不喜甘故也。

此承上文桂枝本为解肌而言，桂枝又非络脉之剂也。《经》云：饮酒者，卫气先行皮肤，先充络脉。若酒客病，则病邪亦随卫气而入于皮肤络脉之间矣，故不可与桂枝汤，以病不在肌腠之内也，有病病当，无病胃伤，是以得之则呕，况桂枝汤味甘，甘能缓中，以酒客又不喜甘故也。

此不必泥定酒客，总以见桂枝能解肌而不能解络也。

喘家作桂枝汤，加厚朴杏子佳。

此言邪在皮毛，又不可专用桂枝汤也。太阳与肺共主皮毛，邪客于皮毛之间，既不能外出，又不能内入，两相闭拒，故作喘。夫喘虽属肺气之不利，而实由脾气之不输，故作桂枝汤，加厚朴以运脾，杏子以利肺为佳。

杏为心之果，故其核在肺。

凡服桂枝汤吐者，其后必吐脓血也。

此承上节得之则呕而言，凡不当服桂枝汤而服之，不但呕而且吐也。辨脉篇曰：游于经络，热气所过，则为痈脓。桂枝气味辛温，不能解络脉之邪，而反能助络脉之热，故其后必致络脉受伤而吐脓血也。

愚按：《经》云“经脉伏行分肉之间深而不见，浮而常见者，络脉也”，是经络俱行于肌肉之间，而有深浅之别，内外之分耳。

太阳病，发汗，遂漏不止，其人恶风，小便难，四肢微急，难以屈伸者，桂枝加附子汤主之。桂枝汤加附子一枚，炮。

此言太阳汗后亡阳之证也。夫汗有阳明水谷之汗，有太阳津液之汗。太阳病发汗，遂漏不止者，太阳之阳气外虚，津液漏泄而不固也；表虚则恶风；津液不藏，不能施化，故小便难；阳气者，柔则养筋，液脱者，骨肉屈伸不利，四肢为诸阳之本，今阳亡液脱，故四肢微急而不能屈伸也。宜桂枝汤加熟附以固补其外脱之阳。自此以下八节，论太阳之气可出可入，可内可外，外行于阳，内行于阴，出而皮肤，入而肌腠经络，无非太阳之所出入也。

太阳病，下之后，脉促胸满者，桂枝去芍药汤主之。若微寒者，桂枝去芍药加附子汤主之。汤方明晰不复再列。

上节言太阳汗后亡阳，此节言不但汗可以亡阳，即下亦可以亡阳也。太阳之气，由胸而出入，今下后阳虚，不能出入于外内，以致外内之气不相交接，故脉促而胸满，宜桂枝汤调和太阳之气，使之出入于外内。太阴篇云“设当行大黄芍药者，宜减之”，是芍药味苦气泄，尤非下后所宜，故去之。若脉不促而微，复恶寒者，阳虚已极，更加熟附以补之。

太阳病，得之八九日，如疟状，发热恶寒，热多寒少，其人不呕，清便欲自可，一日二三度发。脉微缓者，为欲愈也；脉微而恶寒者，此阴阳俱虚，不可更发汗、更下、更吐也；面色反有热色者，未欲解也，以其不能得小汗出，身必痒，宜桂枝麻黄各半汤。

桂枝麻黄各半汤

桂枝一两十六铢　**芍药**　**生姜**　**甘草**炙　**麻黄**各一两，去节　**大**

枣四枚　杏仁二十四枚，汤浸，宜去皮尖及两仁者，后仿此

上七味，以水五升，先煮麻黄一二沸，去上沫，内诸药，煮取二升，去滓，温服一升。

此病在太阳，值少阳主气之日，得少阳之枢转也。得之八九日者，八日已过，九日也，九日正当少阳主气之期。太阳之开，阳明之阖，专藉①少阳之枢。如疟状发热恶寒者，少阳枢转出入往来之象也；热多寒少者，少阳之热多，太阳之寒少也；不呕者，枢转利而气不逆也；清便者，知不在里，仍在表也；病则不能自适其意，欲自可者，可以自适而无不可之处也；一日二三度发者，随少阳之枢转休作有时也。脉微缓者，阴阳和平，为欲愈也。若脉微而恶寒者，此非阴阳和平，乃阴阳俱虚，不可更行汗吐下也。诸阳之会在于面，面色反有热色者，表阳之气未解，拂郁于面也，然其所以未解者，以其不能得小汗出，而肌表之气未和，故身必痒，宜桂枝半以解肌，麻黄半以解表，肌表和而病自愈。

太阳病，初服桂枝汤，反烦不解者，先刺风池、风府，却与桂枝汤则愈。

此言太阳之病，涉于肌腠而复干于经脉也。病在肌腠，宜服桂枝汤，若初服之而反烦不解者，此由肌腠而干于经脉，宜先刺风池、风府以泻经中之邪，却后与桂枝汤以解肌则愈。风池在头上三行颞颥②后发际陷中，足少阳之经穴也；风府在项后中行，入发际一寸，大筋内宛宛③中，督脉之经穴也。然皆太阳经所过之处，故刺之以泻太阳之邪。凡病在经脉者，本经④俱用刺法，其有不善刺者，亦可以意会

---

① 藉（jiè 借）：凭借，借助。

② 颞颥（nièrú 聂如）：人和某些其他哺乳动物头两侧的区域，在眼和前额之后，颧弓之上，耳之前。

③ 宛宛：凹陷。宛，凹入，低洼。

④ 本经：指《伤寒论》。

之矣。

服桂枝汤，大汗出，脉洪大者，与桂枝汤，如前法；若形如疟，日再发者，汗出必解，宜桂枝二麻黄一汤。

桂枝二麻黄一汤方

桂枝一两十七铢　芍药一两六铢　麻黄十六铢　生姜一两六铢　杏仁十六个　甘草一两二铢　大枣五枚

上七味，以水五升，先煮麻黄一二沸，去上沫，内诸药，煮取二升，去渣，温服一升，日再服。

此言太阳之气，在肌而复通于表也。服桂枝汤，大汗出者，水谷之津由肌表而出也；脉洪大者，标阳气盛，表解而肌尚未解也。故与桂枝汤，如前啜粥之法以助药力。若形似疟之往来寒热，日再发者，肌表之邪俱未尽，汗出必解，又宜桂枝二以解肌，麻黄一以解表。

服桂枝汤，大汗出后，大烦渴不解，脉洪大者，白虎加人参汤主之。

白虎加人参汤方

六两　石膏一斤，碎，绵裹　甘草二两，炙　秔①米六合　人参三两

上五味，以水一斗，煮米熟汤成，去滓，温服一升，日三服。

此言太阳之气，由肌腠而通于阳明也。服桂枝汤当微似有汗者佳，今大汗出，亡其阳明之津液也。胃络上通于心，故大烦。阳明之上，燥气主之，故大渴。烦解不渴，脉洪大者，阳气盛也，故宜白虎加人参汤主之。白虎，西方金宿也。阳明，燥金也。火盛金衰，以此助之。知母内白而外毛，味苦而性寒；石膏色白质坚，纹理似肌，辛

---

① 秔（jīng 经）：粳米。

甘发散，均阳明之宣品也；秔米秋成，得金之气；甘草人参所以调补中胃而滋生津液者也。

太阳病，发热恶寒，热多寒少，脉微弱者，此无阳也，不可发汗，宜桂枝二越脾①一汤。

桂枝二越脾一汤

桂枝　芍药　麻黄　甘草各十八铢　大枣四枚　生姜一两二铢　石膏二十四铢，碎

上七味，以水五升，煮麻黄一二沸，去上沫，内诸药，煎取二升，去滓，温服一升。

此言太阳之气内陷于阴中，故宜发越其内陷之太阳也。太阳病发热恶寒者，病太阳之标本也；热多寒少者，本寒少而标热多也；阳气下陷入阴中，故脉微弱也。阳陷于阴，则无在表之阳，无表阳则不可发其表汗也。此表阳入里，故宜桂枝二以解肌，越脾一以发其内陷之阳。石膏质重而沉，能直入于里阴之中；麻黄之地，冬不积雪，能启伏藏之阳，藉石膏之导引，发越阳气于至阴之下，同桂枝直透于肌表。脾为阴中之至阴，今从至阴而发越，故命曰越脾。

服桂枝汤，或下之，仍头项强痛，翕翕发热，无汗，心下满，微痛，小便不利者，桂枝汤去桂加茯苓白术汤主之。

桂枝去桂加茯苓白术汤方

芍药三两　甘草二两　生姜　白术　茯苓各三两　大枣十二枚

上六味，以水八升，煮取三升，去滓，温服一升，小便利则愈。

上节言太阳之气陷于脾而脾气不能外达，故发越之；此言陷于脾而脾气不能转输，故补运之。

---

① 越脾：《伤寒论》作“越婢”。

愚按：或下之句，宜在心下满之上，言病在肌，当服桂枝汤，服汤不解，故仍头项强痛，翕翕发热而无汗也，以病仍在，故或下之，则太阳之气由肌而内陷于中土，故心下满微痛。心下者，脾之部也，脾不能运，故满痛；脾不能转输其津液，故小便不利；邪不在肌，故去桂；邪入于中土，故加茯苓白术以助脾；转输不失其职，而津液通矣，故曰小便利则愈。

伤寒脉浮，自汗出，小便数，心烦，微恶寒，脚挛急①，反与桂枝汤，欲攻其表，此误也。得之便厥，咽中干，烦躁吐逆者，作甘草干姜汤与之，以复其阳。若厥愈足温者，更作芍药甘草汤与之，其脚即伸。若胃气不和，谵语者，少与调胃承气汤。若重发汗，复加烧针者，四逆汤主之。

甘草干姜汤方

甘草四两　干姜二两

上二味，以水三升，煮取一升五合，去渣，分温再服。

芍药甘草汤方

芍药　甘草炙，各四两

上二味，以水三升，煮取一升五合，去渣，分温再服。

调胃承气汤方

大黄四两，去皮，酒洗　甘草二两，炙　芒硝半升

上三味，以水三升，煮取一升，去滓，内芒硝，更上火微煮令沸，少少温服之。

四逆汤方

甘草二两，炙　干姜一两半　附子一枚，生用，去皮，切八片

---

① 脚挛急：小腿肚拘急挛缩不能正常活动。

上三味，以水三升，煮取一升二合，去滓，分温再服。

此言病太阳之表而得少阴里虚之症，不可发汗也。伤寒脉浮者，浮为在表也；自汗出者，太阳之表气虚也；肾主二便，小便数者，频出而不禁，谓少阴之水虚于下也；心烦者，谓少阴之火虚于上也；微恶寒者，病太阳之本，少阴之标也；少阴之脉斜走足心，上股内后廉，肾气微，少精血，无以荣筋，故脚挛急也。此病得太阳，而见少阴之里证，反与桂枝汤，欲攻其太阳之表，此误也。得之则太少表里阴阳之气不相顺接，便为厥；咽中干者，少阴之水不能上滋也；烦躁者，感少阴水火之气也；吐逆者，少阴之阴寒甚也。太少为水火之主，而中土为之交通，故用温中土之干姜、甘草，以复其阳。若厥愈足温者，更与芍药甘草，以复其阴，故其脚即伸。少阴上火而下水，又胃络上通于心，若君火亢极，以致胃气不和，神气昏乱而谵语者，少与调胃承气汤上承热气于下。若以桂枝汤重发其汗，复加烧针者，阳虚已极，四逆汤主之。

问曰：证象阳旦①，按法治之而增剧，厥逆，咽中干，两胫②拘急而谵语。师言夜半手足当温，两脚③当伸，后如师言，何以知此？答曰：寸口脉浮而大，浮为风，大为虚，风则生微热，虚则两胫挛，病形象桂枝，因加附子参其间，增桂令汗出，附子温经，亡阳故也。厥逆，咽中干，烦躁，阳明内结，谵语，烦乱，更饮甘草干姜汤，夜半阳气还，两足当热，胫尚微拘急，重与芍药甘草汤，尔乃胫伸，以承气汤微溏，则止其谵语，故知病可愈。

---

① 阳旦：桂枝汤别名。《辅行诀五脏用药法要》："小阳旦汤：治天行，发热，自汗出而恶风，鼻鸣干呕者。桂枝、芍药各三两，甘草二两，生姜二两，切，大枣十二枚。"

② 胫：指小腿，从腘窝到脚跟的一段。

③ 脚：小腿肚。

此复设问答以申明上文之意也。桂枝一名阳旦，谓秉阳春平旦之气也。言症象阳旦，按法治之而增以下之剧症，师用甘草干姜等汤治之而愈。后如师言，果何以知之也？师答以寸口脉浮而大，浮为风在表，大为里气虚，风为阳邪，故生微热，大为阴虚，故两胫挛，病形象桂枝而实非，因加附子参于桂枝汤之间，即太阳病发汗漏不止，桂枝加附子是也。盖以增桂令其汗出，复参用附子以温其经者，恐桂枝亡阳故也。若不参用附子而徒用桂枝以发其汗，遂致太少阴阳之气不相顺接，而有厥逆咽干烦躁内结谵语之症矣。更饮甘草干姜汤，而逆料①其夜半阳生于子，阳气当还，两足当热，有如此也。阳气还而阴未复，故重与芍药甘草汤以复其阴，而脚即伸。复以承气汤微和胃气，则谵语止而病可愈矣。此二节因症象阳旦，以明太少表里阴阳之气相通有如此也。

王燮庵问曰：此申明上文之意，何以止申明甘草干姜芍药甘草调胃承气，而不及四逆，意附子参其间，乃参于甘草干姜汤之间而为四逆也？答曰：甘草干姜等汤，乃救误治症象阳旦之后，其未误治之先，当以何汤治之，尚未说明，故复言病形象桂枝，因而加附子参于桂枝汤之间，以脉浮自汗，故增桂枝，以诸症属里，故加附子，盖言如此治之，则不误矣，至于重发汗，复加烧针，一误岂可再误，四逆无疑复何论焉。

太阳病，项背强几几，无汗恶风者，葛根汤主之。

葛根汤方

葛根四两　麻黄三两，去节　甘草二两，炙　芍药二两　桂枝二两　生姜三两　大枣十二枚

上七味，以水一斗，先煮葛根、麻黄，减二升，去上沫，

① 逆料：预料，预测。诸葛亮《后出师表》：“凡事如此，难可逆料。”

内诸药，煮取三升，去滓，温服一升，覆①取微似汗。

此病太阳之表而涉于经输也。项背强几几解见前。邪拒于表，表气实，故无汗；邪入于经，经气虚，故恶风。葛根汤主之。葛根宣通经输以治内；麻黄开发毛窍以达外；桂枝和解肌腠以调中。内而经输，外而毛窍，中而肌腠，无所留滞，病自愈矣。自此以下四节，俱论太阳之气循经而入，不在肌腠之中也。

太阳与阳明合病②者，必自下利，葛根汤主之。

合病者，太阳合病于阳明也。太阳主开，阳明主阖，今太阳合于阳明，不从太阳之开而从阳明之阖，病阖反开，故必自下利。下利者，气下而不上也。葛根汤主之。葛根之性，延蔓上腾，气腾于上，利自止矣。

太阳与阳明合病，不下利，但呕者，葛根加半夏汤主之。加半夏半升。

不下利但呕者，太阳之气仍欲上达而从开也，因其势而开之，故加半夏以宣通逆气。

太阳病，桂枝证，医反下之，利遂不止，脉促者，表未解也，喘而汗出者，葛根黄芩黄连汤主之。

葛根黄芩黄连汤方

葛根半斤　甘草二两　黄芩三两　黄连三两

上四味，以水八升，先煮葛根，减二升，内诸药，煮取二升，去滓，分温再服。

太阳病桂枝症，病在肌也，医反下之，由肌而内陷于中土矣，无故而殒，所以利遂不止也；脉促者，邪虽内陷而气仍欲外出，此表尚未解也；喘作汗出者，邪欲从肌腠而外出于表，一时不能外达，故作

---

① 覆：盖被。

② 合病：伤寒病二经或三经同时受邪，起病即同时出现各经主症。

喘；肺主皮毛，喘则皮毛开发，故汗出。葛根黄芩达太阳之气于外，黄连清陷里之邪热，甘草所以补中也。

愚按：下后发喘汗出，乃天气不降，地气不升之危症，宜用人参四逆辈，仲师用葛根黄芩黄连者，专在表未解一句。虽然，仲师之书，岂可以形迹求之耶？总以见太阳之气出入于外内，由外而入者，亦可由内而出，此立症立方之意也。

太阳病，头痛，发热，身疼，腰痛，骨节疼痛，恶风，无汗而喘者，麻黄汤主之。

麻黄汤方

麻黄三两，去节　桂枝二两，去皮　杏仁七十个，去皮尖　甘草一两，炙

上四味，以水九升，先煮麻黄，减二升，去上沫，内诸药，煮取二升半，去滓，温服八合，覆取微似汗，不须啜粥，余如桂枝将息法。

此寒伤太阳之经气而为病也。太阳病者，概气与经而言也。头痛者，循经上行也；发热者，得标阳之热化也；太阳之气，主周身之毫毛，太阳之经，挟脊抵腰，经气并伤，故身疼腰痛也；节之交，神气之所游行出入，因于寒，神气乃浮，故骨节疼痛；邪在表，故恶风；寒气凝敛，不能开发皮毛，故无汗；邪拒于表，表气不通，故喘。此麻黄汤之主症也。上节俱言桂枝证，至此方言麻黄。麻黄细而中空，有如毛窍，故能开发皮毛；杏仁以利气；甘草以和中；桂枝从肌而达表。覆取微似汗者，恐泄太阳之津液也。不须啜粥者，非中焦水谷之汗，乃太阳津液之汗也。自此以下三节，俱论太阳之气在表为麻黄汤证也。

太阳与阳明合病，喘而胸满者，不可下，宜麻黄汤。

上节合病，乃二阳之气下而不上也，故用延蔓上腾之葛根，俾①二阳之气从下而上。此节合病，乃二阳之气内而不外也，故用中空外达之麻黄，俾二阳之气从内而外。太阳之气，从胸而出，阳明亦主膺胸②，喘而胸满者，二阳之气不能外达于皮毛也，气机欲外出而不得，故作喘，不可下之，纵其内陷，宜麻黄汤令其外出。

太阳病，十日以去，脉浮细而嗜卧者，外已解也。设胸满胁痛者，与小柴胡汤。脉但浮者，与麻黄汤。

此论太少阴阳之气表里相通，而太阳又得少阴之枢以为出入也。太阳病者，病在太阳也；十日已去，正值少阴主气之期也；脉浮细者，太阳之脉浮，少阴之脉细也；嗜卧者，太少阴阳之气两相和合，故曰外已解也。设胸满胁痛者，太阳之气欲从胸胁而出，不得少阴之枢转也，故与小柴胡汤以转少阴之枢。若脉但浮而不细者，太阳之气自不能外出，非关枢也，故与麻黄汤以达表。

按：此以上三节，皆用麻黄汤，而所主有不同也。首节言太阳之气在表，宜麻黄汤以散在表之邪；次节言太阳之气在胸，宜麻黄汤以通在胸之气；此节言太阳之气自不能外出，不涉少阴之枢，亦宜麻黄汤导之外出也。

张隐庵《宗印》有云：此皆阳病遇阴，阴病遇阳，阴阳和而病自愈，非表病变阴，阳病而得阴脉之谓。读论者当知阴阳之道，通变无穷，幸勿胶柱，庶③为得之。

太阳中风，脉浮紧，发热恶寒，身疼痛，不汗出而烦躁者，大青龙汤主之。若脉微弱，汗出恶风者，不可服。服之则厥逆，

---

① 俾（bǐ 比）：使。

② 膺胸：《医宗金鉴·刺灸心法要诀·周身名位骨度》作“胸膺”。注：“胸者，缺盆下腹之上有骨之处也；膺者，胸前两旁高处也，一名曰臆，胸骨肉也，俗名胸膛。”

③ 庶：或许。

筋惕肉瞤，此为逆也。

大青龙汤方

麻黄六两，去节　桂枝二两，去皮　甘草二两，炙　杏仁四十枚　大枣十枚　石膏如鸡子大，碎　生姜三两

上七味，以水九升，先煮麻黄，减二升，去上沫，内诸药，煮取三升，去滓，温服一升，取微似汗，汗出多者，温粉①扑之。一服汗者，停后服。

合下四节，论大小青龙功用之不同也。此论风中太阳而内涉于少阴也。太阳中风，脉浮紧者，浮则为阳，紧则为阴，以阳邪而入于里阴，故脉浮紧也；发热恶寒身疼痛者，病太阳之表也；阴不得有汗，邪入于阴而不在于表，故不汗出也；汗不出，所以烦躁，烦躁者，感少阴水火之气也。夫太阳主表，少阴主里，邪由表阳而直入于里阴，非大青龙不可。麻黄通泄阳气于里阴；桂枝保心气以外浮；杏子利肺金之气而达表；姜枣助中焦之津而为汗；石膏质重性沉，辛甘发散，导引诸药从阴出阳，由里达表，如龙之能升地气而为云，降天气而为雨，故名曰大青龙，以其有行云施雨之功也。若脉微弱，汗出恶风者，此阴阳表里俱虚，故不可服，服之则阳亡而厥逆矣。阳气者，柔则养筋，血气盛则充肤热肉，今虚则筋无所养，肉无以充，故筋惕而肉瞤，此治之逆也。惕瞤，皆动貌。

按：本论凡言实症，必结虚症一条，必示人也切矣。

伤寒脉浮缓，身不疼，但重，乍有轻时，无少阴证者，大青龙汤发之。

此寒伤太阳而内涉于太阴也。太阳之脉浮，太阴之脉缓，由太阳而直入于太阴，故脉浮缓也；身不疼者，不在于肌表也；太阴主一身之肌肉，身重者，太阴之气为邪所伤，不能外行于肌肉，故身重着而

---

① 温粉：加温的米粉或面粉。

不利也；太阳主开，太阴亦主开，时欲外出而与太阳合其开，故乍有轻时也；无不汗出而烦躁之症，故曰无少阴症也。宜大青龙汤直入于至阴之内而发越其太阳之气，故曰发之，亦犹越脾之意也。据成注风寒两感荣卫俱伤，不宜去芍药而加石膏，且烦躁、少阴之义，俱无着落。

伤寒表不解，心下有水气，干呕，发热而咳，或渴，或利，或噎，或小便不利，少腹满，或喘者，小青龙汤主之。

小青龙汤方

麻黄　芍药　细辛　干姜　甘草　桂枝各三两　**半夏**半斤，洗　**五味子**半斤

上八味，以水一斗，先煮麻黄，减二升，去上沫，内诸药，煮取三升，去渣，温服一升。若渴，去半夏加括蒌根[①]三两；若微利，去麻黄加荛花如鸡子大，熬令赤色；若噎，去麻黄加附子一枚，炮；若小便不利，少腹满，去麻黄加茯苓四两；若喘，去麻黄加杏仁半斤。

此寒伤太阳之表，而动其里之水气也。伤寒表不解者，表之寒邪不解也。心下有水气者，里之水气发动也。太阳主寒水之气，运行于肤表，出入于心胸，今不能运行出入，以致寒水之气逆于肤表而不解，逆于心胸而为水气。水停于胃，则干呕；表寒不解，则发热；或射于肺，则咳；或聚而不流，则渴；或溜于肠，则利；或聚于上焦，则噎；或三焦不能施其决渎，则小便不利而少腹满；或水气上凌，则喘。以上诸症，不必悉具，见一即是也。麻黄桂枝所以散未解之表，配芍药以疏经气，甘草干姜助中土以制水邪，半夏生当夏半，细辛一茎直上，皆能从阴达阳以升散其水气，曲直作酸，五味助春生之木气

① 括蒌根：即栝蒌根。下同。

以透达其水寒，是以东方初生之木，潜藏始蛰之龙，能行泄蓄聚之水，故名曰小青龙，非若行云施雨之大青龙也。若渴者，水蓄于下，火郁于上，去半夏之燥，加括蒌根引水液而上升；利者，水寒在下，火不得下交，荛花性虽寒，然用花萼之在上者如鸡子大，熬令赤色以象心，导火气之下交也；水得寒气，冷必相搏，其人即噎，故加附子；小便不利，少腹满者，土虚而不能制水，故加茯苓以补中土；喘者，水气上逆而射肺，故加杏仁以疏肺气。水逆于里，而不逆于表，故皆去麻黄。

伤寒，心下有水气，咳而微喘，发热不渴。服汤已渴者，此寒去欲解也。小青龙汤主之。

夫寒水之气，在天成象，在地成形，在人身中运行于肤表，出入于胸膈，亦有气而无形，苟伤于寒，则不能运行出入，停于心下而成有形之水气矣。伤寒心下有水气者，病无形之寒水，化而为有形之水气也；咳而微喘者，水寒伤肺而气上逆也；发热不渴者，病太阳之标，水寒甚而标阳不能胜也。服汤者，承上文服小青龙汤而言也；服已而渴者，寒欲解而水未解，水津不能四布，故渴。仍宜小青龙以散其水气。

太阳病，外证未解，脉浮弱者，当以汗解，宜桂枝汤。

自此以下十五节，言病在表在外之不同，汤有麻黄桂枝之各异。此言桂枝为解外之剂也。夫皮肤为表，肌腠为外，太阳病外症未解者，肌腠之邪未解也，邪入肌腠，则肌中之血气受伤，故脉浮弱也，宜桂枝汤，资助肌腠之血气为汗而解也。

太阳病，下之微喘者，表未解故也，桂枝加厚朴杏仁汤主之。

桂枝加厚朴杏仁汤方

桂枝三两　**甘草**二两　**芍药**三两　**大枣**十二枚　**杏仁**五十枚　**厚朴**二两，炙，去皮　**生姜**三两，切上七味，以水七升，微火煮取三升，去滓，温服一升，覆取微似汗。

此言表未解者，不可下也。太阳病下之微喘者，气不因下而内陷，仍在于表，故曰表未解也。夫肌表之气相通，邪从表而入肌，亦从肌而出表，故仍宜桂枝加厚朴杏仁，从肌以达表。

太阳病，外证未解，不可下也，下之为逆，欲解外者，宜桂枝汤。

此言外未解者，不可下也。太阳病外症未解者，肌未解也，不可下，下之为治之逆也，桂枝本为解肌，故欲解外者，宜桂枝汤。

太阳病，先发汗不解，而复下之，脉浮者不愈。浮为在外，而反下之，故令不愈。今脉浮，故知在外，当先解外则愈，宜桂枝汤。

此言脉浮在外，虽先发汗不解，亦不可下，仍宜桂枝汤以解外也。

太阳病，脉浮紧，无汗，发热，身疼痛，八九日不解，表证仍在，此当发其汗。服药已微除，其人发烦目瞑①，剧者必衄，衄乃解。所以然者，阳气重故也。麻黄汤主之。

此言病在太阳，得阳明少阳之气化，合并而为热也。脉浮紧无汗者，病太阳之表而表气闭拒也。发热身疼痛者，太阳经气俱病也。八九日，当阳明少阳主气之期，不解而表证仍在者，还当发其汗以解表。服药者，服麻黄汤也。微除者，汗出而微解也。其人发烦者，阳热甚而不为汗解也。目开主阳，目瞑主阴，热伤经荣，干于阴分，故目瞑也。剧，甚也。甚则迫其经血而为衄，衄出而经络之热亦随衄而解。所以然者，三阳合并而为热，阳气重故也。麻黄汤主之当在发汗之下。

---

① 目瞑：目昏眩。

太阳病，脉浮紧，发热身无汗，自衄者愈。

上节言三阳气盛，用麻黄汤发汗致衄而解。此论太阳本经之热，不因发汗亦自衄而愈。盖血即汗，汗即血也。

二阳并病，太阳初得病时，发其汗，汗先出不彻，因转属阳明，续自微汗出，不恶寒。若太阳病证不罢者，不可下，下之为逆，如此可小发汗。设面色缘缘正赤者，阳气怫郁在表，当解之熏之。若发汗不彻，不足言，阳气怫郁不得越，当汗不汗，其人躁烦，不知痛处，乍在腹中，乍在四肢，按之不可得，其人短气，但坐以汗出不彻故也，更发汗则愈。何以知汗出不彻？以脉涩故知也。

二阳并病者，太阳之病并于阳明也，言太阳初得病时，当发其汗，若汗先出不彻，因而转属于阳明，故谓之并病。彻，通也，快也。夫既属阳明，则水谷之汗，自微微继续而出也，不恶寒者，太阳病证罢也，若不罢者，不可下，下之为治之逆也，如此可小发其汗，微和太阳之气。面者，阳明之所主也。缘缘，红貌。设面色缘缘正赤者，乃阳明之气怫郁于表，当以熏法解之。熏者，以药气熏之也。若发汗不彻，尚在太阳，不足言阳明之气不得越，是当发太阳之汗。而不汗，以致其人动少阴之气而躁烦也。不知痛处者，邪无定在也。腹中四肢亦皆阳明之所主，太阳并于阳明，故乍在于此，乍在于彼，无有定处，按之不可得也。呼出为阳，吸入为阴，阴阳之气不相交通，故其人短气。然其所以短气者，但坐以汗出不彻，以致阴阳之气不交，出入不利故也。更发其汗，则诸症自愈。脉乃血脉，经脉阻滞，则脉涩而不利，故又申明何以知汗出不彻，以脉之涩滞，故知汗液之不通也。

脉浮数者，法当汗出而愈。若下之，身重心悸者，不可发汗，当自汗出乃解。所以然者，尺中脉微，此里虚，须表里实，津液自和，便自汗出愈。

此言汗乃血液，血液少者，不可汗也。脉浮数者，病太阳之标阳也，法当汗出而愈，若下之，则伤其血液矣。血虚于外，则身重；血虚于内，则心悸。内外俱虚，故不可发汗，当听其自汗而解。所以然者，尺为阴，尺中脉微，此里阴虚也，须俟①表里实，津液和，便汗自出而愈，不可更发汗也。

脉浮紧者，法当身疼痛，宜以汗解之。假令尺中迟者，不可发汗。何以知之？然以荣气不足，血少故也。

上节论血液虚少者不可汗，此节言血液皆从中焦水谷之精而生，故又言荣卫不足者不可发汗也。脉浮紧者，病太阳之表，故法当身疼痛，宜以汗解。假令尺中迟者，不可发汗，何以知之？盖荣者水谷之精气也，和调于五脏，洒陈于六腑，乃能入于脉也，今尺中脉迟，乃中焦之荣气不足，血液虚少，不能入于脉故也。

脉浮者，病在表，可发汗，宜麻黄汤。脉浮而数者，可发汗，宜麻黄汤。

此承上文两节之意，而言脉迟而中焦荣气不足者，不可发汗。若脉浮在表，荣气足者，可发汗；脉微而里虚者，不可发汗；若浮而数，血液足者，可发汗。俱宜麻黄汤。

病常自汗出者，此为荣气和，荣气和者，外不谐，以卫气不共荣气和谐故尔。以荣行脉中，卫行脉外，复发其汗，荣卫和则愈。

此因上文荣气不足而复及于卫气也。卫气者，所以肥腠理，司开合，卫外而为固也，今不能卫外，故常自汗出，此为荣气和而卫不和也。卫为阳，荣为阴，阴阳贵乎和合，今荣自和而卫气不与之和谐，故荣自行于脉中，卫自行于脉外，两不相合，如夫妇之不调也，宜桂枝汤发其汗，调和荣卫之气则愈。

---

① 俟（sì 似）：等待。

病人脏无他病，时发热自汗出而不愈者，此卫气不和也。先其时发汗则愈，宜桂枝汤。

上节卫气之不和，乃卫气不与荣气相和也，此节卫气之不和，乃卫气之自不和也。脏无他病者，内无别病也；时发热自汗出者，发作有时也；先其时发汗者，先其未发之时，以桂枝汤发其汗，卫气和而愈矣。此二节皆言桂枝汤，能和荣卫而发汗，亦能和荣卫而止汗也。

伤寒脉浮紧，不发汗，因致衄者，麻黄汤主之。

前节身无汗自衄者愈，言邪随衄散，故不必用麻黄汤也。此节不发汗因致衄者，言邪不为衄解，故又宜麻黄汤主之。以不发汗因而致衄，所以仍要发汗。

伤寒不大便六七日，头痛有热者，与承气汤。其小便清者，知不在里，仍在表也，当须发汗。若头痛者，必衄，宜桂枝汤。

此明头痛有在里在表在经之不同也。不大便六七日，热在里也；头痛有热者，热甚于里，而上乘于头也。与承气汤，上承热气于下，以泄其里热。其头痛而小便清者，知热不在里而在表也，当须发汗以泄其表热。不但此也，又有肌腠之热不解，入于经络而头痛者，必迫血妄行而为衄，仍宜桂枝汤以解肌中之热。

魏子干问曰：热甚于经，何以反用桂枝？答曰：此肌腠之热不解而干于经络，衄则经络之热随血散，然头痛未止，故仍宜桂枝以解肌中之余热，非解络也。

伤寒发汗已解，半日许复烦，脉浮数者，可更发汗，宜桂枝汤。

此言太阳之气与君火相合而通会于肌腠也。伤寒发汗已解者，表邪已解也；半日许复烦者，君火之气通于肌腠，表解而肌未解也；脉浮数者，肌腠之气盛也。故更宜桂枝汤以解肌中之邪。

凡病，若发汗、若吐、若下、若亡血、亡津液，阴阳自和者，必自愈。

此论汗吐下三法不可误用也。盖汗吐下三法，皆所以亡血亡津液者也。用之不当，不惟亡血亡津液，而且亡阴亡阳也。用之得宜，虽亡血亡津液，而亦能和阴和阳也，故曰阴阳自和者，必自愈。以下十三节，皆所以发明首节之义，以见汗吐下之不可误施有如此也。

大下之后，复发汗，小便不利者，亡津液故也，勿治之，得小便利，必自愈。

大下之后，复发汗，津液亡矣。亡津液，故小便不利。勿治之者，勿利其小便也，俟津液足，小便利而自愈矣。此汗下得宜，虽亡津液而小便不利，然阴阳和，必自愈。

下之后，复发汗，必振寒，脉微细。所以然者，以内外俱虚故也。

此言汗下后不特亡津液，并亡其内外之阴阳气血也。气虚于外而不能熏肤充身，故振寒。血虚于内，而不能营行经脉，故脉微细。所以然者，以误施汗下，内外气血俱虚故也。

下之后，复发汗，昼日烦躁不得眠，夜而安静，不呕，不渴，无表证，脉沉微，身无大热者，干姜附子汤主之。

干姜附子汤方

干姜一两　附子一枚，生用，去皮，切八片

上二味，以水五升①，煮取一升，去滓，顿服。

此言汗下之后，亡其阳气也。阳虚者，阴必盛。昼为阳，阳旺之时，群阴退避，吾身之阴气不能当天时之阳，故烦躁不得眠也；夜为阴，阴旺之时，群阴用事，吾身之阴气与天时之阴两阴相得，故安静而不呕不渴也；无表证者，无太阳之表证也；脉沉微者，有少阴之里脉也；身无大热者，阴气甚也。故用干姜以温中，生附以回阳。

发汗后，身疼痛，脉沉迟者，桂枝加芍药生姜人参新加汤

① 五升：光绪本和《伤寒论》均作“三升”。

主之。

桂枝加芍药生姜人参新加汤方

桂枝三两　芍药四两　甘草二两，炙　人参三两　大枣十二枚　生姜四两

上六味，以水一斗二升，煮取三升，去滓，温服一升。

此言汗后亡其阴血也。身疼痛者，血虚无以荣身也；脉沉迟者，血虚无以荣脉也。故宜桂枝以保心气，心主血也，加芍药以资经血，加生姜以宣通经脉，加人参以滋补血液生始之根源，曰新加者，于古方之中又从己意而新加之也。

发汗后，不可更行桂枝汤。汗出而喘，无大热者，可与麻黄杏仁甘草石膏汤主之。

麻黄杏仁甘草石膏汤方

麻黄四两，去节　杏仁五十个　甘草二两，炙　石膏半斤

上四味，以水七升，煮麻黄，减二升，去上沫，内诸药，煮取二升，去滓，温服一升。

自此以下五节，因误施汗吐下，以致伤五脏之气也。此节言发汗不解，邪热内乘于肺而为肺热之症。太阳之气，上与肺金相合而主皮毛。发汗后，以桂枝汤发汗之后也；不可更行桂枝汤，以病不在肌也；汗出而喘，肌腠虚而内乘于肺也；无大热者，外无标阳之热也。可与麻黄杏仁甘草石膏汤达肺气于皮毛，发越标阳而外出。

发汗过多，其人叉手自冒心，心下悸，欲得按者，桂枝甘草汤主之。

桂枝甘草汤方

桂枝四两　甘草二两，炙

上二味，以水三升，煮取一升，去滓，顿服①。

此言发汗而伤其心气也。汗者心之液，发汗过多，则心液虚矣，虚则叉手自冒心也；心下悸，欲得按者，心虚而肾气欲乘之也。故用桂枝以保心气，甘草助中土以防水逆。

发汗后，其人脐下悸者，欲作奔豚，茯苓桂枝甘草大枣汤主之。

茯苓桂枝甘草大枣汤方

茯苓半斤　桂枝四两　甘草二两，炙　大枣十五枚

上四味，以甘澜水一斗，先煮茯苓，减二升，内诸药，煮取三升，去滓，温服一升，日三服。作甘澜水法：取水二斗，置大盆内，以杓②扬之，水上有珠子五六十颗相逐，取用之。

此言发汗而伤其肾气也。平脉篇云：肾气微，少精血，奔气促迫，上入胸膈。发汗后其人脐下悸者，伤其肾脏之精血，而虚气反上奔，故名奔豚。豚为水畜，性躁善奔，肾亦为水脏，故其形相似，宜桂枝茯苓保心气以防其上奔，甘草大枣补中土以制其水邪。用甘澜水者，扬之无力，以其不助水气也。

发汗后，腹胀满者，厚朴生姜半夏甘草人参汤主之。

厚朴生姜半夏甘草人参汤方

厚朴半斤，炙，去皮　生姜半斤　半夏半斤，洗　甘草二两　人参一两

上五味，以水一斗，煮取三升，去滓，温服一升，日三服。

此言发汗而伤其脾气也。脾主腹，太阴之为病，腹满。汗乃中焦水谷之津，汗后则津液亡而脾气虚矣，脾虚则不能转输而胀满矣。夫

---

① 顿服：一次服下。

② 杓：勺。

天气不降，地气不升，则为之胀满。厚朴色赤性温，而味苦泄，助天气之下降也；半夏感一阴而生，能启达阴气，助地气之上升也；生姜宣通滞气；甘草人参所以补中而滋生津液者也。津液足而上下交，则胀满自消矣。

伤寒若吐若下后，心下逆满，气上冲胸，起则头眩，脉沉紧，发汗则动经，身为振振摇者，茯苓桂枝白术甘草汤主之。

茯苓桂枝白术甘草汤方

茯苓四两　桂枝三两　白术　甘草炙，各二两

上四味，以水六升，煮取三升，去滓，分温日三服。

此言发汗吐下而伤其肝气也。若吐若下后，则中气伤矣，中气伤，故心下逆满。《金匮》云：知肝之病，当先传脾。土虚而风木乘之，故气上冲胸，即厥阴之为病，气上撞心是也。起则头眩者，诸风掉眩，皆属于木也。脉沉紧者，肝之脉也。发汗则动经，身为振振摇者，经脉空虚而风木动摇之象也。此虚肝之气，实脾则肝自愈，故用茯苓白术甘草以补脾，桂枝以助肝。

发汗病不解，反恶寒者，虚故也，芍药甘草附子汤主之。

芍药甘草附子汤方

芍药　甘草炙，各三两　附子一枚，炮，去皮，破八片

上三味，以水五升，煮取一升五合，去滓，分温三服。

此因发汗而虚其太阳之表阳也。发汗，病当解而不解，不当恶寒而反恶寒者，此表阳虚故也，用芍药以资经气，甘草以补中，熟附以固其表阳。

发汗，若下之，病仍不解，烦躁者，茯苓四逆汤主之。

茯苓四逆汤方

茯苓四两　人参一两　附子一枚，生用　甘草二两，炙　干姜一两半

上五味，以水五升，煮取三升，去滓，温服七合，日二服。

此言汗下而虚其少阴水火之气也。汗之则心液伤，下之则肾液伤，少阴心肾之精液两虚，以致病仍不解，阴阳水火离隔①而躁烦也。烦者，阳不得遇阴也；躁者，阴不得遇阳也。宜茯苓人参助心主以止阳烦，四逆补肾脏以定阴躁。

发汗后，恶寒者，虚故也；不恶寒，但热者，实也，当和胃气，与调胃承气汤。

前五节言五脏之气，后二节言太阳少阴之气，而不及于胃气，此复以实症一条，以补胃气，而并以通结各章之义，以明发汗之后，复有实热一症也。发汗后恶寒者，虚故也，总结前章之虚症而言也。不恶寒但热者，实也，言又有发汗以致胃燥而为实热症者，宜用调胃承气以和其胃气，又不可泥为虚寒而皆用温补也。读此则世之偏于凉泻，偏于温补，而不知变通者，夫亦可以返②矣。

按：以上十三节，首节论发汗吐下后，阴阳和而自愈；第二节论汗下得宜，虽亡津液必自愈；第三节论汗下后亡其阴阳气血；第四节言汗下亡阳；五节言汗下亡阴；六节以至十节言汗吐下后，伤其五脏之气；十一节言发汗伤太阳之表阳；十二节言汗下伤少阴之里阴；末节言发汗后，复有胃家实之症，一以胃气结于五脏阴阳之后，一以见虚寒之中复有实热之症，此本《灵》《素》立论之章法也。

太阳病，发汗后，大汗出，胃中干，烦躁不得眠，欲得饮水者，少少与饮之，令胃气和则愈。若脉浮，小便不利，微热消渴③者，五苓散主之。

五苓散方

猪苓十八铢　泽泻一两六铢　白术十八铢　茯苓十八铢　桂枝半

---

① 离隔：分离阻隔。晋·赵至《与嵇茂齐书》："去矣嵇生，永离隔矣！"
② 返：迷途知返，放弃以前的错误，回到正确的道路上来。
③ 消渴：指渴欲饮水，饮不解渴的状态。

两，去皮

上五味，捣为末，以白饮①和服方寸匕，日三服，多饮暖水，汗出愈。

合下四节，论发汗后竭其胃中之津液而为烦渴症也。太阳病，发汗后，大汗出，则阳明水谷之津竭矣，故胃中干也；胃无津液，故烦躁；胃不和，故不得眠；欲得饮水者，阳明燥热之气甚，欲得水寒以滋之也，然不可恣其所欲②，宜少少与之，微和润其胃气则愈。浮则为表，若脉浮小便不利者，乃脾气不能转输，而胃之津液不行也；微热者，热微在表也；消渴者，饮入而消，热甚于里也。以脉在表，故微热；以脾不转输，故小便不利而消渴。宜五苓散布散其水气。散者，取四散之意也。茯苓、泽泻、猪苓淡味而渗泄者也，白术助脾气以转输，桂枝从肌达表，外窍通而内窍利矣，故曰多饮暖水，汗出愈也。

按：大汗出，胃中干者，乃胃无津液而烦躁，故与水以润之。小便不利消渴者，乃脾不转输，水津不布而消渴，故用五苓以散之。若胃中干者，复与五苓散利其小便，则愈干矣，故阳明篇云：汗出多而渴者，不可与猪苓汤，以汗多胃中燥，猪苓汤复利其小便故也。

发汗已，脉浮数，烦渴③者，五苓散主之。

发汗已，表已解也；表解而经气燥热，故脉浮数；水津不布，故烦渴。亦宜五苓散布散其水津。此亦属脾不转输而渴，非关胃燥也。

伤寒汗出而渴者，五苓散主之；不渴者，茯苓甘草汤主之。

茯苓甘草汤方

茯苓二两　桂枝二两　甘草一两　生姜三两

---

① 白饮：米汁。

② 恣其所欲：随心所欲。恣，放纵，无拘束。

③ 烦渴：极度口渴。烦，此处作程度副词，很、极度之意。

上四味，以水四升，煮取三升，去滓，分温三服。

此复申明汗有血液之汗，有水津之汗也。伤寒汗出而渴者，水津之汗也，汗出而脾虚，津液不能上输，故渴，用五苓散助脾气以转输。汗出而不渴者，血液之汗也，心主血，故用茯苓桂枝以保心气，甘草生姜调和经脉。

中风发热，六七日不解而烦，有表里证，渴欲饮水，水入则吐者，名曰水逆，五苓散主之。

此又明五苓散不特输布内之水津，亦能输布外之水逆也。中风发热六七日，是六日经尽而又来复于太阳也。发热不解，表证也。烦渴饮水，里证也。风为阳邪，阳热甚而作渴，不因发汗亡津液而渴也。饮入于胃，游溢精气，上输于脾，脾气散精，上归于肺，通调水道。今脾不能散精归肺，故水入则吐，名曰水逆者，谓水逆于中土而不散也，宜五苓散助脾气之转输。

未持脉时，病人手叉自冒心①，师因教试令咳而不咳者，此必两耳聋无闻也。所以然者，以重发汗，虚故如此。重去声

此三节，言发汗后伤其心肺三焦之气，又非五苓散之所主，故皆止言症，而不言主治之汤方。此言汗后伤其心气也。叉手自冒心者，心虚喜按也；心气通于耳，令咳而不咳者，心气虚而为之不利，故耳聋无闻也。所以然者，在心为汗，以重发汗，心气虚故如此。

发汗后，饮水多必喘，以水灌②之亦喘。

此言汗后伤其肺气也。饮水多者，饮冷伤肺也。以水灌之，形寒伤肺也。肺主皮毛而司降令，发汗后肺气已虚，复饮水以伤其脏，灌水以伤其形，形脏俱伤，则肺金失其降下之令而必喘矣。

发汗后，水药不得入口为逆，若更发汗，必吐下不止。

---

① 冒心：覆盖前胸。

② 灌：盥洗。

此言汗后伤其三焦之气也。上焦出胃上口而主纳水谷，发汗则伤其上焦之阳气，故水药不得入口，此为逆也。若更发汗，又伤其中下二焦之气，必中焦伤而吐不止，下焦伤而利不止也。

发汗吐下后，虚烦不得眠，若剧者，必反复颠倒，心中懊侬①，栀子豉汤主之；若少气者，栀子甘草豉汤主之；若呕者，栀子生姜豉汤主之。

栀子豉汤方

栀子十四枚，生用　香豉四合，绵裹

上二味，以水四升，先煮栀子，得二升半，内豉，煮取升半，去滓，分温二服。

栀子甘草豉汤方

栀子十四枚　甘草二两　香豉四合

上三味，以水四升，先煮栀子甘草，取二升半，内豉，煮取升半，去滓，分温二服。

栀子生姜豉汤方

栀子十四枚　生姜五两　香豉四合

上三味，以水四升，先煮栀子生姜，取二升半，内豉，煮取升半，去滓，分温二服。

自此以下六节，论栀子豉汤之症，有热有寒，有虚有实也。首节言汗吐下伤其三焦之气，以致少阴之水火不交也。夫少阴君火居上，少阴肾水居下，而中土为之交通，发汗吐下，则上中下俱为之伤矣，是以上焦之君火不能下交于肾，下焦之肾水不能上交于心，火独居上，阳不得遇阴，故心虚而烦也。胃络不和，故不得眠也。剧，甚

① 懊侬：烦闷。

也。反覆颠倒，即不得眠之甚，而为之辗转反侧也。懊侬者，烦之极也。栀子色赤象心，味苦属火而性寒，导火热之下行也；豆为水之谷，色黑性沉，罨①熟而复轻浮，引水液之上升也。阴阳和而水火济，烦自解矣。若少气者，中气虚而不能交通上下，加甘草以补之。呕者，中气逆而不得上交，加生姜以宣通之。

按：栀子豉汤，旧说指为吐药，即王好古②之高明，亦云本草并不言栀子能吐，奚③仲景用为吐药，此皆不能思维经旨，以讹传讹者也。如瓜蒂散二条，本经④必曰吐之，栀子豉汤六节，并不言一吐字，且吐下后虚烦，岂有复吐之理乎？此因瓜蒂散内用香豉二合而误传之也。

发汗若下之，而烦热胸中窒者，栀子豉汤主之。

此言栀子豉汤不特交通上下，而且能调和中气也。窒，窒碍而不通也。热不为汗下而解，故烦热；热不解而留于胸中，故窒塞而不通也。亦宜栀子豉汤升降上下，而胸中自通矣。

伤寒五六日，大下之后，身热不去，心中结痛者，未欲解也，栀子豉汤主之。

此言栀子豉汤，不特升降上下，而亦能和解表里也。伤寒五六日，一经已周也。大下之后，表仍不解，故身热不去；里仍不解，故心中结痛。此表里俱未欲解也，亦宜栀子豉汤以清解其表里之热。葛翁⑤《肘后方》用淡豆豉治伤寒，主发汗，是豉能解表明矣。

伤寒下后，心烦腹满，卧起不安者，栀子厚朴汤主之。

---

① 罨（yǎn 掩）：覆盖，掩盖。此处指盖住发酵。

② 王好古：元代医家，字进之，号海藏。撰《阴证略例》《医垒元戎》《此事难知》等书。

③ 奚：疑问代词，相当于“胡”“何”。

④ 本经：指《伤寒论》。

⑤ 葛翁：指葛洪。东晋医家，道家称葛仙翁。撰《肘后救卒方》《抱朴子》等书。

栀子厚朴汤方

栀子十四枚　厚朴四两　枳实四枚，炒，水浸，去穰

上三味，以水三升，煮取一升半，去滓，分温二服。

此言伤寒下后多属虚寒，然亦有邪热留于心腹胃而为实热症者。热乘于心，则心恶热而烦；热陷于腹，则腹不通而满；热留于胃，则胃不和而卧起不安。用栀子以清热而解烦，厚朴之苦温以消腹满，枳实之苦寒以和胃气。

伤寒，医以丸药大下之，身热不去，微烦者，栀子干姜汤主之。

栀子干姜汤方

栀子十四枚　干姜二两

上二味，以水三升半，煮取一升半，去滓，分二服，温进一服。

此言下后脾气虚寒，又宜配以干姜也。伤寒以丸药大下之，则丸缓留中而陷于脾矣，太阴脾土本脏之热发于形身，故身热不去；脾为至阴，内居中土，上焦之阳不得内归于中土，故微烦。此热在上而寒在中也，故用栀子导阳热以下行，用干姜温中土以上达，上下交而烦热止矣。

按：栀子干姜，一寒一热，亦调剂①阴阳，交媾坎离②之义也。

凡用栀子汤，病人旧微溏者，不可与服之。

此承上文栀子干姜汤而言，栀子虽能止烦清热，然性苦寒，不可轻用，又当审量病人平素之寒热而用之也。病人旧微溏者，脾气素虚寒者也，虚寒之人，病则不能化热，必现虚寒之症，故不可与

① 调剂：调节，调整。

② 交媾坎离：水火相交。

服也。

按：上节栀子干姜汤，已于热证之后，结寒证一条矣。又恐人不问寒热，一见虚烦便用栀子，故又复结一条，其丁宁①致戒也切矣。读者宜三致意焉。

① 丁宁：即叮咛。

卷三

钱塘张锡驹令韶父　注解
徐旭升上扶　王良能圣钦　参订
门人　蒋弘道宾侯　聂懋荣乾安　王元成绎堂
陶圣佩子绅　李德熙庸载　校

辨太阳病脉证篇

太阳病，发汗，汗出不解，其人仍发热，心下悸，头眩，身瞤动，振振欲擗地①者，真武汤主之。

真武汤方

茯苓三两　芍药　生姜各三两　白术二两　附子一枚，炮

上五味，以水八升，煮取三升，去滓，温服七合，日三服。

此章凡八节，皆言虚者不可汗也。太阳病，发汗病当解，若汗出不解，正气虚也；其人仍发热者，徒虚正气，而热仍在也；汗为心之液，心液亡则心下悸矣；夫津液者，和合而为膏，上补益于脑髓，今津液不足，则脑为之不满，而头为之眩也；身者，脾之所主，脾虚不能外行于肌肉，则身无所主持而瞤动；振振欲擗地者，合头眩身瞤而言也，言眩之极，动之甚，则振振动摇不能撑持而欲擗地也。真武汤主之。真武者，镇水之神也，水性动，今动极不宁，故亦以此镇之。茯苓松之余气，潜伏于根，故能归伏心神而止悸；附子启下焦之生阳，上循于头而止眩；芍药滋养荣血；生姜宣通经脉而瞤动自止；白术所以资补中土而灌溉四旁者也。

---

① 振振欲擗地：站立不稳，欲扑于地。振振，战栗貌。擗，扑。

咽喉干燥者，不可发汗。

自此以下，皆承上文而言，发汗之后，既有如此之变症，则汗似不可轻发矣，故必于未发之先，审察辨别而预断其不可，所谓上工治未病也。脾足太阴之脉挟咽，肾足少阴之脉循喉咙，肝足厥阴之脉循喉咙之后，是咽喉者，皆三阴经脉所循之处也，三阴精血虚少，不能上滋于咽喉，故干燥，所以不可发汗。夫止言不可发汗，而不言发汗以后之变症，盖谓三阴俱伤，命将难全，治亦无及，又遑论①其变乎？此仲师言外之意也。观下文俱有变症，其意可思矣。

淋家不可发汗，发汗必便血。

《经》云：膀胱者，津液藏焉。又曰：膀胱者，胞之室。是胞为血海而外包膀胱，胞藏血而膀胱藏津液者也。淋者，五淋也。淋家之津液久虚，发汗则更走其津液，津液竭于外，血必动于内，是以干及于胞中而便血矣。盖太阳之津液，出于外之皮肤而为汗，藏于内之膀胱而为津液也。

疮家虽身疼痛，不可发汗，汗出则痓。

疮家久失脓血，则充肤热肉之血虚矣，虽身疼痛而得太阳之表病，亦不可发汗，汗出必更内伤其筋脉，血无荣筋，强急而为痓矣。亡血则痓，是以产后及跌扑损伤多病痓。

衄家不可发汗，汗出必额上陷脉紧急，直视不能眴，不得眠。

三阳之脉，俱起于额鼻，衄家则三阳之经血俱虚，夺血者无汗，故不可发汗，汗出则重亡其阴矣。额上陷脉，陷中之动脉也。太阳之脉，起于目内眦，上额交颠②；阳明之脉，起于鼻，交頞中③，旁纳太阳之脉；少阳之脉，起于目锐眦。三经互相贯通，俱在于额上鼻目

① 遑（huáng 皇）论：何暇讨论。遑，何暇，怎能。
② 颠：泛指物体的顶部。
③ 頞（è 饿）：鼻梁。

之间。三阳之血，不荣于脉，故额上陷脉紧急也；三阳之血不贯于目，故目直视不能眴也；阴血虚少，则卫气不能行于阴，故不得眠也。此三阳之危症也。

亡血家不可发汗，发汗则寒栗①而振。

血者，神气也，所以充肤热肉者也。亡血者，一切失血也。亡血则神气伤矣，更发其汗，则无以充肤热肉，故寒栗而振也。《经》曰涩则无血，厥而且寒②是也。

汗家，重发汗，必恍惚心乱，小便已阴疼，与禹余粮丸。

五脏化五液，在心为汗。汗家重发汗，则心主之神无所依，而恍惚心乱矣；肾开窍于二阴，大小便也，心主之神气虚，则不能下交于阴而肾气孤，津液泄，故小便已阴疼。宜禹余粮丸。余粮有二种，生山谷者为太一余粮，生池泽者为禹余粮，又其中水黄浊者为石中黄水，其凝结如粉者为禹余粮，粉即粮之余，故名曰余粮。生于山谷者，得土之精。生于水泽者，得水之精，水精足，则阴疼自止。全方失传，其配合不可考矣，善学者以意会之可矣。

病人有寒，复发汗，胃中冷，必吐蛔。

病人有寒者，中气素寒者也。汗乃中焦之汁，发汗更虚其中焦之阳气，而胃中必③冷。蛔者，化生之虫，阴类也。胃无阳热之化，则阴寒固结而阴类顿生，故必吐蛔也。本论逐节之后，必结胃气一条，以见不特吐下伤其胃气，即汗亦能伤胃气也，治伤寒者，慎无④伤其胃气焉，斯可矣。

本发汗而复下之，此为逆也；若先发汗，治不为逆。本先下之，而反汗之，为逆；若先下之，治不为逆。

---

① 寒栗：因寒冷而战栗。

② 涩则无血，厥而且寒：语出《伤寒论·辨不可发汗病脉证并治》。

③ 必：光绪本作“虚”。

④ 无：毋，不要。

此章凡六节，前四节言病气随正气之出入以为出入，正气亦随病气之内外而为内外也，或从内解，或从外解，或救其里，或救其表，不可逆也；五节言阴阳和，正气之出入复其常，病气亦随之而解矣；末节言太阳之气随荣卫之行于脉外而行于脉中也。此言病气在外，本当发汗，从外而解，今复从内以下之，此为治之逆也；若先发汗，外邪未尽，复从内入，因而下之，治不为逆也。病气在内，本先下之，从内而解，若反从外以汗之，此为治之逆也；若先下之，内邪未尽，复从外出，因而汗之，治亦不为逆也。内外之相通，治法之环转，不可执也。

伤寒医下之，续得下利清谷不止，身疼痛者，急当救里；后身疼痛，清便自调者，急当救表。救里宜四逆汤，救表宜桂枝汤。

此反应上文先下而后汗之之意，以见下之而表里俱虚，又当救里救表，不必拘于先下而复汗之说也。言伤寒下之而正气内陷，续得里虚之症，下利清谷不止者，虽身疼痛，表证仍在，急当救里，救里之后，身疼痛而清便自调者，知不在里，仍在表也，急当救表。救里宜四逆汤以复其阳，救表宜桂枝汤以解其肌，生阳复而肌腠解，表里和矣。本经①凡曰急者，急不容待，缓则无及矣。

病发热头疼，脉反沉，若不差，身体疼痛，当救其里，宜四逆汤。

此论病在表而得里脉，又当救其里，不必如上文之身疼痛而止救其表也。发热头疼，病太阳之表，脉当浮，今反沉者，此正气内虚而不能外出也。然亦有病人苦发热身体疼，脉沉而迟者，知其差也。若不差而身体疼痛，此正虚内陷也，故当宜四逆救里，以启其下陷之生阳。

---

① 本经：指《伤寒论》。

太阳病，先下之而不愈，因复发汗，以此表里俱虚，其人因致冒，冒家汗出自愈。所以然者，汗出表和故也。得里未和，然后复下之。

此应上文先发汗而复下之之意，而言太阳病当先发汗。今先下之而不愈，因复发汗，以此徒虚其表里，而阴阳不相交接，故其人因致冒。冒者，首如有所覆戴，阴虚于下而戴阳于上也。冒家汗出自愈者，阳加于阴，得阴气以和之而愈也，所以然者，汗出阴阳之气和于表故也。得里未和，然后复下之者，盖言表里之气相通，表和里亦和也，必得里未和，然后复下之。然后者，缓词也，如无里证，可不必下，又不必拘于先汗而复下之之说也。

太阳病未解，脉阴阳俱停，必先振栗①汗出乃解。但阳脉微者，先汗出而解；但阴脉微者，下之而解。若欲下之，宜调胃承气汤。

此论汗下亦所以和阴阳也。停，均也，调也。脉阴阳俱停者，言阴阳俱调，均其盛衰之气，而有旋转和平之机也。阴阳之气旋转于中，自然变易一番，故必先振栗汗出乃解也。但阳脉微者，阴必盛，阳微阴盛，非和平也，汗出所以泄其阴；但阴脉微者，阳必盛，阴微阳盛，亦非和平，下之所以泄其阳。阴阳两得其平，此阴阳俱停也，故解。若欲下之者，言不能自下，亦宜调胃承气下之而解也。

太阳病，发热汗出者，此为荣弱卫强，故使汗出，欲救邪风者，宜桂枝汤。

此论太阳之气又从荣卫之气出入于外内也。太阳病，邪风干于肌腠，故使发热汗出，然亦有邪风伤于荣卫，而致卫强于脉外，荣弱于脉中，故使汗出，欲救太阳之邪风，宜桂枝汤调和荣卫之气，荣卫调而邪风自解矣。

---

① 振栗：颤抖。

伤寒五六日，中风，往来寒热，胸胁苦满，默默不欲饮食，心烦喜呕，或胸中烦而不呕，或渴，或腹中痛，或胁下痞硬，或心下悸、小便不利，或不渴、身有微热，或咳者，小柴胡汤主之。

小柴胡汤方

柴胡半斤　黄芩　人参　甘草　生姜各三两　半夏半升　大枣十二枚

上七味，以水一斗二升，煮取六升，去滓，再煎，取三升，温服一升，日三服。若胸中烦而不呕者，去半夏、人参，加括蒌实一枚；若渴者，去半夏，加人参，合前成四两半，加括蒌根四两；若腹中痛者，去黄芩，加芍药三两；若胁下痞硬，去大枣，加牡蛎四两；若心下悸，小便不利者，去黄芩，加茯苓四两；若不渴，外有微热者，去人参，加桂枝三两，温覆①取微汗愈；若咳者，去人参、大枣、生姜，加五味子半升、干姜二两。

此章凡十五节，皆论柴胡汤之症治。此论太阳之气不能从胸出入，逆②于胸胁之间，内干动于脏气，当藉③少阳之枢转而外出也。伤寒五六日中风者，言无论伤寒中风而至五六日之间也，五六日经尽一周，又当来复于太阳；往来寒热者，少阳之枢象也；胸胁苦满者，太阳之气不能从胸而出，逆于胸胁之间也；默默者，默然无言也，心主之神机不能外出，而阳明之胃络不和，故默默不欲饮食也；心气内郁，故心烦；胃气欲疏，故喜呕；或涉于心而不涉于胃，则胸中烦而不呕；或涉于阳明之燥气，则渴；或涉于太阴之脾气，则腹中痛；或

① 温覆：覆被保暖。
② 逆：方向相反，与“顺”相对，这里指气机逆乱。
③ 藉（jiè 借）：凭借，借助。

涉于厥阴之肝气，则胁下痞硬；或涉于少阴之肾气，则心下悸而小便不利；或得太阳标本寒热之气，则不渴而身有微热；或咳者，又涉于太阴之肺气矣。夫五脏之经俞在背，而五脏之气又从胸而出，今太阳之气，逆于胸而不得外出，虽不干动在内有形之脏真，而亦干动在外无形之脏气，然见一脏之症，不复更及他脏，故有七或症也。柴胡二月生苗，感一阳初生之气，香气直上云霄，又禀太阳之气化，故能从少阳之枢以达太阳之气；半夏生当夏半，感一阴之气而生，启阴气之上升者也；黄芩气味苦寒，外实而内空腐，能解形身之外热；甘草、人参、大枣助中焦之脾土，由中而达外；生姜所以发散宣通者也。此从内而达外之剂也。若胸中烦者，邪热内侵君主，故去半夏之燥，不呕者，中胃和而不虚，故去人参之补，加括蒌实之苦寒，导火热之下降；若渴者，阳明燥金之气甚也，又当去半夏，倍人参以生津，加括蒌根引阴液而上升；若腹中痛者，邪干中土也，故去黄芩之苦寒，加芍药以通脾络；若胁下痞硬者，厥阴肝气不舒也，牡蛎气味盐寒，纯雄无雌，肝为牝①脏，牡②能破之，故能解厥阴之气，咸能软坚，又能清胁下之痞，大枣甘缓，故去之；若心下悸，小便不利者，肾气上乘而积水在下也，加茯苓保心气以制水邪，黄芩苦寒，恐伤君火，故去之；若不渴，外有微热，仍在太阳，故不必补中之人参，宜加解外之桂枝，覆取微汗也；若咳者，肺气逆也，五味之酸以收逆气，形寒伤肺，干姜之热以温肺寒，人参、大枣所以调补中胃，而生姜又宣通胃气者也，无关于肺，故去之。

按：小柴胡汤，乃达太阳之气从少阳之枢以外出，非解少阳也，是以有随症加减之法。中梓③谓柴胡乃少阳引经之药，若病在太阳者，

---

① 牝：指雌性。

② 牡：指雄性。

③ 中梓：指李中梓。明末医家，字士材，号念莪。撰《内经知要》《医宗必读》等书。

用之若早，反引贼入门，后人不察经旨，俱宗是说，谬矣。

血弱气尽，腠理开，邪气因入，与正气相搏，结于胁下，正邪分争，往来寒热，休作有时，默默不欲饮食，脏腑相连，其痛必下，邪高痛下，故使呕也，小柴胡汤主之。服柴胡汤已，渴者属阳明也，以法治之。

上节论太阳之气逆于胸中而动五脏之气，此论太阳之气结于胁下而伤太阴阳明之气，亦当藉少阳之枢而出也。经曰：月郭①空，则海水东盛，人气血虚，卫气去，形独居，肌肉减，腠理开，当是时，遇贼风，则其深入②。是血弱气尽者，月郭空之时也。腠者，三焦通会元真之处，为血气所注。理者，皮肤脏腑之文③理也。腠理开者，正气不足而自开也；邪气因入者，邪因正气之不足而乘虚以入也；与正气相搏者，邪与正气往来搏击也；结于胁下者，邪与正气俱结于少阳之部也；正欲出，邪欲入，彼此分争，正胜则热，邪胜则寒，故往来寒热也；邪正之气，离则病休，合则病作，故休作有时也；默默不欲饮食者，神机内郁而胃络不和也；脾与胃，一脏一腑，以膜相连，邪干于胃腑，必连及于脾脏，故曰脏腑相连；正邪之气，结于胁下，故其痛必下；邪从太阳之高，结于少阳之胁下而为痛，不得外越，故使呕也。宜小柴胡汤转少阳之枢，达太阳之气于外出。若服汤已，渴者，太阳不从枢解，而转属于阳明之燥化也，当以阳明之法治之。

得病六七日，脉迟浮弱，恶风寒，手足温，医二三下之，不能食，而胁下满痛，面目及身黄，颈项强，小便难者，与柴

---

① 郭：物体的外缘或外壳，此处指月亮的轮廓、形状。

② 月郭空……则其深入：语出《素问·八正神明论》。原文：“月始生，则血气始精，卫气始行；月郭满则血气实，肌肉坚；月郭空，则肌肉减，经络虚，卫气去，形独居，是以因天时而调血气也。”月郭，月亮的轮廓、形状。月郭空，月缺。

③ 文：纹，纹理。

胡汤，后必下重。本渴饮水而呕者，柴胡汤不中与也，食谷者哕。

此论太阳之气陷于太阴之地中，太阴阳明气虚，不能从枢外出，又非柴胡之所主也。得病者，由血弱气尽而得之也；六七日，又当太阳来复之期；脉迟者，气虚也；浮弱者，血虚也；气血俱虚，故恶风寒；手足温者，系在太阴，故温和而不大热也。此气血俱虚，医反二三下之，虚其中气，以致不能食也；胁下满痛者，少阳之枢逆而不转，故无往来寒热，而惟满痛也；面目及身黄者，太阴土气虚而真色现也；颈项强者，太阳经气不利也；小便难者，脾不能转输也。柴胡汤乃从内达外之品，里气虚者，复与柴胡汤，启其下焦生气之根，本根一拔，势必崩陷，故后必下重。夫渴呕乃柴胡汤症，本渴饮水而呕者，中胃虚也，柴胡非中胃之药，故不中与也，与之则中气愈虚，不能消谷，食谷则哕。哕者，呃逆也。太阴之地气拔于上，则太阳之天气反陷于下，柴胡汤之为害非小，今人不明是理，辄以小柴胡为和解之剂，不问表里之虚实而乱投之，且去人参，止用柴芩等辈，杀人更猛。学者能三复斯言①，实苍生之幸也。

伤寒四五日，身热恶风，颈项强，胁下满，手足温而渴者，小柴胡汤主之。

此言病气不随经气而入于里阴，亦宜小柴胡汤主之也。伤寒四五日，阳尽而入阴之期也；身热恶风颈项强者，仍在太阳之分而不入于里阴也；胁下满者，得少阳之枢象也；手足温者，是为系在太阴；今手足温而渴者，不涉于太阴而涉于阳明也。上节云服柴胡汤已渴者，属阳明，当以阳明之法治之，此不因服柴胡汤而渴，故宜小柴胡从枢转以达太阳之邪。

伤寒，阳脉涩，阴脉弦，法当腹中急痛，先与小建中汤；

---

① 三复斯言：多次复习，多次品味这些话。

不差者，与小柴胡汤。

小建中汤方

芍药六两　桂枝三两　甘草二两　生姜三两　胶饴一升　大枣十二枚

上六味，以水七升，煮取三升，去滓，内饴，更上微火消解，温服一升，日三服。

此言病在经脉者，宜小建中汤以行其血脉，而小柴胡为解枢之剂，亦能通经脉内外之血气也。阳脉涩者，邪客于阳络也；阴脉弦者，邪客于阴络也；夫经脉流行不止，环周不休，今寒气入经而稽迟①，泣而不行，客于经络之内，故法当腹中急痛。先与小建中汤以守中。桂枝辛走气，芍药苦走血，故以芍药为君，加胶饴以建中胃。建中者，建立其中也，以经隧之血脉，皆中胃之所生也。若不差者，复与小柴胡汤以转枢，枢机利而经隧之血脉通矣，通则不痛也。

先与小建中，便有与柴胡之意也，非因小建中不效，而又与小柴胡也。

伤寒中风，有柴胡证，但见一证便是，不必悉具。

此申明首节之义，言无论伤寒中风，凡有柴胡汤症，但见一症即是，不必诸症之悉具也，恐人误认伤寒五六日而复中风，又恐人误认诸症之兼备，故于此又复明之。

凡柴胡汤病证而下之，若柴胡证不罢者，复与柴胡汤，必蒸蒸而振，却复发热汗出而解。

此又明柴胡症之从内而外之义也。夫病涉于枢，原有外出之机，一转即出，故虽下之而其症仍在不罢也，复与柴胡汤，气即外出，故必蒸蒸而振，却复发热汗出而解也。蒸蒸者，热退而复发，蒸蒸然而外出也。振，动也，以下之后，伤其中焦之津液，不能作汗，故必振

① 稽迟：迟延，滞留。

栗汗出而解也。

伤寒二三日，心中悸而烦者，小建中汤主之。

夫枢者，内外之枢纽也，可从枢而外出，亦可从枢而内入。伤寒二三日，乃阳明少阳主气之期，不从少阳之枢以外出，而内干及于所合之心包，包络主血，血虚则心中悸而烦，涉于心主之血分而不涉于枢胁之气分，故宜小建中汤主之。

按：少阳三焦，内合厥阴心包而主血，故亦可随枢而内入。

太阳病，过经十余日，反二三下之，后四五日，柴胡证仍在者，先与小柴胡汤。呕不止，心下急①，郁郁微烦者，为未解也，与大柴胡汤下之则愈。

大柴胡汤方

柴胡　半夏各半斤　芍药　黄芩各三两　生姜五两　枳实四两，炙　大枣十二枚

上七味，以水一斗二升，煮取六升，去滓再煎，温服一升，日三服。

太阳病过经十余日，是十日已过，而值少阴主气之期也；反二三下之，逆其少阴之枢机；后四五日，乃十五六日之间，作再经而又当少阳主气之期；太阳之气不因下殒，仍欲从枢而外出，故柴胡症仍在。先与小柴胡汤以解外。若呕不止，太阳之气不从枢外出，而从枢内入，干于君主之分，故心下急郁郁微烦，此为内未解也，与大柴胡下之则愈。气已内入，故与芍药、枳实之苦泄，以解在内之烦急；虽从下解而仍欲外达，故用柴胡半夏，以启一阴一阳之气；黄芩清在外之热；生姜大枣所以宣达中焦之气者也。

伤寒十三日不解，胸胁满而呕，日晡所发潮热，已而②微

① 心下急：脘腹部支结拘急，或满或胀或痞或痛。

② 已而：旋即，不久。

利。此本柴胡证，下之而不得利，今反利者，知医以丸药下之，非其治也。潮热者，实也，先宜小柴胡汤以解外，后以柴胡加芒硝汤主之。

柴胡加芒硝汤方

柴胡半斤　半夏半升　黄芩三两　芍药三两　生姜五两　枳实四枚，炙　大枣十二枚　芒硝二两

上八味，以水四升，煮取二升，去滓，内①芒硝，更煮微沸，分温再服。

伤寒十三日，经尽一周，而又来复于太阳也；不解，又交阳明主气之期，病气亦随经气而涉于阳明矣；阳明司阖而主胸，少阳司枢而主胁，胸胁满而呕者，阳明之阖，不得少阳之枢以外出也；日晡而阳气衰，阳明之所主也，日晡所发潮热者，阳明气旺，如潮汐之来而不失其时也；阳明气机下陷，故已而微利；此本柴胡症，下之而不得利，今反微利者，知医以丸药下之，丸缓留中，不得外出，非其治也；潮热者，阳明气实也。先宜小柴胡以解太阳之邪于外，复以柴胡加芒硝以解阳明之邪于内。

按：本柴胡症，乃大柴胡也。若小柴胡诸汤，本经②则曰服之，大柴胡及三承气，则曰下之，况下文明言先宜小柴胡以解外，其不言小者，大柴胡可知矣。柴胡加芒硝，亦大柴胡加芒硝也，方③本俱用小柴胡加芒硝，今改正之。

此言太阳之气逆于阳明中土，亦当从枢而外出，其用柴胡加芒硝，亦从枢外出之义，非若承气之上承热气也。

伤寒十三日不解，过经谵语者，以有热也，当以汤下之。

---

① 内（nà 纳）：纳，放入。

② 本经：此处指《伤寒论》。

③ 方：指方有执。明代医家，字仲行。撰《伤寒论条辨》。

若小便利者，大便当硬，而反下利，脉调和者，知医以丸药下之，非其治也。若自下利者，脉当微厥，今反和者，此为内实也，调胃承气汤主之。

此言病气随经气而过于阳明也。伤寒十三日，再经已周，而又来复于太阳，不解，则病气随经而过在阳明胃腑矣。过经谵语者，以胃腑有热也，当以汤药下之。若小便利者，津液偏注，大便当硬，而反下利，脉调和者，知医不以汤药下之，而以丸药下之，病仍不去，非其治也，此因治非其治，所以致利。若胃气虚寒而自利者，脉当微厥。厥者，脉初来大，渐渐小，更来渐渐大也。今反调和而不微厥者，以丸缓于中，留而不去，其病为实，故为内实也，以调胃承气去其留中之腐秽，而胃自和矣。

太阳病不解，热结膀胱，其人如狂，血自下，下者愈。其外不解者，尚未可攻，当先解外；外解已，但少腹急结[①]者，乃可攻之，宜桃核承气汤。

桃核承气汤方

桃核五十个，取仁　大黄四两　甘草二两，生[②]　桂枝二两　芒硝二两

上五味，以水七升，煮取二升半，去滓，内芒硝，更上火微沸，温服五合，日三服，当微利。

此言太阳之气循经而自入于腑也。夫太阳之气，从胸而出入，太阳之经，挟脊入循膂[③]而内络膀胱。如病邪从胸胁而入，涉于阳明少阳之分，则为小柴胡汤症，循背膂而入，自入于太阳之腑，则为桃核承气汤症，故亦列在柴胡症之中也。太阳病不解，承上文之不解而言

---

① 少腹急结：少腹拘急，或胀满，或疼痛。

② 生：《伤寒论》作“炙”，义胜。

③ 膂（lǚ旅）：腰部。

也，病不解，当从胸而结于胁下，今从背而入，循经而人于本腑，则谓之热结膀胱，膀胱在少腹之间，而少腹为血海之所，热干于胞中之血分，则阴不胜其阳，故其人如狂也。邪从外入，故外不解者，尚未可攻，攻之，恐外邪复入，当先解外。外解已，但少腹急结者，乃无形之热邪结于少腹之间而为有形之血矣，乃可攻之。桃为肺之果，其核在肝，为厥阴血分之药，故能破瘀；大黄推陈致新而下血；芒硝上清气分之热，以推血分之瘀；甘草所以调中；桂枝辛能走气，血随气行也。微利者，利其大便也。余详抵当汤篇中。

伤寒八九日，下之，胸满烦惊，小便不利，谵语，一身尽重，不可转侧者，柴胡加龙骨牡蛎汤主之。

柴胡加龙骨牡蛎汤方

柴胡四两　龙骨　黄芩　生姜　人参　茯苓　铅丹　牡蛎　桂枝各两半　半夏二合①　大枣六枚　大黄二两

上十二味，以水八升，煮取四升，内大黄，更煮一二沸，去滓，温服一升。

此论太阳之气从胸内入，逆②于胸胁之间，不能枢转以外出也。伤寒八九日，正当阳明少阳主气之期也，下之，伤其阳明之气而为胸满；逆其少阳之气而为烦惊，少阳三焦，内合心主包络，故烦惊也；小便不利者，少阳三焦决渎之官失其职也；谵语者，阳明胃气不和也；一身尽重不可转侧者，少阳循身之侧，枢机不利，故身重而不可转侧也。用小柴胡，以达太阳之气从枢以外出。龙为东方之神，牡蛎生于东海，腹南生而口东向，加龙骨牡蛎所以助东方少阳之甲木也；少阳合心主而主血，铅丹火煅而赤，亦犹奉心化赤之义也；配茯苓桂枝助心主而转枢；大黄以清阳明之热。阳明清而少阳转，太阳之病

---

① 合（gě 葛）：容量单位，一升的十分之一。
② 逆：逆乱，此指气机逆乱。

愈矣。

伤寒腹满谵语，寸口脉浮而紧，此肝乘脾也，名曰纵①，刺期门。

此二节，论病在有形之脏，而不在无形之气也。在无形之气，则曰太阴、厥阴；在有形之脏，则曰肝、曰脾、曰肺。脾主腹，伤寒腹满者，病在脾也；胃气不和则谵语，脾与胃脏腑相连，故亦谵语；脉浮而紧，名曰弦也，以脾土之病而反见肝木之脉，此脾土虚而肝木乘其所胜也；名曰纵，谓纵势而往无所顾虑也。宜刺肝之期门，以制其放纵之势。

伤寒发热，啬啬恶寒，大渴欲饮水，其腹必满，自汗出，小便利，其病欲解，此肝乘肺也，名曰横②，刺期门。

伤寒发热者，病在表也，太阳主表，而肺亦主表；啬啬恶寒者，皮毛虚也，太阳主皮毛，而肺亦主皮毛；木火旺而金水衰，故大渴欲饮水；土为金之母，子病必盗母气，水无所制，愈乘于脾，故其腹必满；若自汗出，小便利，肺气得以通调水道，外达毛窍，下输膀胱，而水精四布，故其病欲解。此肝木侮肺金，而反乘其所不胜也，名曰横，谓横肆妄行，无复忌惮也，亦刺期门以泻其盛气，从所不胜者为微邪，故能自解，非若肝乘脾之必欲刺而后解也。

太阳病，二日反躁。反③熨④其背，而大汗出，火⑤热入胃，

---

① 纵：肝乘脾，即木乘土，五行顺势纵向相乘，无往而不利，故为“纵”。

② 横：肝乘肺，即木侮金，五行逆向相乘，有横肆无惮之势，故为“横”。

③ 反：《伤寒论》作“凡”。

④ 熨：外治法之一。用药末或药物粗粒炒热布包外熨的方法。适用于风寒湿痹、脘腹冷痛等证。

⑤ 火：《伤寒论》作“大”。

胃中水竭，躁烦，必发谵语，十余日振栗①自下利者，此为欲解也。故其汗从腰已下不得汗，欲小便不得，反呕，欲失溲②，足下恶风，大便硬，小便当数，而反不数及多③，大便已，头卓然④而痛，其人足心必热，谷气下流故也。

此章凡十一节，皆言火攻之误，以明太阳为诸阳主气，阳为火，不可以火攻也。太阳病二日，正当阳明主气之期，以太阳病而得阳明之气，阳极似阴，故反躁；医以为阴躁，而反以火熨其背，背为阳，阳得火热，迫其大汗，汗乃胃中水谷之津，火热入而水津竭，必下伤水阴之气而躁，上动君火之气而烦，中亡胃腑之津而谵语；十余日，又值少阴主气之期，得少阴水阴之气以济之，故振栗而自下利；阴气复阳热除，故为欲解，此阳明得少阴之气，阴阳和而解也。故其汗者，承大汗出而言也；身半以上为阳，身半以下为阴，阳在上而不得下交于阴，故其汗从腰以下不得汗，欲小便不得，反呕；阴在下而不得上交于阳，故欲失溲，足下恶风；夫大便硬，则津液偏渗，小便当数，而反不数及多者，胃中水竭津液少也，及多者，言其不数，亦不多也；大便已，即振栗自下利之后也；诸阳上循于头，少阴之脉斜走足心，头卓然而痛，足心必热者，阳明谷神之气，下流而交于少阴故也。上半段言阳明得少阴之气，下半段言少阴得阳明之气，上下交而水火济，所以解也。

太阳病中风，以火劫发汗，邪风被火热，血气流溢，失其常度。两阳相熏灼，其身发黄。阳盛则欲衄，阴虚则小便难。阴阳俱虚竭，身体则枯燥，但头汗出，剂⑤颈而还，腹满微喘，

---

① 振栗：颤抖。
② 失溲：大小便失禁。
③ 多：《伤寒论》作“不多”。
④ 卓然：盛大、卓越貌。
⑤ 剂（jì 即）：齐，齐平。《尔雅·释言》：“剂，齐也。”

口干咽烂，或不大便，久则谵语，甚者至哕，手足躁扰，捻衣摸床。小便利者，其人可治。

此火攻之危症也。夫风为阳邪，太阳病中风，复以火劫发汗，则邪风被火热之气，逼其血气流溢于外，而失其行阴行阳之常度矣。风火为两阳，风火炽盛，两相熏灼，故其身发黄。阳盛则迫血妄行于上而欲衄，阴虚则津液不足于下而小便难。夫所谓阳盛者乃风火之阳，非阳气之阳也。风火伤阴亦能伤阳，故阴阳俱虚竭也，虚则不能充肤泽毛、濡润经脉，故身体则枯燥；但头汗出，剂颈而还者，火热上攻而津液不能周遍也，夫身体既枯燥，安能有汗，所以剂颈而还；脾为津液之主，而肺为水之上源，火热竭其水津，脾肺不能转输，故腹满微喘也；因于风者，上先受之，风火上攻，故口干咽烂，或不大便；久则谵语者，风火之阳邪合并于阳明之燥气也；甚者至哕，火热入胃而胃气败逆也；四肢为诸阳之本，阳实于四肢，故不能自主而手足躁扰、捻衣摸床也。小便利者，阴液未尽消亡，而三焦决渎之官尚不失其职也，故其人可治。

伤寒脉浮，医以火迫劫之，亡阳①，必惊狂，起卧不安者，桂枝去芍药加蜀漆牡蛎龙骨救逆汤主之。

桂枝去芍药加蜀漆牡蛎龙骨救逆汤方

桂枝三两　甘草二两　大枣十二枚　生姜三两　牡蛎熬②，五两　龙骨四两　蜀漆十二两，洗去腥

上七味，以水一斗二升，先煮蜀漆，减二升，内诸药，取三升，去滓，温服一升。

伤寒脉浮，病在阳也。太阳与君火相合而主神，心为阳中之太阳。医以火迫劫之亡阳者，亡其君主之阳，非下焦生阳之阳也。心为

① 亡阳：阳气外散、丢失。
② 熬：炒。

火迫则神气外浮，起居如惊。重阳必狂，故必惊狂而起卧不安也。用桂枝以保心气；龙骨牡蛎水族而固重者也，因火为邪，以水制之，神气浮越，以重镇之；蜀漆乃常山之苗，山泽通气，取其苗以通泄阳热之气；芍药助阴，亡阳故去之；神气生于中焦水谷之精，故用甘草大枣生姜以资助中焦之气也。病在阳，复以火劫，此为逆也，故名曰救逆。

形作伤寒，其脉不弦紧而弱者。弱者必渴，被火者必谵语。弱者发热脉浮，解之当汗出而愈。

此言内伤形体，脉弱者，亦不可以火攻也。形作伤寒者，乃形身内作之寒，非外感之寒也。寒伤正气，其脉则弦；寒气与阳气相搏，其脉则紧。今正气内虚，非由外来，故不弦紧而弱也，弱者津液不足，故必渴，若被火攻，则愈亡其津液而胃中燥热，必发谵语。弱为阴不足，阳气下陷入阴中则发热，若脉浮，阳气得以外出而不下陷，有欲解之意，此阴阳和，当自汗出而愈也。

此即内伤发热，形似外感，误以外感治之者比比是也，盍①三复斯言乎。

太阳病，以火熏之，不得汗，其人必躁，到经不解，必圊②血，名为火邪。

此言太阳之汗从下焦血液而生，以火熏之，则血液愈③伤，故不得汗也。下焦之血液，肾主之，故其人必躁，如经气一周，复到于太阳，不能作汗而解，则火邪下攻，必随经而圊血矣。圊血，便血也。《经》曰阴络伤则便血，此因火为逆，故名曰火邪。

脉浮热甚，反灸之，此为实，实以虚治，因火而动，必咽燥唾血。

---

① 盍（hé 合）：何不。

② 圊：原指厕所，此处活用为动词，排便之意。

③ 愈：更加。

脉浮热甚，阳气实也。陷下则灸之，今阳气实而反以陷下之法灸之，此为实以虚治也。阳因火动必上攻于咽而咽燥，内动其血而唾血矣。

上节以火熏发汗，反动其血，血即汗，汗即血，不出于毛窍而为汗，即出于阴窍①而圊血；此节言阳不下陷而反以下陷灸之，以致迫血上行而唾血；下节言经脉虚者，又以火攻散其脉中之血。以见火攻同而致症有上中下之异。

微数之脉，慎不可灸，因火为邪，则为烦逆，追虚逐实，血散脉中，火气虽微，内攻有力，焦骨伤筋，血难复也。

微为虚，数为热，虚热之脉，慎不可灸，灸之则火邪逆于心而为烦逆矣。虚，正虚也；实，邪实也。追其正气之虚，逐其邪气之实，究竟邪不能逐而徒追正气，以致血散于脉中也。火气逐邪虽微，而内攻其正则有力。血者，所以濡养筋骨者也，血散脉中则筋骨无以濡养，焦伤立致，血一散失，难以恢复，火攻之误如此。

脉浮，宜以汗解，用火灸之，邪无从出，因火而盛，病从腰以下必重而痹，名火逆也。欲自解者，必当先烦，乃有汗而解。何以知之？脉浮，故知汗出解也。

本论②曰“脉浮者，病在表，可发汗”，故宜以汗解。用火灸之，伤其阴血，无以作汗，故邪无从出，反因火势而加盛，火性炎上，阳气俱从火而上腾，不复下行，故病从腰以下必重而痹也。经曰“真气不能周，命曰痹”，此因火为逆，以致气不能周而为痹，非气之为逆，而火之为逆也。欲自解者，欲自汗出而解也。在心为汗，心之血液欲化而为汗，必当先烦，乃能有汗而解也。何以知之？以脉浮，气机仍欲外达，故知汗出而解也。

---

① 阴窍：指后阴。
② 本论：指《伤寒论》。

烧针令其汗，针处被寒，核起而赤者，必发奔豚，气从少腹上冲心者，灸其核上各一壮，与桂枝加桂汤，更加桂枝二两。

桂枝加桂汤方

桂枝五两　**芍药**三两　**生姜**三两　**甘草**二两　**大枣**十二枚　**牡桂**二两①

上六味，以水七升，煮取三升，去滓，温服一升。

夫汗为心之液，烧针令其汗，则心液虚矣。针处被寒，核起而赤者，心虚于内，寒薄②于外，而心火之色现也。少阴上火而下水，火衰水必乘之，故必发奔豚。气从少腹上冲心者，肾气也。灸其核上各一壮以助心火也，又与桂枝加桂汤以保心气，更加牡桂二两以温少阴之水脏，而虚奔自止。

张钧卫问曰：烧针亦是火攻，因火而逆，何以复用火灸？答曰：灸者，灸其被寒之处也，外寒束其内火，火郁于内，故核起而赤也，《经》曰“火郁则发之”，此之谓也。

火逆下之，因烧针烦躁者，桂枝甘草龙骨牡蛎汤主之。

桂枝甘草龙骨牡蛎汤方

桂枝一两　**甘草**二两　**龙骨**二两　**牡蛎**二两，熬

上四味，以水五升，煮取二升半，去滓，温服八合。

火逆者，因火而逆也。火逆则启其阳，下之则陷其阴，复因烧针，则阴阳愈相乖离③，阳在上不得遇阴而烦，阴在下不得遇阳而躁，用龙骨以保心气，牡蛎以益肾精，桂枝甘草所以资助中焦而交通上下阴阳之气者也。

太阳伤寒者，加温针必惊也。

---

① 牡桂二两：《伤寒论》无此四字。

② 薄：侵袭。

③ 乖离：抵触，背离。

凡伤寒病在经脉，当用针刺，今太阳伤寒，病在肌表而不在经脉，妄加温针，伤其经脉，则经脉之神气外浮，故必惊也。《经》曰起居如惊，神气乃浮是也。

自此以上十一节，历言火攻之害，今人治阴虚弱症，动辄便灸，以致焦骨伤筋，血散不复而死，可胜悼哉。阳气陷下者，则灸之，是灸所以助阳，非所以助阴也。

太阳病，当恶寒发热，今自汗出，反不恶寒发热，关上脉细数者，以医吐之过也。一二日吐之者，腹中饥，口不能食；三四日吐之者，不喜糜粥，欲食冷食，朝食暮吐。以医吐之所致也。此为小逆。

此章凡四节，皆论吐之失宜，而变症有不同也。太阳病，当恶寒发热，今自汗出，而反不恶寒发热，关上脉细数者，此非本病，乃医吐之过也。自汗出者，吐伤中气，而脾津外泄也。关以候脾胃，脾胃之气不足，则关脉为之微细而虚数也。一二日，阳明主气也，吐之则胃伤而脾未伤，故脾能运而腹中饥，胃不能纳而口不能食；三四日，太阴主气也，吐之则脾伤而胃未伤，脾虚不胜谷，故不喜糜粥，吐亡津液而火就燥，故欲食冷食。朝食暮吐，单顶①食冷食而言也，夫朝为阳，胃为阳土，胃阳未伤故能朝食，暮为阴，脾为阴土，脾阴已虚，故至暮吐。以上之症，皆以医吐之所致也，前伤胃而不伤脾，后伤脾而不伤胃，非脾胃两伤之剧症，故曰小逆。

朝食者，食冷食也，究竟脾气虚寒，不能胜冷，所以暮吐。一二日三四日，以二日四日为主。一三，带言②也。

太阳病吐之，但太阳病当恶寒，今反不恶寒，不欲近衣者，此为吐之内烦也。

---

① 单顶：专门对于。顶，对。

② 带言：附带说一下。

此言吐之不特伤中焦脾胃之气，亦能伤上焦心主之气也。太阳病吐之者，言不当吐而吐也，不当吐而吐，是以当恶寒而反不恶寒。本论①曰：反不欲近衣者，热在骨髓也。此非热在骨髓，乃吐伤上焦心主之气，阳无所附而内烦，故不欲近衣也。

病人脉数，数为热，当消谷引食，而反吐之者，此所以发汗，令阳气微，膈气虚，脉乃数也。数为客热，不能消谷，以胃中虚冷，故吐也。

上二节之吐，言以吐而致吐；此节之吐，言不以吐而致吐也。病人脉数，数则为热，热当消谷引食，而反吐者，此以发汗伤其表阳中膈之气，以致阳气微而膈气虚，脉乃数也，数为外来之客热，非胃中之本热，胃中仍复虚冷，故吐也。此因发汗而伤其胃脘之阳以致吐者如此。

太阳病，过经十余日，心下温温欲吐，而胸中痛，大便反溏，腹微满，郁郁微烦。先其时自极吐下者，与调胃承气汤。若不尔者，不可与。但欲呕，胸中痛，微溏者，此非柴胡证，以呕故知极吐下也。

此节言不因医吐而自吐也。太阳病，过经十余日者，或十一二日，或十三四日，俱未可定，故曰十余日也。十余日之内，或留于阳明之分，则心下温温欲吐而胸中痛，心下胸中，阳明之所主也；或留于太阴之分，则大便反溏而腹微满，大便与腹，太阴之所主也；胃络上通于心，脾脉又上膈注心，脾胃不和，故郁郁微烦也。然以上诸症，有虚实之分焉，须审其未及十余日之时，欲自极吐下者，所谓得吐则快，得后②与气则衰，此胃实也，可与调胃承气汤微和胃气。若不尔者，虚症也，不可与也，夫曰不可与，其非调胃承气症明矣。然

① 本论：指《伤寒论》。
② 后：指排便。

但欲呕，胸中痛，微溏者，不特非承气症，亦非柴胡症也。又申明何以知先其时自极吐下而与调胃承气也，以呕故知之也，若不呕则非矣，其非调胃承气症愈明矣。

呕者，即温温欲吐也，欲吐而不得吐，故呕。

太阳病六七日，表证仍在，脉微而沉，反不结胸，其人发狂者，以热在下焦，少腹当硬满，小便自利者，下血乃愈。所以然者，以太阳随经，瘀热在里故也。抵当汤主之。

抵当汤方

虻虫去翅足，熬　**水蛭**熬①，各三十个　**大黄**三两，酒洗　**桃仁**三十个

上四味，以水五升，煮取三升，去滓，温服一升，不下再服。

前章热结膀胱，乃太阳肌腠之邪从背膂而下结于膀胱，故曰外不解者尚未可攻，肌腠为外也。此章之瘀热在里，乃太阳肤表之邪从胸中而下结于少腹，表气通于胸，故曰表证仍在反不结胸，皮毛为表也。盖太阳之气，从胸而出入，太阳之脉，循背膂而下络膀胱，外邪从背而入，故结于膀胱，膀胱有津液而无血，连于胞中，热结膀胱而动胞中之血，故血自下；表邪从胸而入，不涉于膀胱，故不曰热结膀胱，而曰反不结胸；热在下焦，盖下焦即胞中冲任二脉之所起也，冲脉起于气街，任脉起于中极之下，以上毛际，是冲任居少腹之中，为血之海，而膀胱亦居少腹，故前章曰少腹急结，此章曰少腹硬满；急结者，急欲出而不能，有欲通之象，故有不必攻而血亦能自下，故曰下者愈，不必攻也。但少腹急结，只宜桃核承气足矣，今硬满者，全无下通之机，故不曰血自下，而曰下血乃愈，言必攻而始下也，非抵当不可。此二症之分别如此。

---

①　熬：炒。

愚按：膀胱居少腹，在身之前，而膀胱之道路又在于背，必从背而入，方能入于膀胱之腑，犹坐东之屋，其门朝南，必由北而入，细玩《灵枢》十二经脉自明矣。其言从胸而入者，非也。

此言太阳表邪从胸而入，干动胞中冲任之血分也。太阳病六七日，正当太阳主气之期也，表证仍在，脉当浮，今微而沉者，气随经络，沉以内薄也，内薄于胸，当结胸，今反不结胸者，此表邪从胸而下入于阴分矣，阴不胜其阳，则脉流薄疾①，并乃狂，故其人发狂也；以热在下焦，故少腹当硬满，夫硬满属有形，小便与血皆有形之物也，若小便自利者，不在气分而在冲任之血分，故下血乃愈，所以然者，以太阳之表热随经而瘀于少腹之里故也。抵当汤主之。虻虫水蛭，一飞一潜，吮血之虫也，在上之热随经而入，飞者抵之，在下之血为热所瘀，潜者当之，配桃核之仁，将军之威，一鼓而下，抵拒大敌，四物当之，故曰抵当。

张隐庵曰：桃仁承气汤症热在经中血分，由背膂而下入膀胱，故曰外曰结，其汤曰承气，谓解其血中之结，得以外承阳气也，抵当汤症乃邪热在于气分，由胸膈而下伤于血海，故曰表、曰反不结胸、曰硬满，其汤曰抵当，为清解其血眚②而抵当其阳邪，读论者当以二症分别解释，庶为得之③。

太阳病，身黄，脉沉结，少腹硬，小便不利者，为无血也。小便自利，其人如狂者，血证谛也，抵当汤主之。

此承上文小便自利而言也，言有血无血，又当以小便之自利不利而审之也。谛，详审也。太阳病，从胸而陷于中土，故身黄；陷于中而不得外出，故脉沉结，少腹硬；小便不利者，乃脾气不能转输，水聚于少腹，为无血也；小便自利，其人如狂者，非水聚而血聚，血症

---

① 薄疾：湍疾。

② 眚（shěng 省）：疾病。

③ 庶为得之：差不多是正确的了。

谛也，加一谛字以见必详审其果是血症，方可抵当，不尔者，不可也。仲师恐人误水为血，其丁宁致慎，详且悉矣。

伤寒有热，少腹满，应小便不利，今反利者，为有血也。当下之，不可余药，宜抵当丸。

抵当丸方

虻虫去翅足，熬　**水蛭**熬，各二十个　**桃仁**二十五个　**大黄**三两

上四味，捣分为四丸，以水一升，煮一丸，取七合，晬时①当下血，若不者，更服。

伤寒有热者，凡伤于寒，则为病热；所有之热，尽归于少腹，故少腹满；而应小便不利，今反利者，热归血海，为有血也。当下之，不可余药，宜抵当丸。余者，多也，以三分余之汤药，而分为四丸，是丸少于汤也，故曰不可余药，言其少也。丸者，缓也，以热尽归于少腹，一时不能骤至，宜用丸药徐徐达之，故曰晬时当下血，言其缓也。

太阳病，小便利者，以饮水多，必心下悸；小便少者，必苦里急也。

上节以小便利不利而验其血之有无，此又以小便之多少而验其水之有无，并以结前三节之意，以见不可概认为血症，其章法之精密如此。夫饮入于胃，游溢精气，上输于脾，脾气散精，上输于肺，通调水道，下输膀胱，故小便利者，以饮水多也，夫饮水多而小便利者，则水气下泄，应心下不悸。若不下泄而上凌，必心下悸，心恶水制也，是以小便少者，必气不施化而苦里急，不独于血也。此不独证血，亦可以证水。

问曰：病有结胸，有脏结，其状何如？答曰：按之痛，寸脉浮，关脉沉，名曰结胸也。

---

① 晬（zuì 最）时：周时，一整天。

此章论结胸脏结痞气之证，直至病胁下素有痞方止，其中有经气之分，阴阳之异，生死之殊，学者所当细心体会也。太阳之气，起于至阴，由下而上，由内而外，从胸胁而达于皮毛，今固结于胸，不能出入内外，谓之结胸。结胸者，发于太阳也。少阴主神机出入，枢转内外，今固结于脏，不能输转出入，谓之脏结。脏结者，发于少阴也。故问结胸脏结之状何如也，答曰结有正有邪，太阳之正气与邪气共结于胸膈有形之间，故按之痛，寸以候外，太阳外主皮毛，故寸脉浮，关以候中，病气结于胸中，故关脉沉，此名结胸也。

何谓脏结？答曰：如结胸状，饮食如故，时时下利，寸脉浮，关脉小细沉紧，名曰脏结。舌上白苔滑者，难治。

又问何谓脏结，答曰外如结胸之状，而内则发于少阴，不如结胸之发于太阳也。不涉上之胸胃，则饮食如故；干于下之脏气，故时时下利。寸脉浮者，少阴之神气浮于外也；关脉小细者，少阴之脏气虚于内；沉紧者，少阴之脏气结于内也。此名脏结。舌为心之外候，白苔滑者，阴寒甚于下，而君火衰于上也，故为难治。

脏结无阳证，不往来寒热，其人反静，舌上胎滑者，不可攻也。

上文言脏结之状，此又言脏结之症。少阴上火下水，本热标寒，故贵得君火阳热之化，今无阳症者，不得君火之化也；少阴主枢，不往来寒热者，不能从枢以出也；阳动而阴静，故其人反静；舌上胎滑者，君火衰微，而阴寒气甚，故不可攻也。总以见脏结为阴寒凝闭之极，贵得生阳之气也。

病发于阳，而反下之，热入因作结胸；病发于阴，而反下之，因作痞也。所以成结胸者，以下之太早故也。结胸者，项亦强，如柔痓状，下之则和，宜大陷胸丸。

大陷胸丸方

大黄半斤　葶苈子　杏仁去皮尖，炒黑　芒硝各半升上四味，先捣筛大黄、葶苈子二味，次内杏仁、芒硝合研如脂，和前二散，取如弹丸一枚，别捣甘遂末一钱匕，白蜜二合，水二升，和煮一升，温顿服之，一宿乃下，如不下，更服。

此言结胸脏结之所因，而于脏结之中，复又推言痞结，以见痞之同发于阴而不与脏结同者，脏结结于下，而痞结结于上也。结于下者，感下焦阴寒之气；结于上者，感上焦君火之化也。病发于阳者，发于太阳也，太阳在外，宜从汗解，反下之，则热邪乘虚而入，结于胸膈有形之间，因作结胸；发于阴者，发于少阴也，少阴主里，当救其里，反下之，邪不结于脏而结于心下，因作痞。又申言所以成结胸者，以下之太早故也。夫止言结胸下之太早而不言痞气，则知发于阴者，毋论迟早，俱不可下矣。前问结胸之状尚未明言，此复言其状也，太阳之脉上循头项，今气结于内，不外行于经脉，以致经输不利而头项强急，有如柔痓反张之状也，下之，则内之结气通，外之经输和矣。太阳主皮毛，而肺亦主皮毛，故用葶苈、杏仁利肺金以解太阳之结气，大黄、芒硝泄邪热以下行，佐甘遂之毒直达胸所以破坚，甘遂性能行水，太阳为寒水之经也，加蜜用丸者，使留中之邪从缓而下也。

结胸症，其脉浮大者不可下，下之则死。

太阳之正气，有同邪①而内结者，有邪结而正虚反格于外者。结胸症，寸脉当浮，关脉当沉，今浮而大者，浮为在外，大为正虚，邪结于中而正气反虚浮于外，下之则里气一泄，正气无所依归，外离内脱，涣散而死矣。

正者，主也。邪者，客也。正邪并结者，客留而主人仍在，故可下之；邪结于中而正反格于外者，主人去而客留，故不可下也。然则治之奈何？养正则邪自去矣。

---

① 邪：此后光绪本有“气”字。

结胸证悉具，烦躁者亦死。

结胸症悉具者，外则项强如柔痓状，内则按之痛俱备也。烦躁者，病发于太阳，而动少阴之气化也。阳入于阴，虽不下亦死。感少阴君火之气则烦，感少阴寒水之气则躁，上下水火不相交接，故死。烦躁未必就是死症，惟结胸症悉具，而又加烦躁，必死，全在悉具二字。

太阳病，脉浮而动数，浮则为风，数则为热，动则为痛，数则为虚，头痛发热，微盗汗出，而反恶寒者，表未解也。医反下之，动数变迟，膈内拒痛，胃中空虚，客气动膈，短气躁烦，心中懊憹，阳气内陷，心下因硬，则为结胸，大陷胸汤主之。若不结胸，但头汗出，余处无汗，剂颈而还，小便不利，身必发黄。

大陷胸汤方

大黄六两　芒硝一升　甘遂一钱匕

上三味，以水六升，先煮大黄，取二升，去滓，内芒硝，煮一两沸，内甘遂末，温服一升，得快利，止后服。

此论中风①因下而成结胸也。风性浮越，故浮则为风；风乃阳邪，故数则为热；阴阳相搏，故动则为痛；邪盛则正虚，故数则为虚；病太阳之高表则头痛；得标阳之热化则发热；微盗汗出者，邪伤阴分也；恶寒者，邪伤表阳也。邪及于阴，则不复在表，今微汗出而反恶寒者，此表未解也。医反下之，表邪乘虚而入，故动数之脉变迟；邪气内入，膈气拒之，邪正相持，故拒痛也；邪气入，正气虚，故胃中空虚；客气者，外入之邪气者也，膈之上为心肺，膈之下为肝肾，呼出心与肺，吸入肝与肾，客气动膈，则呼吸之气不相接续，故

---

① 中风：指太阳中风。

短气；上下水火之气不交，故躁烦；心中懊憹者，躁烦之极也；阳气内陷者，太阳之气随邪而内陷也，内陷于心则心下因硬。此为结胸，故用大黄、芒硝、甘遂大苦咸寒之剂，直达胸所，一鼓而下。若不结胸，而陷于太阴湿土之分，则湿热相并，上蒸于头，故但头汗出；津液不能旁达，故余处无汗，剂颈而还；水道不行，则湿热内郁，必外熏于皮肤，故小便不利，身必发黄也。治当利小便以泄其湿热。

伤寒六七日，结胸热实，脉沉而紧，心下痛，按之石硬者，大陷胸汤主之。

此论伤寒不因下而亦成结胸也。伤寒六七日，一经已周，又当来复于太阳，不从表解而结于胸，则伤寒之邪郁而为热实矣。热实于内，故脉沉紧而心下痛，按之如石之硬也，故宜大陷胸汤主之。

伤寒十余日，热结在里，复往来寒热者，与大柴胡汤。但结胸无大热者，此为水结在胸胁也，但头微汗出者，大陷胸汤主之。

此言太阳不能从枢以外出，以致水逆于胸而成结胸也。太阳寒水之气，内出于胸膈，外达于皮肤，从枢以外出则有往来寒热之象，不能从枢以出而结于胸胁有形之间，则无形寒水之气结而为有形之水矣。伤寒十余日，若得少阳之枢转，虽热结在里，而复有往来寒热也，此太阳借输转之机仍欲外出，故与大柴胡汤转枢以达太阳之气于外。无大热者，热结在里，外无大热也，若不往来寒热，但结胸而外无大热者，此太阳寒水之气不外行于皮表，而内结于胸胁也，水逆于胸而不得外越，故但头微汗出，大陷胸汤主之。水气泄于下，则正气出于上，而枢转亦利矣。盖大柴胡为枢转之捷剂，而大陷胸为泄邪之峻药，虽不能转枢，然邪去而枢转，亦何难之有？

太阳病，重发汗而复下之，不大便五六日，舌上燥而渴，日晡所小有潮热，从心下至少腹硬满而痛不可近者，大陷胸汤主之。

此言汗下亡其津液，而成燥结胸之症也。太阳病，重发汗而复下之，则津液亡矣。津液亡于下，故不大便五六日；津液亡于上，故舌上燥而渴；阳明之上，燥气治之，日晡所小有潮热者，微动阳明燥金之气也；太阳之气，不能从胸以外出，故从心下至少腹硬满而痛不可近也。痛不可近，非阳明承气之症，乃结胸大陷胸汤之症也。

《经》云：二阳为维，谓阳明统维于胸腹之前也，夫太阳由胸膈而出入，是胸膈为太阳出入之门路，心下至少腹又阳明之所纲维，两经交相贯通，故病太阳而兼有阳明潮热之症也。

小结胸病，正在心下，按之则痛，脉浮滑者，小陷胸汤主之。

小陷胸汤方

黄连一两[1]　半夏半斤[2]　括蒌实大者一枚

上三味，以水六升，先煮括蒌，取三升，去滓，内诸药，煎取二升，去滓，分温三服。

夫气分无形之邪结于胸膈之间，以无形而化有形，故痛不可按而为大陷胸症；结于胸中脉络之间，入于有形之经脉，而仍归于无形，故正在心下，按之则痛，而为小陷胸症也。小结胸病者，止从胸而结于脉络也，邪止在胸，故正在心下，非若从心下至少腹也；邪结于络脉，故按之则痛，非若痛不可按也；浮为在外，滑则为热，热虽里结而经气仍欲外通，故脉浮滑也。小陷胸汤主之。黄连所以解心下之热，半夏所以疏络脉之结，括蒌延蔓似络，性寒凉而实下行，所以导心下络脉之结热从下而降者也。

按：汤有大小之别，症有轻重之殊，今人多以小陷胸汤治大结胸症，皆致不救，虽诿结胸为不可治之症，不知结胸之不可治者，止一

---

① 一两：《伤寒论》作“二两”。

② 半斤：《伤寒论》作“半升”。

二节，余皆可治者也。苟不体认经旨，以致临时推诿，误人性命，深可叹也。

按：气，无形者也。经，有形者也。以无形之邪结于胸膈之内，故用大黄、甘遂辈，从有形之肠胃而解；结于络脉之间，又用黄连、半夏辈，从无形之气分而散，此经气互相贯通之理。

太阳病，二三日，不能卧，但欲起，心下必结，脉微弱者，此本有寒分也。反下之，若利止，必作结胸；未止者，四日复下之，此作协热利①也。

此论小结胸，而复推上下经气之相通也。太阳病二三日，当少阳主气之期也，太阳得少阳枢动之气，故不能卧，但欲起也；心下必结者，不能由枢以出也；太阳本寒而标热，病反其本，治亦反其本，今脉微者，此本有太阳之寒分，病未反本也。反从标治，从而下之，若气不因下陷，利止者，必结于上而作小结胸；利未止者，当四日太阴主气之期复下之，则气随下陷，病反其本，得标之病，太阴脾家之腐秽协太阳之标热而下利也。以是知太阳不能从枢以出，在上则作小结胸，在下则作协热利，上下经气之相通如此。

太阳病，下之，其脉促，不结胸者，此为欲解也。脉浮者，必结胸；脉紧者，必咽痛；脉弦者，必两胁拘急；脉细数者，头痛未止；脉沉紧者，必欲呕；脉沉滑者，协热利；脉浮滑者，必下血。

上节言上下之经气相通，此节言内外之经气相通也。太阳病，下之，其脉促者，阳盛则促，乃太阳气盛，既不陷于下而为协热利，亦不留于中而作结胸，故曰不结胸者，此为欲解也。若脉浮者，此正气浮于外，而邪反留于中，故必结胸；紧属寒伤少阴，故脉紧者，必干

---

① 协热利：病证名。因太阳病误下导致表热内陷肠道所致。症见热泻热利，脉沉滑。

于少阴而为咽痛；弦乃风木之脉，故脉弦者，必干于少阳而两胁拘急；细则气少，数则为虚，脉细数者，太阳虚邪尚留连于高表而头痛未止，夫不曰必头痛而曰头痛未止者，以见太阳原有之头痛，因脉细数而未止也；沉紧为里寒，脉沉紧者，必寒邪内入于阳明而欲呕；沉滑为里热，脉沉滑者，必热邪内入于太阴而为协热利；风性浮越，脉浮滑者，必动厥阴风木之气而下血，肝藏血也。以是知太阳之病不解，或结于胸而为结胸，或外干于三阳而见三阳之腑症，或内干于三阴而见于三阴之脏症，内外脏腑经气之相通又如此。

病在阳，应以汗解之，反以冷水潠①之，若灌之，其热被劫不得去，弥更益烦，肉上粟起，意欲饮水，反不渴者，服文蛤散；若不差者，与五苓散。寒实结胸，无热证者，与三物小陷胸汤，白散亦可服。

文蛤散方

文蛤五两

上一味，为散，以沸汤和一方寸匕服。

白散方

桔梗　贝母各三分　巴豆一分，去皮心，熬黑，研如脂

上三味，为散，内巴豆，更于桕②中杵③之，以白饮④和服，强人半钱匕，羸者减之。病在膈上必吐，在膈下必利。不利，进热粥一杯；利不止，进冷粥一杯。

巴豆性大热，进热粥者，助其热性以行之也；进冷粥者，制其热

---

① 潠（xùn 迅）：指含在口中而喷出，常指含水喷出。

② 桕：舂米捣药的器具，用石头或木头等制成，中间凹下成洞穴以容物。

③ 杵：舂米捣药或捶衣的棒，此处用作动词，捣。

④ 白饮：米汁。

势以止之也；俱用粥者，助胃气也。

前节论内因之水结于胸胁，而为大陷胸汤症；此节论外因之水入于皮肤，而为小结胸症。病在阳者，病在太阳之表阳也；却，犹退却而不前也；弥，犹甚也。言病在太阳之表，应以汗解，则热随汗去，反以冷水噀之，若灌之，其在表之阳热，反退却于内而不得去，留于经脉之间，经脉外连皮肤内连脏腑，心主脉，内热弥甚，则心主恶热，更益其烦也。热在内而水在皮肤，故肉上粟起。粟起者，毛窍竖起如粟之状，此水寒甚而三焦不能出气以温肌肉也。热被水却，不得外达，故意欲饮水。反不渴者，外寒束其内热也。文蛤水族，味咸而质燥，用之为散，以渗散其水气，若不差者，用五苓散助脾土以转输，仍从皮肤而外散。如水寒实于外，阳热却于内，而为寒实结胸，无肌表之热症者，与小陷胸汤以解其内之热结；白散辛温，可以散水寒之气，故亦可服。桔梗色白味辛，能开提肺气而治胸胁痛如刀刺；贝母味辛，能开心胸之郁结；巴豆辛热有毒，能散寒实而破水饮。寒实于外，热却于内，或用苦寒以解内热，或用辛热以散外寒，俱可，故曰白散亦可服。

太阳与少阳并病，头项强痛，或眩冒，时如结胸，心下痞硬者，当刺大椎第一间、肺俞、肝俞，慎不可发汗。发汗则谵语、脉弦；五日谵语不止，当刺期门。

此言太少并病，涉于经脉而如结胸，宜刺以泄其气也。太阳与少阳并病者，言太阳之病并入于少阳之经也。太阳少阳之经脉交会于头项，二阳经脉受邪，故头项强痛也。眩，晕也；冒，首如有覆戴，戴阳于上。二阳经虚，故或眩晕也。夫在太阳则结胸，在少阳则胁下痞硬，今两阳并病，故时如结胸，而实非结胸，心下痞硬而不胁下痞硬也。大椎第一间乃督脉之经穴，又太阳少阳经脉所过之处。太阳之脉，由天柱而下，过督脉之大椎。少阳之脉循肩井，亦过督脉之大椎。肺俞、肝俞，又太阳之所循历，厥阴又与少阳为表里，故刺之以泻太少并病之邪也，慎不可发汗竭其经脉之血液。经脉燥热，必发谵语。脉弦，少阳之气盛也。五日谵语不止，至六日，时值厥阴主气，恐少阳之火与厥阴之风相合，则火愈炽也，故先刺肝之期门，迎其气而夺之，使邪不传则愈。

妇人中风，发热恶寒，经水适来，得之七八日，热除而脉迟身凉，胸胁下满，如结胸状，谵语者，此为热入血室也，当刺期门，随其实而泻之。

《经》曰："妇人之生，有余于气，不足于血。"病虽与男子同，而经水与男子异，故此三节特提妇人中风伤寒，又以其病在经脉，状如结胸，故亦列在小结胸篇中也。

按：妇人经水，乃冲任厥阴之所主，冲任厥阴即血室也，在男子络唇口而为髭须①，在女子月事以时下。冲任二脉俱起于胞中，上循腹里，为经络之海，循腹右上行，会与咽喉，又并足阳明之经夹脐上行而至胸；厥阴之脉，夹胃贯膈布胁肋，而循于胸之期门。二脉俱循于胸，故热入血室而有如结胸状也。妇人中风发热恶寒者，邪在表也；经水适来者也，适当经期之时也；得之七八日之间，邪入于阴分，故表热除而身凉；血虚而邪入，故脉迟也；冲任厥阴俱循胸胁之间，故胸胁下满，如结胸状也；血者，神气也，血室空虚，神无所主，故谵语。此为热入血室也。血室虽属冲任厥阴，又厥阴又总统诸经之血，故刺肝之期门以泄其血室之热，非泄血也。

妇人中风，七八日续得寒热，发作有时，经水适断者，此为热入血室，其血必结，故使如疟状，发作有时，小柴胡汤主之。

续得寒热者，承上文热除身凉而言也，言七八日之间，已热除身凉而复续得寒热；发作有时者，以经水来而适断也，经水断于内，则

① 髭须：胡须。唇上曰髭，唇下为须。

寒热发于外，此亦为热入血室，断则其血必结，故使如疟状之发作有时也。用小柴胡汤达太阳之气从胸胁以外出，则室中之结血亦随气行而散矣。

上节经水来而胸胁满，此血室空虚而热邪乘之，故刺期门以泄厥阴之邪热，使热随血散也；此节经水断而发寒热，乃邪热随血而结，故宜小柴胡以解太阳之邪，使血随气行也。

妇人伤寒，发热，经水适来，昼日明了，暮则谵语，如见鬼状者，此为热入血室，无犯胃气及上二焦，必自愈。

上二节言中风之入于血室，此言伤寒之入于血室也。妇人伤寒发热，则寒邪在气分也；经水适来，则气分之邪入于血室矣；昼为阳而主气，暮为阴而主血，昼日明了者，无关于阳气也，暮则谵语，如见鬼状者，有伤阴血也。此亦为热入血室。无犯胃气及上二焦之气，必自愈。冲任之血生于胃腑水谷之精，而上二焦之气又俱出于胃口，故无犯之以伤血脉之根源也。

昼日明了，已无邪热也。暮则谵语，阴血暴亡也。血复则止，故无犯之，必自愈也。

伤寒六七日，发热微恶寒，支节[①]烦疼，微呕，心下支结[②]，外证未去者，柴胡桂枝汤主之。

柴胡桂枝汤方

柴胡四两　黄芩　人参各两半　半夏二合半　甘草二两　桂枝　芍药　生姜各两半　大枣六枚

上九味，以水七升，煮取三升，去渣，温服一升。

此言病太阳之气化，而结于经脉之支别也。伤寒六七日，一经已周，又当太阳主气之期也。发热恶寒者，病太阳之气化也。支者，经

---

① 支节：四肢关节。

② 支结：指心下胃脘有物结聚。

脉之支也；节也，骨节之交也。太阳之气，不能从胸而出入，结于经脉之支、骨节之交，故支节烦疼；经气欲疏，故微呕；不结于经脉之正络，而结于支络，故心下支结；以有寒热，故外症未去。用桂枝以解外，柴胡以达太阳之气而解支节之结。

伤寒五六日，已发汗而复下之，胸胁满微结，小便不利，渴而不呕，但头汗出，往来寒热，心烦者，此为未解也，柴胡桂枝干姜汤主之。

柴胡桂枝干姜汤方

柴胡半斤　桂枝二两　干姜二两　黄芩三两　牡蛎二两　甘草二两　括蒌根四两

上七味，以水一斗二升，煮取六升，去渣，再煎，取三升，温服一升，日三。初服微烦，复服汗出便愈。

伤寒五六日，厥阴主气之期也。厥阴之上，中见少阳，已发汗而复下之，则逆其少阳之枢，不得外出，故胸胁满微结；不得下行，故小便不利；少阳之上，火气治之，故渴；无枢转外出之机，故不呕；但头汗出者，太阳之津液不能旁达，惟上蒸于头也；少阳欲枢转而不能，故有往来寒热之象也；厥阴内属心包而主脉络，故心烦。此病在太阳而涉厥阴之气，不得少阳之枢以外出，故曰此为未解也。用柴胡、桂枝、黄芩转少阳之枢，以达太阳之气；牡蛎启厥阴之气，以解胸胁之结；蒌根引水液以上升而止烦渴；汗下后中气虚矣，故用干姜甘草以理中。

伤寒五六日，头汗出，微恶寒，手足冷，心下满，口不欲食，大便硬，脉细者，此为阳微结，必有表，复有里也。脉沉，亦在里也。汗出为阳微。假令纯阴结，不得复有外证，悉入在里，此为半在里半在外也。脉虽沉紧，不得为少阴病，所以然者，阴不得有汗，今头汗出，故知非少阴也，可与小柴胡汤。

设不了了者，得屎而解。

此辨阳结之似乎阴结，虽见里证，得里脉，亦不得为少阴之纯阴结也。伤寒五六日，一经已周也；头汗出者，太阳膀胱之津液上蒸于头也；微恶寒者，恶本气之寒也；手足冷者，阳气不外行于四肢也；心下满者，气结于中也；气结于中而上下痞塞，故口不欲食而大便硬；少阴之脉细，今脉细者，此阳气微结于内而不得外出，故细也，必有头汗恶寒、手足冷之表证，复有心下满、口不欲食、大便硬之里证也。然不但脉细在里，脉沉，亦在里也。汗出为太阳表气虚微。假令少阴之纯阴结，当悉入在里，而见痛引少腹，入阴筋①之症，无复有表证矣，此为半在里半在外也。关脉小细沉紧，名曰脏结，今脉虽沉紧亦不得为少阴脏结之病，所以然者，少阴之脉不上循于头也，不得有汗，今头汗出，故知非少阴之脏结也，乃太阳不得从枢以出，逆在半里半外之间，可与小柴胡以解枢，而里外之邪散矣。设外已解而里不了了者，胃不和也，得屎而解。以是知阳结似阴，而究不同于阴结者如此。

伤寒五六日，呕而发热者，柴胡汤证具，而以他药下，柴胡证仍在者，复与柴胡汤，此虽已下之，不为逆，必蒸蒸而振，却发热汗出而解。若心下满而硬痛者，此为结胸也，大陷胸汤主之；但满而不痛者，此为痞，柴胡不中与之，宜半夏泻心汤。

半夏泻心汤方

半夏半斤　黄芩　干姜　甘草　人参各三两　黄连一两　大枣十二枚

上七味，以水一斗二升，煮取六升，去渣再煎，取三升，温服一升，日三服。

此复以小柴胡症、大陷胸症，以明痞症之不与二症同，不特陷胸

① 阴筋：男女前阴生殖器。下同。

不可与，即柴胡亦不中与，而并以起下文诸泻心汤之义也。一连三节五六日，俱是厥少太三经主气之交也。太阳主开，柴胡汤症乃太阳之气原欲从枢以外出，故往往有下之而不为下陨①，柴胡汤症仍在者，虽已下之，不为逆，可复与柴胡汤而解也。若下之而心下满硬痛者，此为结胸，宜大陷胸汤。但满而不痛者，此发于阴之痞，感少阴之热化，无少阳之枢象，故柴胡不中与之，宜半夏泻心汤。夫痞者，否也。天气下降，地气上升，上下交，水火济，谓之泰；天气不降，地气不升，上下不交，水火不济，谓之否。故用半夏以启一阴之气，黄芩、黄连助天气而下降，引水液以上升，干姜、人参、甘草、大枣助地气之上升，导火热而下降，交通天地、升降水火，以之治痞，谁曰不宜。

太阳少阳并病②，而反下之，成结胸，心下硬，下利不止，水浆不下，其人心烦。

太阳少阳并病者，太阳之病并于少阳也。太少并病，宜从少阳之枢转，反下之，逆其枢于内，而成小结胸，故心下硬也；枢逆于下，则下焦不阖而下利不止；枢逆于上，则上焦不纳而水浆不下；枢逆于中，则中焦之胃络不和，故其人心烦。此并病之剧症，凡遇此病宜重用温补，即小陷胸亦不可与也。

脉浮而紧，而复下之，紧反入里③，则作痞，按之自濡，但气痞耳。

此论病发于阴而反下之，因作痞也。《经》曰：心部在表而肾治于里。少阴篇云：以二三日无里证，故微发汗。太阳之气，又合心主以外浮，是太阳有里证而少阴亦有表证也。浮为在表，紧则为阴，此病发于少阴之表而复下之，阴寒之气反从表而入里，则作痞。濡，软

---

① 陨：损伤，伤害。

② 并病：伤寒病一经病症未罢，又出现另一经的症状。

③ 紧反入里：邪气未从外解反而乘机入里。紧，这里指代邪气。

也。此属无形之痞，故不按之痛，而按之软，此无形之气痞，不如结胸之有形，故曰但气痞耳。

太阳中风，下利呕逆，表解者，乃可攻之。其人漐漐汗出，发作有时，头痛，心下痞硬满，引胁下痛，干呕短气，汗出不恶寒者，此表解里未和也，十枣汤主之。

十枣汤方

芫花熬　**甘遂**　**大戟**

上三味，等分，各别捣为散，以水一升半，先煮大枣肥者十枚，取八合，去渣，内药末，强人服一钱匕，羸人服半钱匕，得快下利后，糜粥自养。

此论太阳风动之邪，汲涣①其寒水之气而成痞也。太阳中风者，风中之太阳之气也。太阳寒水主气，风中于上，而本之水气淫于下则下利，淫于上则呕逆，然风邪在表，须俟表之风邪解者，乃可攻其里水。漐漐，汗出貌。若其人漐漐汗出者，水淫于内而汗溢于外也；发作有时，头痛者，随太阳气旺之时而头痛也；心下痞硬满，引胁下痛者，水逆于中也；干呕者，水逆于上也；短气者，水伏于内而上下之气不宣，故不相接续而短气也；夫头痛时作，表证也；痞满痛呕，里证也；若汗出而不恶寒者，此表解里未和也。十枣汤主之。芫花、甘遂皆逐水之药，解见前。李时珍曰："大戟味苦涩，浸水青绿色，肝胆之药也。"干呕胁痛乃肝胆之病，水胜制木，所以泄其子也，故《本经》② 主治十二水，与芫花、甘遂皆有逐水破饮之功，捣之为散，取其散水之意焉；大枣十枚者，助土以制水也；糜粥自养者，养胃气也，恐三物峻厉，有伤脾胃故耳。

① 汲涣：提取分散。汲，提水。涣，散开。

② 《本经》：指《神农本草经》。

魏子干曰：头痛，表证也，然亦有在里者，如伤寒不大便五六日，头痛有热者，与承气汤，与此节之头痛俱为在里，则凡遇头痛之症，可审别矣。

太阳病，医发汗，遂发热恶寒，因复下之，心下痞，表里俱虚，阴阳气并竭，无阳则阴独。复加烧针，因胸烦，面色青黄，肤瞤①者，难治；今色微黄，手足温者，易愈。

此言汗下伤其表里阴阳之气，而成心下痞，更不可烧针伤其经荣也。太阳病，当发汗，今发汗而遂发热恶寒者，太阳之表虚也，因复下之，复虚其里，则表里之气不交，故心下痞。表里俱虚，则阴阳之气亦并竭矣。夫气有阳气，有阴气，非必气为阳而血为阴也，但阴气为无形之气与阳气循行于内外，阴血为有形之血，独行于经脉之中，即所谓阴在内阳之守也，恐人混以阴气为阴血，故又曰无阳则阴独，盖言无阳气于外，则阴血独守于内也。膻中之气在胸，为气之海，与荣气同行于经脉之中，复加烧针伤其荣血，则膻中之气亦伤，故胸烦而非心烦也；阴阳气血皆生于中土，阳明之部在面，面色青黄者，中土败而肝木之色现于土位也；血气盛则充肤热肉，今阴阳俱虚，不能充于皮肤，故肤瞤动也，是以难治。色微黄者，中土之色现也；手足温者，土灌溉于四旁也。

男汗位问曰：本经②云太阳病医发汗遂发热恶寒，是太阳病亦有不发热恶寒者也，然不恶寒发热，何以为太阳病？答曰：此太阳正气自虚而病也，即有寒热亦微，医以为外邪而发其汗，正气愈虚，故遂发热恶寒，今世之服发汗药而寒热愈甚，遂至变症百出而死者，即此是也，予亲遇此症不啻千百，皆从温补而愈。男又问曰：仲师何以不立方救治？答曰：张隐庵有云，本经多有立论而无方者，有借医之汗下而为说辞者，多意在言外，读论者当活泼泼看去，若留着于眼，便

---

① 瞤（shùn 顺）：抽缩跳动。

② 本经：指《伤寒论》。

成糟粕，如补立方剂，何异悬瘤[1]。

心下痞，按之濡，其脉关上浮者，大黄黄连泻心汤主之。

大黄黄连泻心汤方

大黄二两　黄连一两

上以麻沸汤[2]二升渍[3]之，须臾去渍，分温再服。

此乃病发于阴，感上焦君火之气而为热痞也。上节按之自濡，因下之后，故紧反入里，此不因下而按之濡，故唯关上浮也；关上浮者，少阴心气在表，气机欲外出也。此君火亢炎在上，不得下交于阴而成痞，故用大黄、黄连，泻少阴亢盛之火于下行，火降而水升，痞结解矣，亦水济火之义也。

心下痞，而复恶寒汗出者，附子泻心汤主之。

附子泻心汤方

大黄二两　黄连　黄芩各一两　附子一枚，炮，去皮，破，别煮取汁

上四味，切三味，以麻沸汤二升渍之，须臾，绞去滓，内附子汁，分温再服。

麻沸汤渍者，微取其气，不取其味也。

此病少阴之本热，而复呈太阳之本寒而为痞也。心下痞者，少阴君火内结也；复恶寒者，复得太阳本寒之气也；汗出者，太阳本寒甚而标阳外虚也。故用熟附之纯汁以温太阳之标阳，三黄之清气以解少阴之本热，本热清而标阳复，痞结解矣。太阳少阴标本相合，水火相济，本气中自有阴阳水火，非深明阴阳互换之理者，不能用此方也。

本以下之，故心下痞，与泻心汤，痞不解，其人渴而口燥

---

① 悬瘤：指画蛇添足。

② 麻沸汤：将沸的热水。

③ 渍：浸。

烦，小便不利者，五苓散主之。

上节论水火不交而成痞，此论土不能灌溉而亦成痞也。本以下之，故心下痞，与泻心汤，痞当解，若不解者，中土虚也，虚者则津液不能上升而布散，故其人渴而口燥烦；不能下行而通调水道，故小便不利。宜用五苓散助脾土以转输。火上水下，而土居其中，火欲下交，水欲上济，必由于中土，故中土和而上下始交，欲交水火者，求之中土可矣，此东垣《脾胃论》之所以作也。

伤寒汗出，解之后，胃中不和，心下痞硬，干噫食臭①，胁下有水气，腹中雷鸣，下利者，生姜泻心汤主之。

生姜泻心汤方

生姜四两 **甘草** **人参**各三两 **干姜**一两 **黄芩**三两 **半夏**半斤 **大枣**十二枚 **黄连**一两

上八味，以水一斗，煮取六升，去滓，再煎，取三升，温服一升，日三。

上节言脾不转输而成痞，此二节言胃不和而成痞也。伤寒汗出解之后，外邪已解矣；外邪解而中胃不和，则气逆于中，而心下亦为之痞硬；干噫者，厥气上逆，复出于胃也；胃气和，则谷消而水化，食臭者，谷不消也；胁下有水气者，水不化也；水谷不消则糟粕未成，而竟下干大肠，故腹中雷鸣下利也。生姜泻心汤主之。生姜宣达中胃；半夏开通逆气；人参、甘草、大枣，补中胃之品也；芩连所以清心下之痞热；干姜所以温中土之水寒。

结胸首章言病发于阴而反下之因作痞，然亦有不必发于阴，不必因下之而亦成痞者，故此数节，有脾不转输而胃不和者，有三焦不和而经脉虚者，又有太阳表证未除，或汗或吐而成痞者，以见不必定发于阴而下之也。

---

① 食臭：饮食的气味。

伤寒中风，医反下之，其人下利，日数十行，谷不化，腹中雷鸣，心下痞硬而满，干呕，心烦不得安，医见心下痞，谓病不尽，复下之，其痞益甚，此非热结，但以胃中虚，客气上逆，故使硬也，甘草泻心汤主之。

甘草泻心汤方

甘草四两　黄芩　干姜各三两　半夏半斤　黄连一两　大枣十二枚

上六味，以水一斗，煮取六升，去滓，再煎，取三升，温服一升，日三。

夫人身中，火在上而水在下，火为热，水为寒，一定之理也。今或伤寒，或中风，此病在表阳也，医反下之，虚其肠胃，则水寒在下而不得上交，故其人下利，日数十行，谷不化而腹中雷鸣也；火热在上而不得下济，故心下痞硬而满，干呕，心烦不得安也；医不知上下水火不交之理，反见心下痞，谓病邪不尽，复下之，则下者益下，上者益上，而痞益甚，此非结热，但以下之虚其中胃，客气乘虚上逆，故使硬也。宜甘草泻心汤调剂上下、交媾水火而痞自解矣。

魏子干问曰：胃中虚，何以不用人参？答曰：水火交合，亦能自愈，故不用亦可，此仲师示人交媾水火之法，学者得其意而会之，无不可也。

伤寒服汤药，下利不止，心下痞硬。服泻心汤已，复以他药下之，利不止，医以理中与之，利益甚。理中者，理中焦，此利在下焦，赤石脂禹余粮汤主之。复利不止者，当利其小便。

赤石脂禹余粮汤方

赤石脂　太乙禹余粮各一斤

上以水六升，煮取二升，去滓，分温三服。

伤寒服汤药，言以汤药下之也。下之，则下焦之气下而不上，故下利不止；上焦之气上而不下，故心下痞硬。泻心汤所以导心下之火热于下行者也，故服泻心汤已，则痞硬当解，而上焦之气已和。复以它药下之，则下焦之气益①下而不上，故利不止。医以利为中焦虚寒，与理中温之，利反益甚。理中者，所以理中焦之脾胃也，此利不在中焦，而在下焦，当以下焦之法治之。石脂、禹粮，石之精也，石性坠下，故以治下焦之利，非仅固涩也。下焦济泌别汁而渗入膀胱，故利不止者，又当利其小便以分别其水谷焉。夫心下痞，属上中二焦，此复言不特属上中二焦不和而成痞，即下焦不和而亦能成痞也。

伤寒吐下后，发汗，虚烦，脉甚微，八九日心下痞硬，胁下痛，气上冲咽喉，眩冒，经脉动惕者，久而成痿。

前数节言下后成痞，此二节言吐汗后亦能成痞，不仅于下也。伤寒吐下后发汗，则夺其经脉之血液而为汗矣。心主血，故虚烦；心主脉，故脉微；八九日当少阳主气之期，不能从枢以出，故心下痞硬而胁下痛也；心系上挟于咽，经脉内虚，则虚气反上冲于咽喉也；眩冒者，经血不上荣于头也；惕，动貌，经脉惕动者，经血不内荣于筋也；痿者，肢体委②废而不为我用也，久而成痿者，经血不外行于四末也。

伤寒发汗，若吐，若下，解后，心下痞硬，噫气③不除者，旋覆代赭石汤主之。

旋覆代赭汤方

旋覆花三两　**代赭石**一两　**人参**二两　**甘草**三两，生④　**半夏**半升　**生姜**五两　**大枣**十二枚

---

① 益：更加。
② 委：委顿，不振作。
③ 噫气：嗳气。
④ 生：《伤寒论》作“炙”。

上七味，以水一斗，煮取六升，去滓，再煎，取三升，温服一升，日三。

伤寒发汗，则在表之邪已解；若吐若下，则中下之邪已解；而心下仍痞硬，噫气不除者，此因汗吐下后，中气伤而虚气上逆也。旋覆代赭汤主之。旋覆花主治结气，有旋转覆下之功，故能解否[1]塞之气；代赭石之重以镇气逆；人参、甘草、大枣，所以补中气；半夏亦所以旋转而散逆者也。

按：旋覆花乃肺金之药，肺属金天而主气，旋覆能旋转肺气，故以命名。

下后，不可更行桂枝汤，若汗出而喘，无大热者，可与麻黄杏子甘草石膏汤。

此节重出，但上章汗后，此节下后，疑或传写之误也。

太阳病，外证未除而数下之，遂协热而利，利下不止，心下痞硬，表里不解者，桂枝人参汤主之。

桂枝人参汤方

桂枝四两　人参　白术　干姜各三两　甘草四两

上五味，以水九升，先煮四升[2]，取五升，内桂枝，更煮取三升，去滓，温服一升，日再[3]夜一服。

此二节，言太阳表里不解而成痞也。太阳病外症未除者，肌未解也，数下之则虚其中气，外邪乘虚而入，遂协热而利，中气虚寒，外热内入，故利下不止而心下痞硬也。外症未除而复痞硬利下，故表里不解，宜桂枝以解外，参术姜草以温中，表解而里亦和，正复而邪自去矣。

---

① 否：堵塞不通。
② 升：光绪本和《伤寒论》均作“味”，义胜。
③ 再：再次，两次。

伤寒大下后，复发汗，心下痞，复恶寒者，表未解也。不可攻痞，当先解表，表解乃可攻痞。解表宜桂枝汤，攻痞宜大黄黄连泻心汤。

本经①曰：本发汗而反下之，此为逆也。伤寒大下之后，复发汗，则太阳之气逆于心胸，故心下痞；逆于肌表，故恶寒。此虽有里证而表仍未解也。夫从外而内者，先治其外复治其内，故不可攻痞，当先解表。解表宜桂枝汤以解肌，攻痞宜大黄黄连泻心汤以解热。

伤寒发热，汗出不解，心中痞硬，呕吐而下利者，大柴胡汤主之。

此一节，所以结痞症之义也。伤寒发热，汗出不解，邪遂结于心中，故心下痞硬；邪虽结而气机仍欲上腾，故呕吐；不得上出而复欲下行，故下利。因其势而达之，故用大柴胡汤，从中土以达太阳之气于外。上文以泻心汤治痞，此复以大柴胡汤主之者，以见痞症可从外解，亦可从中以解也。

病如桂枝证，头不痛，项不强，寸脉微浮，胸中痞硬，气上冲咽喉不得息者，此为胸有寒也，当吐之，宜瓜蒂散。

瓜蒂散方

瓜蒂一分，音问，熬黄　赤小豆一分

上二味，各分捣筛为散已，合治之，取一钱匕，以香豉一合，用热汤七合煮作稀粥，去滓，取汁和散，温顿服之。不吐者，少加得快吐乃止。诸亡血虚家，不可与之。

此一节，所以结结胸之义也。病如桂枝症，如啬啬恶寒，淅淅恶风，翕翕发热是也；头不痛，项不强，不病太阳之经也；寸脉微浮者，太阳之气浮于外也；胸中痞硬，邪逆于中也；气上冲咽喉不得息

---

① 本经：指《伤寒论》。

者，邪欲从太阳之气而上越也。此不涉太阳之表气，不干太阳之经脉，唯在于胸，故曰此为胸有寒也。寒逆于胸，太阳之气不得从胸以出，高者越之，故宜吐之。瓜性蔓延直上，瓜甜而蒂苦，豆乃水谷，一取其色赤，一取其色黑，乃从下而上，由阴而阳之意也，用为吐剂，宜①矣。

病胁下素有痞，连在脐旁，痛引少腹，入阴筋者，名曰脏结，死。

此一节，所以结脏结之意也。夫少阴上火下水，厥阴为阴中之阴，故结在少阴，无君火之化者，止曰难治，曰不可攻，以少阴上有君火，犹可冀其生也；结在厥阴，两阴交尽，绝不见阳，故死。素，现在也。胁下脐旁，少腹阴筋，皆厥阴之部也。痞现在于厥阴之部，不得中见之化，此名脏结，死症也。上文论脏结，曰难治，曰不可攻，此复论脏结之死症，以见脏结可生，而亦可死也。

伤寒若吐若下后，七八日不解，热结在里，表里俱热，时时恶风，大渴，舌上干燥而烦，欲饮水数升者，白虎加人参汤主之。

夫邪之中人，必先于皮毛，次入于肌，次入于络。肺主皮毛，脾主肌，阳明主络。太阳病气在皮毛，即内合于肺，故麻黄汤所以利肺气；在于肌，即内合于脾，故桂枝越脾汤所以助脾气；在于络，即内合于阳明，故白虎汤所以清阳明之气。然均谓之太阳病者，以太阳为诸阳之气，皮毛肌络皆统属于太阳也。合下共三节，言太阳病在于络，合于阳明，而为白虎汤之热症也。伤寒若吐若下后，则伤其中气矣；七八日又当太阳阳明主气之期，不解，则太阳之标阳与阳明之燥气相和而为热；《金匮》曰“极热伤络”，热结在里者，结于络脉之里也；太阳主表，阳明主里，故表里俱热；热伤表气，故时时恶风；热

① 宜：合适。

伤里阴，故大渴；感燥热之化，故舌上干燥而烦；津液内竭，故欲饮水数升。宜白虎汤以清阳明之络热，加人参以资生津液。

按：此三节论燥热火之气，下章风湿相搏两节论风寒湿之气。

伤寒无大热，口燥渴，心烦，背微恶寒者，白虎加人参汤主之。

伤寒无大热者，外无大热也；阳明络于口，属于心，故口燥渴而心烦也；太阳循身之背，阳明循身之面，热俱并于阳明，则阳明实而太阳虚，故背微恶寒也。亦以白虎汤加人参汤主之。

伤寒脉浮，发热无汗，其表不解，不可与白虎汤。渴欲饮水，无表证者，白虎加人参汤主之。

此申明白虎汤能解络热，而不能解表热也。伤寒脉浮，发热无汗，表未解也，非白虎汤症，故不可与。渴欲饮水，无表证者，邪不在表而在络，白虎汤症也，故宜加人参主之。

魏子干曰：入于肌络者宜桂枝，肌气之在里者宜越脾，络气之入里者宜白虎。

太阳少阳并病，心下硬，颈项强而眩者，当刺大椎、肺俞、肝俞，慎勿下之。

此三节，论太阳合并于少阳而为病也。少阳病，不可汗，复不可下。今太阳并病于少阳，在经而不在气，宜刺以泄在经之邪，更慎不可下也，词意与小结胸篇同。

太阳与少阳合病，自下利者，与黄芩汤；若呕者，黄芩加半夏生姜汤主之。

黄芩汤方

黄芩三两　甘草炙　芍药各二两　大枣十二枚

上四味，以水一斗，煮取三升，去滓，温服一升，日再，夜一服。

黄芩加半夏生姜汤方

黄芩三两　甘草炙　芍药各二两　半夏半升　生姜三两　大枣十二枚

上六味，以水一斗，煮取三升，去滓，温服一升，日再，夜一服。

夫并病与合病不同，并者，彼并于此，乃太阳之病，俱并于少阳也；合者，彼此相合，乃太阳与少阳相合而为病也。太阳主开，少阳主枢，太阳不能从枢以外出，而反从枢以内陷，故下利，与黄芩汤清陷里之热而达太阳之气于外；若呕者，少阳之枢欲从太阳之开以上达也，故加半夏、生姜宣达其逆气以助太阳之开。

伤寒胸中有热，胃中有邪气，腹中痛，欲呕吐者，黄连汤主之。

黄连汤方

黄连　甘草炙　干姜各三两　人参二两　桂枝三两　半夏半升　大枣十二枚

上七味，以水一斗，煮取六升，去滓，温服一升，日三，夜二服。

此论少阳三焦之气游行于上中下也。上焦主胸，中焦主胃，下焦主腹。伤寒胸中有热者，逆于上焦也；胃中有邪气者，逆于中焦也；腹中痛者，逆于下焦也；欲呕吐者，少阳三焦之气逆于上中下之间，而复欲从枢转以上出也。用黄连以清里热，半夏以达逆气，桂枝助其通会元真于肌腠，姜草参枣资中土以助其外达也。

伤寒八九日，风湿相搏，身体疼烦，不能自转侧，不呕，不渴，脉浮虚而涩者，桂枝附子汤主之。若其人大便硬，小便自利者，去桂加白术汤主之。

桂枝附子汤方

桂枝四两　附子三枚，炮　大枣十二枚　生姜三两　甘草二两

上五味，以水六升，煮取二升，去滓，分温三服。

桂枝附子去桂加白术汤方

白术四两　甘草二两　附子三枚，炮　生姜三两　大枣十二枚

上五味，以水七升，煮取三升，去滓，分服三服。初服其人身如痹，半日许，复服之，三服尽，其人如冒①状，勿怪，此以附子、术并走皮肉，逐水气，未得除，故使之尔。法当加桂四两，此本一方二法也。

此节论风寒湿三气杂至合而为痹也。伤寒八九日，当阳明少阳主气之期，不解而复感于风湿，三气杂至，合而相搏，是以身体疼剧而烦也；地之湿气，感则害人筋脉，故不能自转侧也；湿气中于下，无上达之机，故不呕；湿气淫于内，无火热之化，故不渴；浮则为风，涩则为湿，风湿伤其正气，故脉浮虚而涩也。用桂枝附子汤，壮火之气以制阴湿。若其人大便硬，小便自利者，乃脾土受伤，津液不能还入胃中，宜去解肌之桂，加补中之术。

风湿相搏，骨节痛烦，掣痛②不得屈伸，近之则痛剧，汗出短气，小便不利，恶风不欲去衣，或身微肿者，甘草附子汤主之。

甘草附子汤方

甘草　白术各二两　桂枝四两　附子两枚，炮

上四味，以水七升，煮取三升，去滓，温服一升，日三。初服得微汗则解，能食汗止，复烦者，服五合。

---

① 冒：眩晕。

② 掣痛：人体关节或肌肉牵拉样疼痛。

上节论湿伤筋脉，此节论湿流关节也。风湿相搏，承上文而言也；节之交，神气①之所游行出入，今风湿流于关节，神气不能出入，故疼烦，掣痛不得屈伸也；湿淫于内，风涣于外，故汗出；《经》曰“诸水皆生于肾”，又曰“其本在肾其末在肺”，今肺气不能下降，肾气不能上升，故呼吸不利而短气；小便不利者，脾不转输也；恶风不欲去衣者，风湿胜而无阳热之化也；或身微肿者，脾虚而风湿干于肌肉也。用甘草附子汤，助火土而阴湿消矣。

伤寒脉浮滑，此表有热，里有寒也，白虎汤主之。

上八节，以风寒湿热燥火之气结通篇太阳之病，以见伤寒一论，六淫之邪兼备，非止风寒也。此三节，以浮滑结代之脉象，结通篇太阳之脉，以见太阳总统诸经之气，而诸脉之生死亦俱备于太阳篇中也。伤寒脉浮滑者，浮则热在表，滑则热在经，太阳之标热在表，此表有热也，太阳之本寒在里，此里有寒也，凡伤于寒则为病热，故宜白虎汤主之。

伤寒脉结代，心动悸，炙甘草汤主之。

炙甘草汤方

甘草四两　**桂枝**　**生姜**各三两　**人参**　**阿胶**各二两　**大枣**三十枚　**麻仁**　**麦冬**各半斤　**生地**一斤

上九味，以清酒②七升，水八升，先煮八味，取三升，去滓，内胶烊消尽，温服一升，日三。又名复脉汤。

结者，病脉也；代者，危脉也。伤寒脉结代者，或结或代也；夫脉始于足少阴肾，生于足阳明胃，主于手少阴心，少阴之气不与阳明相合，阳明之气不与少阴相合，上下不交，血液不生，经脉不通，是以心气虚而悸动也。甘草、人参、大枣、麻仁，所以资生于胃也；桂

---

① 神气：此处指气血津液。
② 清酒：清洁的酒。

枝、生地，所以资心主之气血也；阿胶乃济水①伏行地中而注于阿井，心合济水也，用黑驴皮煎而成胶，驴乃火畜，色黑归肾，取其助少阴水火之气也；麦冬主通脉络；生姜宣达经脉之结气；用清酒者，亦取其通经脉之义也。

结，病脉也；代，死脉也。结脉可治，而代脉难治，故下文云得此脉者必难治。今本文虽兼言结代，然内用桂枝、麦冬、麻仁、清酒通经脉之药，是治结脉而不治代脉明矣，是当作伤寒脉结、心动悸解，兼言代者，因下文论结代之脉而并及之也。若脉果代，即通脉四逆亦难为矣，炙甘草之力安能复脉哉。

脉按之来缓，而时一止复来者，名曰结；又脉来动而中止，更来小数，中有还者反动，名曰结，阴也；脉来动而中止，不能自还，因而复动者，名曰代，阴也，得此脉者必难治。

此复申明结代之脉状。结与代相类，但结能还而代不能还也。还者，如人之出外而复还于家也。夫脉之行，一息四至，来者为阳，去者为阴，此去彼来，阴阳交会，循环不息。辨脉篇曰："脉来缓，时一止复来者，名曰结。"又曰："阴盛则结。"若脉来缓，不及四至，时一止而复来者，是阴气结而阳气不能相将，此名曰结。然不特缓而中止为结，又脉来动而中止，更来小数，中有还者反动，是阴气固结已甚而阳气不得至，反与阴争，故小数而动也，亦名曰结，此为阴盛也。夫结脉之时一止而复来者，时或一止，无常数也。今脉来动而中止者，止有常数也；不能自还者，去而不能来也；因而复动者，阳不能至而阴代之也。此名曰代，惟阴而无阳也。代者，更代而交代也，此脏气倾危，阴阳离脱之象，故曰得此脉者必难治。

结代二脉，仿佛在几希②之间，须要审得明白，指下一误，生死判焉。

---

① 济水：河流名。发源于河南济源王屋山。

② 几希：相差甚微，极少。《孟子·离娄下》："人之所以异于禽兽者几希。"

卷四

钱塘张锡驹令韶父　注解

徐旭升上扶　王良能圣钦　参订

门人　王元文燮庵　魏士俊子干　徐钦月昊若　校

男　汉倬云为　汉位誉皆　校

辨阳明病脉证篇

问曰：病有太阳阳明，有正阳阳明，有少阳阳明，何谓也？答曰：太阳阳明者，脾约是也；正阳阳明者，胃家实是也；少阳阳明者，发汗、利小便已，胃中燥烦实，大便难是也。

阳明者，二阳也。太少在前，两阳合明，谓之阳明，故有太少正阳明之病也。约，穷约也。阳明之上，燥气治之，本太阳病不解，太阳之标热合阳明之燥热并于太阴脾土之中，脾为孤脏而主津液，今两阳相铄，阴液消亡，不能灌溉，困守而穷约也，所谓太阳阳明者是也。天有此燥气，人亦有此燥气，燥气者，阳明之本气也，燥化太过，无中见太阴湿土之化，此阳明胃家自实，所谓正阳阳明者是也。夫汗与小便，皆胃腑水谷之津，少阳相火主气，若发汗利小便，则相火愈炽而水津愈竭，故胃中燥实而大便难，火盛则烦，所谓少阳阳明者是也。阳明有太少正三者之分，以阳明从太少而生也。

阳明之为病，胃家实是也。

此复申明正阳阳明之为病也。正阳阳明者，阳明之本气也。本气者，燥气也。燥气盛于上，则胃家实于内，故言阳明燥气之为病，胃家实是也。

问曰：何缘①得阳明病？答曰：太阳病，若发汗、若下、若利小便，此亡津液，胃中干燥，因转属阳明。不更衣、内实、大便难者，此名阳明也。

此承上章太阳阳明病而言也。盖太阳之津液，生于胃腑水谷之津，太阳病若发汗、若下、若利小便，皆所以亡胃腑之津液也，津液亡，故胃中干燥，因而转属于阳明，遂不更衣、阳明内实、大便难者，此太阳转属阳明而名阳明也。

古人大便必更衣，故不更衣为不大便也。

问曰：阳明病外证云何？答曰：身热、汗自出、不恶寒、反恶热也。

夫阳明之气，亦从胸中而出于肤表，故又问外症云何。身热者，阳明燥热之气蒸蒸而发也；汗自出者，阳明水谷之津溱溱而出也；阳明之上，燥气主之，故不恶寒，反恶热也。

问曰：病有得之一日，不发热而恶寒者，何也？答曰：虽得之一日，恶寒将自罢，即自汗出而恶热也。

此承上文而言。不恶寒反恶热者，阳明病也，今有得之一日不发热而恶寒者，乃病邪在表而未化热也，然虽得之一日，寒将罢而化热，故即自汗出而恶热也。

问曰：恶寒何故自罢？答曰：阳明居中土也，万物所归，无所复传，始虽恶寒，二日自止，此为阳明病也。

此复设问答以明恶寒自罢之故也。阳明位居中土，为万物之所归，凡内外之邪，皆可入于阳明，一归中土，无复出理，故无所复传于别经也。始虽恶寒者，以一日在表，表气通于太阳也。二日阳明主气，正邪之气俱归阳明，故恶寒自止，此为阳明病也。

---

① 何缘：什么原因。缘，原因。

此借问答以明阳明之无所复传，非若别经之有复传也。

本太阳病，初得病时，发其汗，汗先出不彻，因转属阳明也。伤寒发热无汗，呕不能食，而反汗出濈濈然者，是转属阳明也。

上文历言阳明本经之自为病，此复申明太阳转属阳明之意，以见阳明有自病转属之不同也。上文言亡津液而转属，此言汗出不彻，是不必亡津液而亦能转属也。伤寒发热无汗者，病在太阳也；呕不能食者，胃气不和也；不因发汗而反汗出濈濈然者，动其水谷之津也。水津外泄则阳明内虚，是以转属于阳明也。

王绎堂问曰：亡津液而胃中燥，因转属阳明固已，若汗出不彻，津液不亡，何以亦转属阳明耶？答曰：汗者，阳明之阴液也，汗出不彻，则阳明燥热之气不得随汗而泄，太阳之标热反内合其燥气，故因而转属也。

伤寒三日，阳明脉大。

三日少阳主气，今伤寒三日而阳明脉大者，邪归中土，无所复传，故虽三日少阳主气之期而仍现阳明之大脉也。

自此以上六节，论阳明之气主表而外合太阳，主里而内生津液之意也。

伤寒脉浮而缓，手足自温，是为系在太阴。太阴者，身当发黄，若小便自利者，不能发黄，至七八日，大便硬者，为阳明病也。

此二节，明阳明与太阴为表里之义也。夫阳明脉大，今脉浮而缓，阳明身热，今手足自温，此不在阳明而系在太阴也。太阴者，湿土也，湿热相并，身必发黄，若小便自利者，湿热得以下泄，故不能发黄。夫系者，虚系而不实也，可系于此，而亦可系于彼，至七八日阳明主气之期，亦可系于阳明，故大便硬者，为阳明也。以见太阴阳明之气相为表里，而太阴阳明之邪亦可交相为系者也。

伤寒转系阳明者，其人濈然微汗出也。

此承上文大便硬为阳明病而言也，言太阴之伤寒转系于阳明，不特其人大便硬，而且濈然汗出也。

阳明中风，口苦咽干，腹满微喘，发热恶寒，脉浮而紧，若下之，则腹满小便难也。

此言阳明之气不特与太阴为表里，抑且①中合于少阳，外合于太阳也。阳明中风，不涉于本气之燥化，而涉于少阳之热化，故口苦咽干；复涉太阴之湿化，故腹痛微喘；又涉太阳之寒化，故发热恶寒；以风邪而入于里阴，故脉紧；复外合于太阳，故浮而紧。浮宜外解，若下之，则太阴脾土不能转运而腹满如故，少阳三焦不能决渎而小便难也。

阳明病，若能食，名中风；不能食，名中寒。

夫胃为水谷之海，仓廪之官，故此三节，以食而论阳明之气焉。胃为阳土，风为阳邪，以阳邪而伤阳，两阳相得，故能食；寒为阴邪，以阴邪而伤阳，阴寒闭隔，故不能食。

风能鼓动阳明之气，故能食；寒能闭拒阳明之气，故不能食。

阳明病，若中寒者，不能食，小便不利，手足濈然汗出，此欲作固瘕，必大便初硬后溏。所以然者，以胃中冷，水谷不别故也。

此论阳明中寒，阴寒甚而不得本气燥热之化也。盖言阳明病若中寒者，不但谷不消而不能食，抑且水不化而小便不利也。四肢为诸阳之本，胃阳虚，津液泄，故手足然濈汗出。固，固冷也。瘕，瘕聚也。言沉寒固冷，欲假②气成形而作瘕聚也。初硬者，燥气主之也；后溏者，寒气乘之也。所以然者，以胃中冷，谷不消而水不化，水谷

① 抑且：况且，而且。
② 假：借助于。

不别故也。

阳明病，初欲食，小便反不利，大便自调，其人骨节痛，翕翕[①]如有热状，奄然[②]发狂，濈然[③]汗出而解者，此水不胜谷气，与汗共并，脉紧则愈。

此论阳明中风，阳气甚而不得少阴之癸水以济之也。阳明病，初欲食者，阳气甚也，夫病在阳明，小便当利，大便当燥，今反不利而自调者，津液尚还于胃中，但不得少阴之癸水[④]以相合也，少阴主骨节，少阴不得上合于阳明，故其人骨节痛。翕，合也。两火合并，而为阳明，故翕翕如有热状也。奄，忽也。濈，汗出貌。言忽然发狂，濈然汗出而解者，此少阴癸水之阴气不胜阳明谷神之阳气，与汗共并于中，故奄然而濈然也。脉紧则愈者，紧则为阴，阴气复而阳气平，戊癸合矣。

阳明病，欲解时，从申至戌上。

此言阳明病解之时，作一小结也。日晡而阳气衰，阳明之所主也，阳明旺于申酉二时，病气得天时之助而解，故欲解时，从申至戌上也。

阳明病，不能食，攻其热必哕[⑤]。所以然者，胃中虚冷故也。以其人本虚，故攻其热必哕。

此章凡三节，论阳明中气虚寒，食气入胃，不能淫精[⑥]于经脉，输精于皮毛而为病也。此言中气虚寒也。夫胃气实则能食，虚则不能食，今阳明病不能食者，胃气虚也，反攻其热，既虚且寒，故必哕。

---

① 翕翕：盛大貌。

② 奄然：忽然。晋·干宝《搜神记》卷二："徘徊良久，奄然不见。"

③ 濈然：汗珠密布的样子。

④ 癸水：此处指肾之阴津。

⑤ 哕：病证名，呃逆之古称。

⑥ 淫精：布散精气。

哕者，呃也。所以然者，以胃中虚冷故也。又申言人以胃气为本，其人本虚者，胃气虚也，故攻其热必哕。

阳明病，脉迟，食难用饱，饱则微烦头眩，必小便难，此欲作谷瘅。虽下之，腹满如故。所以然者，脉迟故也。

此言胃气虚，不能淫精于经脉也。本经①曰："伤寒三日，阳明脉大。"今阳明病脉迟者，经脉不能禀气于胃也。《经脉别论》曰："食气入胃，浊气归心，淫精于脉，脉气流经"，是食由胃而归于心，由心而淫于脉，流于经也，故食气散达于经脉之中，自不厌其饱，若不能散达，俱留滞于胃，故食难用饱。饱则浊气归心，不能淫于脉，流于经，故微烦也。不但此也，不能循经而上行，则头眩；不能循经而下行，必小便难；不能循经而留于中，则欲作谷瘅。瘅，黄也。此胃气不能横充而旁达，故虽下之而腹满如故，所以然者，以胃虚不能淫精于经脉，脉迟故也。

阳明病，法多汗，反无汗，其身如虫行皮中状者，此久虚故也。

此言胃气虚，不能输精于皮毛也。身热汗自出者，阳明病也，故阳明病法多汗，今反无汗，其身痒如虫行皮中状者，此胃气久虚，不能输精于皮毛故也。《经》曰：输精皮毛，毛脉合精，行气于腑。以是知内而经脉，外而皮毛，皆禀气于胃者也，胃气一虚，皮毛经脉俱无所禀而病矣，所谓以胃气为本也。三节之意如此。

阳明病，反无汗而小便利，二三日呕而咳，手足厥者，必苦头痛。若不咳不呕，手足不厥者，头不痛。

此章凡四节，论阳明居中土，主灌溉于上下内外四旁②者也。此言阳明之气合肺而上逆于头，不能灌溉于四旁也。阳明病反无汗而小

---

① 本经：指《伤寒论》。
② 四旁：指四肢。

便利者，津液不得外达而惟下泄也；津液泄于下，则虚气逆于上，故二三日呕而咳；四肢不得禀水谷气，故手足厥；夫呕而咳、手足厥者，阳明之气不能横充，惟逆于上，故必苦头痛。若不咳不呕，手足不厥，阳明之气横充而四达，不逆于上，故头不痛。

呕者，胃病也。咳者，肺病也。肺脘①与胃脘相连，故《咳论》曰：聚于胃，关于肺。然不特肺胃相连，阳明燥金也，肺寒金也，皆主秋金之气，故此二节皆咳。

阳明病，但头眩，不恶寒，故能食而咳，其人必咽痛。若不咳者，咽不痛。

此论阳明之气，合肺而上逆于咽，不得流通于下也。阳明病但头眩者，风虚掉眩也；不恶寒者，感阳明燥热之气也；阳明中风，故能食；风邪伤肺，故能食而咳；咽为胃腑之门，肺气由之而出，咳极则伤，故其人必咽痛；若不咳者，肺气不病，无伤于咽，故咽不痛。

阳明病，无汗，小便不利，心中懊侬者，身必发黄。

合下节，论阳明之气郁于中土，不得外达而下输也。阳明之气不能外达于皮毛，故无汗；不下输于膀胱，故小便不利；惟郁于中土，故心中懊侬；无所发泄，故身必发黄。此气不输而为湿黄也。

阳明病，被火②，额上微汗出，而小便不利者，必发黄。

上节论湿黄，此节借被火以论湿热发黄也。阳明病，湿热病也，复被火，则湿热因火而盛，上蒸于经脉，阳明之脉交额中，故额上微汗出；又不得下泄，故小便不利；湿热相黰，亦必发黄。以是知阳明之气主灌溉于上下内外四旁之间，而不得郁于中土者如此。

阳明病，脉浮而紧者，必潮热，发作有时；但浮者，必盗汗出。

---

① 肺脘：肺脏内腔。周学海《读医随笔》：“气之呼吸，取道肺脘，而胃脘附之，二脘者，气之所并行也。”

② 被火：受到火法治疗。

此三节，论阳明主里复外和于表气，内通于经脉，复还于胃中也。浮为表虚；紧为里实；潮热者，有时而作，如潮之有信也。阳明病脉浮而紧者，表邪入里，阳明里实，故必潮热，发作有时也；若但浮而不紧者，此阳明表虚也，人卧则血归于肝，表阳虚于外，阴血归于内，两不相顾，故睡中汗出，如盗贼乘人之不觉而窃去也。

阳明病，口燥，但欲嗽①水，不欲咽者，此必衄。

此言阳明之津液通于经脉而为衄也。阳明病口燥者，病阳明之燥气也；燥热在经，故但欲嗽水；不在于胃，故不欲咽；热甚而经血妄行，故必衄也。《经》曰：胃主血所生病②者，鼽③衄是也。

阳明病，本自汗出，医更重发汗，病已差，尚微烦不了了者，此必大便硬故也，以亡津液，胃中干燥，故令大便硬。当问其小便日几行，若本小便日三四行，今日再行④，故知大便不久出。今为小便数少，以津液当还入胃中，故知不久必大便也。

此言阳明之津液复还于胃中也。阳明病本自汗出，津液外泄也；医更重发汗，津液竭矣；病已差者，外已除也；尚微烦不了了者，内未解。故大便必硬也。夫以亡津液干燥之故而令大便硬，是不必问其大便，而当问其小便日几行矣，若小便由多而少，故知大便不久出，盖以大小便皆胃腑津液之所施也。今小便数少，则津液当复还入于胃中，故知不久必大便也。

伤寒呕多，虽有阳明证，不可攻之。

夫阳明有胃气，有悍气，有燥气。胃气者，柔和之胃气也。悍气者，慓悍滑利，别走阳明者也。燥气者，燥金之气也。病在悍气者可

---

① 嗽：《伤寒论》作“漱”。
② 胃主血所生病：语出《灵枢·经脉》。
③ 鼽（qiú 求）：鼻孔堵塞。
④ 再行：此处指小便两次。

攻，病在燥气者可攻，病在胃气者不可攻，病在燥气而卫气虚者亦不可攻，故此三节俱言不可攻也。伤寒呕多者，阳明胃气虚也，胃气虚，虽有阳明燥热之证，不可攻之。

攻邪者，所以扶正也，苟正既虚矣，中无有主，将何所借以攻邪乎？古人云“养正则邪自去”，此之谓也。

阳明病，心下硬满者，不可攻之。攻之，利遂不止者死，利止者愈。

心下者，胃腑之所居也，胃为水谷之海。阳明病心下硬满者，胃中水谷空虚，胃无所仰，虚气上逆，反硬满也，故太阳篇曰此非结热，但以胃中虚，客气上逆，故使硬也，不可攻之。攻之而利遂不止者，水谷尽，胃气败，故死；利止者，水谷未尽，胃气未败，故愈。大意详见愚著《胃气论》① 中。

阳明病，面合赤色，不可攻之，必发热色黄，小便不利也。

阳明之脉上循于面，故中于面则下阳明。合，皆也。今阳明病面皆赤色者，阳气怫郁于表也，不可攻里。夫阳明怫郁在表而不得散，不但面合赤色，必遍蒸于肤表而发热，内郁于中土而发黄，水道不通而小便不利也。《经》曰：“三焦膀胱者，腠理毫毛其应②。”盖言三焦主腠理，膀胱主毫毛也。膀胱外应皮毛而内通水道，湿热在表不得下泄，故发黄者必小便不利，古人开鬼门以利小便，良有以也③。

阳明病，不吐不下，心烦者，可与调胃承气汤。

此三节，皆言可攻之证，而又以明三承气之各有所主也。此言阳明胃腑不和，宜与调胃承气也。阳明病者，胃气不和之病也；不吐不下，胃不虚也；胃络上通于心，阳明之燥火与少阴之君火相合，故心烦。可与调胃承气汤。调者，调和也，胃气不和，以此调之。承气

① 胃气论：又名《辨杂症》。一卷。清代医家张锡驹撰。

② 三焦膀胱…毫毛其应：语出《灵枢·本脏》。

③ 良有以也：确实很有道理呀。

者，以下承上也，热气在上，以水承之。芒硝出于卤地①，感水阴之气，故能上承热气；大黄苦寒，主推陈致新，荡涤胃中之热垢；甘草所以调中也。汤方载太阳篇。

阳明病，脉迟，虽汗出不恶寒者，其身必重，短气，腹满而喘，有潮热者，此外欲解，可攻里也。手足濈然汗出者，此大便已硬也，大承气汤主之；若汗多，微发热恶寒者，外未解也，其热不潮，未可与承气汤；若腹大满不通者，可与小承气汤，微和胃气，勿令大泄下。

大承气汤方

芒硝半斤　大黄四两，酒洗　枳实五枚，炙　厚朴半斤，炙，去皮

上四味，以水一斗，先煮枳朴，取五升，去滓，内大黄，煮取二升，去滓，内芒硝，更上微火一两沸，分温再服，得下，余勿服。

小承气汤方

大黄四两　厚朴二两　枳实三枚

上三味，以水四升，煮取一升二合，去滓，分温二服。初服汤，当更衣，不尔者，尽饮之。若更衣，勿服。

阳明病脉迟者，以阳邪而入于里阴也；汗出者，阳明津液外泄也；不恶寒者，感燥气之化也；太阴主腹而主周身之肌肉，身重腹满者，内干于太阴脾土也；短气而喘者，中土内郁，肺气难于升降也；潮热者，随气旺之时而热也。意谓脉迟为寒，今阳明病脉迟，非寒也，故虽汗出而不恶寒，内涉于太阴，故其身必重，短气腹满而喘，然必现有潮热者，此阳明外证欲解，可攻里也。若手足濈然汗出者，津液外注，热结于内，此大便已硬也，大承气汤主之。若汗虽多而微

① 卤地：盐碱地。

发热恶寒者，此阳明外证未解也，何以知之？以热不潮，故未可与承气汤。若腹大满不通者，便虽硬而热不潮，可与小承气汤，微和胃气，勿令大泄下，慎之之词也。

按：胃与大肠小肠，交相贯通者也。胃接小肠，小肠接大肠，胃主消磨水谷，化其精微，内灌溉于脏腑，外充溢于皮毛，其糟粕下入于小肠，小肠受其糟粕，复加运化，传入于大肠，大肠方变化传导于直肠而出。故曰："小肠者，受盛之官，化物出焉。""大肠者，传导之官，变化出焉。"是大承气者，所以通泄大肠而上承热气者也，故用朴实以去留滞，大黄以涤腐秽，芒硝上承热气；小承气者，所以通泄小肠而上承胃气者也，故曰微和胃气者，是承制胃腑太过之气者也，不用芒硝而亦名承气者以此；若调胃承气，乃调和胃气而上承君火之热者也，以未成糟粕，故无用枳朴之消留滞。此三承气之义也。承者，制也，谓制其太过之气也，故曰"亢则害，承乃制"。

阳明病，潮热，大便微硬者，可与大承气汤，不硬者，不可与之。若不大便六七日，恐有燥屎，欲知之法，少于小承气汤，汤入腹中，转矢气者，此有燥屎也，乃可攻之。若不转矢气者，此但初头硬，后必溏，不可攻之，攻之必胀满不能食也。欲饮水者，饮水则哕。其后发热者，必大便复硬而少也，以小承气汤和之。不转矢气者，慎不可攻也。

此言大承气行便硬，小承气行燥屎，各有所主，而胃气虚者，慎不可攻也。胃合海水，无病之人，亦日日有潮，但不觉耳，病则气随潮而发现于外矣。上文云："其热不潮，未可与承气汤。"故阳明病必潮热便硬，方可与之，若不硬者，不可与。言虽有潮热，又当验其大便，不可概以潮热为可攻也。然而大便又未可尽信也，亦有不大便六七日，而未必有燥屎者，欲知之法，少于小承气汤，汤入腹中，下转而矢气者，此有燥屎也，乃可攻之。若不转矢气，此胃气虚，故但初头硬，后必溏，不可攻之，攻之则胃气愈虚，故胀满不能食也。下后水津竭，故欲饮水，胃气虚，故饮水则哕。其后发热者，阳明热气复也；大便复硬而少者，津液枯而水谷减也。可与小承气和之。夫曰和之，其不可攻明矣，故又曰不转矢气者，慎不可攻也。其叮咛致慎也切矣。

夫实则谵语，虚则郑声。郑声者，重语也。直视谵语，喘满者死，下利者亦死。

此章统论谵语有虚实之不同，生死之各异也。谵语者，妄语也。郑声如郑国之声，淫乱而不正也。重语者，语言重复，即《素问》所谓言而微，终日乃复言者是也。在心主言，胃络上通于心。实则谵语者，阳明燥热甚而神昏气乱，故不避亲疏，妄言骂詈①也。虚则郑声者，神气虚而不能自主，故声音不正而语言重复也。直视者，精不灌目，目系急而不转也。夫谵语当无死证，若喘满者，脾肺不交，血气脱于上，故死；下利者，脾液不收而气陷于下，亦死。

郑声者，即谵语之声，聆其声有不正之声，轻微重复之语，即是郑声，非谵语之中，别有一种郑声也，故止提郑声而后无郑声之证。

发汗多，若重发汗者，亡其阳，谵语。脉短者死，脉自和者不死。重，平声②。

此言亡阳谵语也。夫汗为心液，心为阳中之太阳，发汗多，心液虚矣。若重发汗，则阴液虚而心主之阳遂无所附而亡于外，故亡其阳。阳气亡于外，则神气昏于内，故谵语。脉乃血脉，脉短者，血液亡，心气绝，故死。脉自和者，阴阳和平，虽剧当愈，故不死。

伤寒若吐若下后不解，不大便五六日，上至十余日，日晡所发潮热，不恶寒，独语如见鬼状。若剧者，发则不识人，循衣摸床，惕③而不安，微喘直视，脉弦者生，涩者死。微者，

---

① 詈（lì 厉）：骂，责骂。
② 平声：光绪本作“去声”。
③ 惕：戒惧，小心谨慎。

但发热谵语者，大承气汤主之。若一服利，止后服。

此言亡阴谵语也。伤寒若吐若下后不解，则阴液亡矣，阴液亡，故不大便五六日，而上至十余日也；日晡所发潮热者，随阳明所旺之时而热也；不恶寒者，阳明燥气甚也；独语如见鬼状者，自言自语，妄有所见也，此阳热甚而神气昏也。剧，甚也。发则不识人者，神明乱而或混或清，时发时止也；阳气实于四肢，故循衣摸床，惕而不安也；孤阳脱于上，故微喘；精不灌于目而目系急，故直视。此阳热甚而阴液亡也。弦为阴脉，若脉弦者，阴气未绝，故生；涩则无血，故死。微者，无以上之剧证，而但发热谵语者，此阳明内实也，大承气汤主之。若一服利，即止后服，不必尽剂。盖用之当，大承气可以养阴；不当，大承气亦所以亡阴也。可不慎与！

丁巳秋，予治一妇人，伤寒九日，发狂，面白，谵语，不识人，循衣摸床，口目瞤动，肌肉抽搐，遍身手足尽冷，六脉皆脱，死证悉具。诸医皆辞不治，予因审视良久，闻其声重而且长，句句有力。乃曰：此阳明内实，热郁于内，故令脉道不通，非脱也，若真元败绝而脉脱，必气息奄奄，不久即死，安得有如许气力大呼疾声久而不绝乎？遂用大承气汤，启齿而下，夜间解黑粪满床，脉出身热神清，舌燥而黑，更服小陷胸汤，二剂而愈。因思此症大类四逆，若误投之，立死。及死之后，必以为原系死症，服之不效，数①也，不知病人怀恨于九泉矣。凡我同人，若遇疑似未明之际，慎勿偏执己见，好用凉泻，好用温补，误人性命，果认不真，不妨复之②以俟高明，硝黄固不可以误投，参附又岂可以轻试也哉！

阳明病，其人多汗，以津液外出，胃中燥，大便必硬，硬则谵语，小承气汤主之。若一服谵语止者，更莫复勿③服。

---

① 数：天数，此处指此病人服药不效乃情理中之事。

② 复之：将此事推辞。复，推辞。

③ 复：原作“勿”，据《伤寒论》改。

此言亡津液而谵语也。阳明者，燥热之经也，法多汗，故其人多汗；汗泄于外，则津液外出而燥气内实，故胃中燥而大便硬；硬则胃气不和，故谵语。此津液亡而胃中燥，以小承气汤主之。若一服止者，亦不必尽剂，慎之之辞也。

阳明病，谵语发潮热，脉滑而疾者，小承气汤主之。因与承气汤一升，腹中转矢气者，更服一升，若不转矢气者，勿更与之。明日不大便，脉反微涩者，里虚也，为难治，不可更与承气汤。

此以脉而辨谵语之虚实也。夫阳明谵语，有虚有实，若发潮热，脉滑而疾者，此阳明里实也，小承气汤主之。然又当候其腹中转矢气与不转矢气，辨其虚实而为可与不可与也。若明日不大便，脉不滑疾而反微涩者，微则气衰，涩则血少，此里虚也，邪盛正衰，故为难治，承气更不可与也。

阳明病，谵语，有潮热，反不能食者，胃中必有燥屎五六枚也，若能食者，但硬耳，宜大承气汤。

此以能食不能食，以验谵语有燥屎、便硬之不同，而又以明肠胃更虚更满之义也。经曰：胃满则肠虚，肠满则胃虚。阳明病，若谵语潮热而反不能食者，胃满也，胃满故必有燥屎五六枚；若谵语潮热而能食者，肠满也，肠满故但便硬，俱宜大承气汤。

胃主内谷，胃满则不能容谷，故不能食；肠主变化，肠满则难于变化，故但硬，然肠虽满而胃则虚，故又能食。

阳明病，下血谵语者，此为热入血室，但头汗出者，刺期门①，随其实而泻之，濈然汗出则愈。

此言下血谵语也。夫任冲二脉皆起于胞中，而冲任为经脉之海，

① 期门：经穴名，位于6~7肋间隙，距前正中线约3.5寸处，为足厥阴肝经募穴。

与阳明合，而阳明为之长，故阳明亦有热入血室之证，无分于男妇也。阳明多气多血，热迫于经，故必下血；血者，神气也，血脱神昏，故必谵语。此血室空虚而热邪内入也。夫血即汗，汗即血，血失于下，汗自不能周遍，故但头汗出。肝统诸经之血，故刺肝之期门，以泄其热。濈然汗出者，热从血室而外出于皮肤，故愈也。

男女俱有此血室，在男子络唇口而为髭须，在女子月事以时下。

汗出谵语者，以有燥粪在胃中，此为风也。须下者，过经乃可下之，下之若早，语言必乱，以表虚里实故也。下之则愈，宜大承气汤。

此言风木之邪燥其津液而为谵语也。夫汗多津液越出，胃有燥粪，则发谵语。今汗出而非汗多，津液未竭也，亦谵语而有燥屎在胃中者，此风木之邪干于中土，风燥而非热燥也。夫燥粪宜下，须俟六经已过，风邪尽归胃中，并于燥粪，乃可下之，若下之早，风性涣动，善行数变，内伤神气，故语言必乱，以风邪尽入于里，表虚里实故也。须俟过经，下之则愈，宜大承气汤。

伤寒四五日，脉沉而喘满，沉为在里，而反发其汗，津液越出，大便为难，表虚里实，久则谵语。

此言里实而为谵语也。伤寒四五日，乃太阴少阴主气之期，病邪随经气而入，故脉沉。太阴脾肺不相生，故腹满。沉为在里，而反发其表汗，则胃腑之津液逾越而出，故大便难。难者，艰难而不能出也。发其表汗则表虚，津液越，大便难，则里实，久则少阴之神昏而志乱，故谵语。

三阳合病，腹满身重，难以转侧，口不仁而面垢，谵语，遗尿。发汗则谵语，下之则额上生汗，手足逆冷。若自汗出者，白虎汤主之。

此言三阳合病而为谵语也。三阳合病者，太阳、阳明、少阳相合而为病也。《经》曰："阳明病则贲响腹胀。"又曰："浊气出于胃，走唇舌而为味。”是腹满口不仁者，病阳明之气也；少阳枢转不利，则身重，不能转侧，甚则面有微尘，是难以转侧、面垢者，病少阳之气也；膀胱不约为遗溺，是遗尿者，病太阳之气也；谵语者，合三阳之病而言也。若发汗，则谵语不止；下之，则下者益下，上者益上，两不相交，故额上生汗；四肢为诸阳之本，三阳不能旁达于四肢，故手足逆冷。若不经汗下而惟自汗出者，三阳热甚，熏蒸津液而外出也，宜白虎汤以清三阳之热。

腹满身重难于转侧，宜一气讲，言因腹满身重，故难以转侧也。

二阳并病，太阳证罢，但发潮热，手足漐漐汗出，大便难而谵语者，下之则愈，宜大承气汤。

此言二阳并病而为谵语也。二阳并病者，太阳之病并于阳明也。太阳证罢则病气俱并于阳明，无复有太阳之证，故但有潮热汗出便难谵语之阳明证矣。既并于阳明，下之则愈，宜大承气汤。

四肢皆禀气于胃，手足漐漐汗出者，阳明胃气盛也。

阳明病，脉浮而紧，咽燥口苦，腹满而喘，发热汗出，不恶寒，反恶热，身重。若发汗则躁，心愦愦，反谵语；若加温针，必怵惕，烦躁不得眠；若下之，则胃中空虚，客气动膈，心中懊侬，舌上胎者，栀子豉汤主之。

此言阳明病兼表里，非汗下温针之所能治也。阳明病脉浮而紧者，病在表而复涉于里也；咽主地气，脾开窍于口，阳明与太阴为表里，阳明燥热之气内乘于脾，故咽燥口苦；肺手太阴主天，脾足太阴主地，地气不升，天气不降，故腹满而喘，此病阳明之里也。本经①曰：阳明病，外证发热，自汗出，不恶寒，反恶热，此病阳明之表也；身重者，表里皆病而上气不和也。有表复有里，故不宜汗下温针也。若发汗，则下动少阴之肾液而躁，上伤少阴之心液而愦愦，夫昏

① 本经：指《伤寒论》。

愦而神不清，故反谵语。若加温针，则经脉受伤而怵惕①，阴阳水火不交而烦躁不得眠也。若下之，则阳明中胃空虚，客气乘虚而动膈，热气上乘，故心中懊侬，舌为心之外候，热甚而外蒸于舌，故舌上胎，宜栀子豉汤导火热以下降，引阴液而上升。

若渴欲饮水，口干舌燥者，白虎加人参汤主之。

此承栀子豉汤而言也。言热邪上乘于心者，宜栀子豉汤；若阳明之经气燥热，渴欲饮水，口干舌燥而为虚热症者，又宜白虎加人参以资津液而解燥热。

若脉浮发热，渴欲饮水，小便不利者，猪苓汤主之。

猪苓汤方

猪苓　茯苓　泽泻　滑石　阿胶各一两

上五味，以水四升，先煮四味，取二升，去滓，内阿胶，烊消，温服七合，日三。

此承白虎加人参汤而言也。言阳明经气燥热者，宜白虎加人参汤，若有表证而脉浮发热，有里证而渴欲饮水，小便不利者，乃脾气不能散精归肺，通调水道，下输膀胱也，又宜猪苓、泽泻、茯苓之淡渗，助脾气以转输，阿胶驴皮煎成，肺主皮毛，所以助肺气之通调，滑石质重气寒，石性下行，所以清小便而清胃腑之结热。

阳明病，汗出多而渴者，不可与猪苓汤，以汗多胃中燥，猪苓汤复利其小便故也。

此承猪苓汤而言也，言猪苓汤所以助脾气之转输、肺气之通调而利小便者也。若阳明病汗出多而渴者，乃阳明津液越出，干燥而渴，非水津不布而渴也，故不可与猪苓汤，以汗多津液亡，胃中燥，猪苓汤复利其小便，更走其津液故也。此三节段段相承，上下联络，以见伤寒不可执定一法，用药当如转环也。

---

① 怵惕：戒惧，惊惧。

脉浮而迟，表热里寒，下利清谷者，四逆汤主之。

此三节，以上中下三焦论阳明有寒冷燥热之病也。此节论阳明下焦虚寒也。脉浮而迟者，浮则为虚，迟则为寒，阳明戊土不能下合少阴癸水而独主于外则表热，少阴癸水不能上和阳明戊土而独主于内则里寒，戊癸不合则下焦生阳之气不升，故下利清谷，与四逆汤以启下焦之生阳。

若胃中虚冷，不能食者，饮水则哕。

此论阳明中焦虚冷也。若者，承上文而言也，言不特下焦生阳不启而为虚寒，即中焦火土衰微而亦虚冷也。夫胃气壮，则谷消而水化，若胃中虚冷，则谷不消而不能食，夫既不能食，则水必不化，故饮水则哕。

胃中虚冷，复饮以水，两寒相得，是以发哕。

脉浮发热，口干鼻燥，能食者则衄。

此论阳明上焦经脉燥热也。夫热在经脉，故脉浮发热；热循经脉而乘于上焦，故口干鼻燥；不伤中焦之胃气，故能食；胃气和而经脉热，故能食者则衄。

能食者则衄，言病不在胃，非因能食而致衄也。

阳明病，下之，其外有热，手足温，不结胸，心下懊侬，饥不能食，但头汗出者，栀子豉汤主之。

合下五节，论阳明主合，贵得枢转以出，若合于心胸腹胃之间，无开之机，则死矣。此节言阳明之气不得交通上下，而为栀子豉汤症也。阳明病下之者，外症未解而下之也，故其外有热而手足温；热在外，故不结胸；胃络不能上通于心，故心中懊侬；下后胃虚，故饥不能食；阳明之津液主灌溉于上下，今阳明气虚，津液不得流通周遍，惟上蒸于头，故但头汗出也。宜栀子豉汤以清虚热而交通上下也。

阳明病，发潮热，大便溏，小便自可，胸胁满不去者，小柴胡汤主之。

此言阳明之气合于胸胁之间，宜转枢而出也。阳明病发潮热，大便宜硬，小便宜利，今大便溏而小便自可者，逆于胸胁之间而无涉于大小便也，故胸胁满而不去，宜小柴胡从枢胁而达阳明之气于外。

阳明病，胁下硬满，不大便而呕，舌上白胎者，可与小柴胡汤。上焦得通，津液得下，胃气因和，身濈然汗出而解也。

此言小柴胡汤不特达阳明之气于外，更能调和上下之气，流通内外之津液也。夫阳明之气，由下而上，由内而外，出入于心胸，游行于腹胃，靡①不借于少阳之枢。今阳明病胁下硬满者，不得由枢以出也，不得由枢以出，遂至三焦相混，内外不通矣；不大便者，下焦不通，津液不得下也；呕者，中焦不治，胃气不和也；舌上白胎者，上焦不通，火郁于上也。可与小柴胡汤调和三焦之气。上焦得通而白胎去，津液得下而大便利，胃气因和而呕止，三焦通畅，气机旋转，身濈然汗出而解也。

阳明中风，脉弦浮大而短气，腹都满，胁下及心痛，久按之气不通，鼻干，不得汗，嗜卧，一身及面目悉黄，小便难，有潮热，时时哕，耳前后肿，刺之小差。外不解，病过十日，脉续浮者，与小柴胡汤；脉但浮，无余证者，与麻黄汤。若不尿，腹满加哕者，不治。

此言阳明主阖，必借少阳之枢、太阳之开，若阖而不能开转，则一息不运针机穷矣。故《经》曰："太阳为开，阳明为阖，少阳为枢"，三经者不得相失②也。阳明中风脉弦浮大者，以阳明之病而见三阳之脉也；阳明主阖，不得由枢而开，故短气；夫不能从开、枢而出，阖于腹，则腹满；阖于胁，则胁下及心痛也；久按者，按其心腹与胁下也；久按之则阖而复阖，故气不通也；阳明之脉，起于鼻，其

① 靡：没有。
② 相失：互相不协调。失，违背，不和谐。

津液为汗，气闔于内，津液不得外达，故鼻干不得汗也；嗜卧者，阳明随卫气而行于阴也；一身及面目悉黄者，土郁而色现也；小便难者，脾不能为胃行其津液也；有潮热者，随旺时而热也；时时哕者，阳明气逆也；耳前后肿者，逆于少阳之经也；刺之小差者，经气少①通也；外不解者，不能从枢而出也。病过十日直贯至不治句，盖言病过十日又当三阴受邪，若脉续浮者，不涉于阴，仍欲从少阳之枢而出也，故与小柴胡汤以转其枢；脉但浮，无他余之证者，欲从太阳之开而出也。故与麻黄汤以助其开。若不能从太阳之开，少阳之枢，逆于三阴之分，则不尿、腹满加哕矣。夫不尿，则甚于十日前之小便难也；加哕，更甚于十日前之时时哕也。枢转不出，逆于三阴，故为不治。

耳前后肿即发颐②症，凡伤寒发颐高肿者，由枢而出也；平陷者，气血两虚，不能由枢而出，欲内陷也，宜大补气血以托出之。

阳明病，自汗出，若发汗，小便自利者，此为津液内竭，虽硬不可攻之，当须自欲大便，宜蜜煎导而通之。若土瓜根及大猪胆汁，皆可为导。

蜜煎方

蜜七合

上一味，于铜器内微火煎，凝如饴状，搅之勿令焦着③，欲可丸，并手捻作挺，令头锐大如指，长二寸许，当热时急作，冷则硬，内谷道中，以手急抱④，欲大便时乃去之。

---

① 少：稍微。

② 发颐：病名。因感受温邪所致。症见恶寒发热，颐颔肿痛。

③ 焦着（zhuó 浊）：焦黑粘着。着，使接触别的事物，使附在别的物体上。

④ 急抱：此处指赶紧护住“蜜煎”防止其从肛门脱出。

猪胆汁方

大猪胆一枚

泻汁，和醋少许，灌谷道中，如一食顷当大便，出宿食恶物甚效。

此言阳明气机旋转，津液内竭者，不宜内攻而宜外取也。夫津液生于阳明，今自汗出，津液越于外矣；若更发汗，小便又自利者，此不特越于外，而更竭于内矣。津液竭于内，则便必硬，故虽硬不可攻之，当须自欲大便，然后宜蜜煎导而通之，以从外取也。蜜味甘而性润，所以润燥也；土瓜根气味寒凉，所以清热也；猪乃水畜，胆乃甲木，所以制土。故皆可为导。

阳明病，脉迟，汗出多，微恶寒者，表未解也，可发汗，宜桂枝汤。

合下一节，论阳明病在肌表，而可以汗解也。此言病在肌腠，宜桂枝以解肌。阳明病脉迟者，表气虚也；汗出多者，邪干肌腠而表气不固也；微恶寒者，微有太阳之标寒而表未解也。可与桂枝汤解肌以发汗。

阳明病，脉浮，无汗而喘者，发汗则愈，宜麻黄汤。

此言阳明之病在表也。阳明病脉浮者，邪在表也；邪在表，则表气闭拒而肺气不利，故无汗而喘。发其表汗则愈，宜麻黄汤。

阳明病，发热汗出者，此为热越，不能发黄也。但头汗出，身无汗，剂颈而还，小便不利，渴饮水浆①者，此为瘀热在里，身必发黄，茵陈蒿汤主之。

茵陈蒿汤方

茵陈蒿六两　栀子十四枚，炒　大黄二两

---

① 水浆：饮料或流质食物。

上三味，以水一斗，先煮茵陈，减六升，内二味，煮取三升，去滓，分温三服。小便当利，尿如皂角汁状，色正赤，一宿腹减，黄从小便去也。

合下一节，论阳明为燥热之经，总统气血，故可病于气而亦可病于血也。此言热郁于气分而为茵陈汤证也。阳明位居中土而色发黄，若发热汗出，热从汗泄，发越于外，不郁于中，故不能发黄。若其汗上蒸于头，不能遍达于身，剂颈而还，以致津液不行于下而小便不利，不行于上而渴饮水浆，上下之津液不行而热郁于中，此为郁热在里，土郁色现，身必发黄。茵陈经冬不死，因旧苗而生，能去中外之瘀热，佐以栀子、大黄，则上焦与阳胃[①]之郁热俱从小便而去也。

阳明证，其人喜忘者，必有蓄血。所以然者，本有久瘀血，故令喜忘。屎虽硬，大便反易，其色必黑，抵当汤下之。

此言热郁于血分而为抵当汤证也。《经》曰：上气不足，下气有余，久之不以时上则善忘。今阳明证善忘者，乃血随气行，俱并于下，故必有蓄血也。所以然者，本有久瘀之血积于下，心主血，瘀久于下而不得上则心气虚，故令喜忘。喜忘，犹善忘也。热伤血而不伤气，故屎虽硬而大便反易，其色必黑者，血瘀于大肠而与大便相并也，宜抵当汤下之。

太阳蓄血证蓄于胞中，故以小便之利不利验之；阳明蓄血证蓄于大肠，故以大便之色黑验之。在太阳则曰血证谛，在阳明则曰阳明证。证者，证也，所以证其是非也。

阳明病[②]，心中懊侬而烦，胃中有燥屎者，可攻。腹微满，初头硬，后必溏，不可攻之。若有燥屎者，宜大承气汤[③]。

此章凡六节，五节俱论大承气汤所以攻胃实，而不可以攻胃虚，

---

① 阳胃：据文义当作“阳明”。

② 阳明病：此后《伤寒论》有“下之”二字。

③ 大承气汤：此后光绪本有“别本阳明病有下之二字”十字。

末节又提虚寒一条以结之。夫阳明病，有在气者，有在腑者，苟热在气分而下之，则热邪乘虚而陷于心，故心中懊侬而烦；陷于胃，则胃中有燥屎，如是者可攻。若腹微满，此中土内虚，初头硬，后必溏，无燥屎也，不可攻之。此反覆①辨论大承气所以攻燥屎，而不可攻微溏，故又申言若有燥屎者宜大承气汤。

病人不大便五六日，绕脐痛，烦躁，发作有时者，此有燥屎，故使不大便也。

此承上文胃中有燥屎者可攻而言也。言何以知其有燥屎，必也病人不大便五六日，绕脐痛，烦躁发作有时，则非若微满初硬后溏之证矣。此有燥屎，故使然也。

按：脐者，腹之中央，内居大肠，绕脐而痛，乃燥屎绕于肠中，欲出不能之状。烦躁，近时改为烦燥，以躁属少阴，阳明不得有躁也，不知躁者烦之极，即卧不安之貌，阳明内实亦令如是，不必泥定少阴也。即末节喘冒不能卧者是也，不似少阴之躁，学者当明辨焉。

病人烦热，汗出则解，又如疟状，日晡所发热者，属阳明也。脉实者，宜下之；脉浮虚者，宜发汗。下之与大承气汤，发汗宜桂枝汤。

此凭脉之虚实，以辨表里，以施汗下，不可概与承气也。病人烦热，阳气甚也，得阴而解，故汗出则解，若又如疟状，日晡所发热者，阳明气盛，遇旺时而发，属阳明也，然此又有表里之分，须凭脉以断之。若脉实者，此病在里，宜下之；浮虚者，此病在表，宜发汗。下与承气，汗宜桂枝，二汤洵②汗下之总司也。

大下后，六七日不大便，烦不解，腹满痛者，此有燥屎也，所以然者，本有宿食故也，宜大承气汤。

---

① 反覆：亦作“反复”。重复再三，翻来覆去。
② 洵：实在，确实。

此承上文下之而言也。夫下后不大便者，津液亡也，今大下后六七日不大便，烦仍不解，腹仍满痛者，此有未尽之燥屎也，所以然者，以胃为水谷之海，能容水谷三斗五升，本有宿食未尽故也，亦宜大承气汤推陈而致新，以是知大承气不但下胃热，亦能下宿食也。

此证着眼，全在六七日以上，以六七日不大便，则六七日内所食之物又为宿食，所以用得大承气。然今人本虚质弱，大下后得此者，亦十不得一耳。

病人小便不利，大便乍难乍易，时有微热，喘冒不能卧者，有燥屎也，宜大承气汤。

本论①曰：小便数少，津液当还入胃中，不久必大便。今小便不利，大便反乍难乍易者，热结于内而水道不通，故使小便不利也；热结则便难，故乍难；虽热结而津液未竭，又乍易也；下有燥屎，则胃气不下行而反上逆，故喘冒②；不得从其故道，故不得卧。亦宜大承气汤。

食谷欲呕者，属阳明也，吴茱萸汤主之。得汤反剧者，属上焦也。

上五节论阳明热实之证，此节又提虚寒一条以结上文五节之意，而并辨呕有寒热之不同，不可概以为寒而用辛热之药也。胃主容谷，今食谷欲呕，属阳明胃气虚寒也，当与吴茱萸汤以温补胃气。得汤呕反甚者，乃属上焦有热，不纳而呕，非关中焦之阳明也。

太阳病，寸缓、关浮、尺弱，其人发热汗出，复恶寒，不呕，但心下痞者，此以医下之也。如其不下者，病人不恶寒而渴者，此转属阳明也。小便数者，大便必硬，不更衣十日，无所苦也。渴欲饮水，少少与之，但以法救之。渴者，宜五苓散。

---

① 本论：指《伤寒论》。
② 冒：神志昏乱。

此章凡七节，皆论太阳阳明也。首节统论转属之意，次节甚言津液之不可亡，三节四节言亡津液而遂成胃热脾弱之证，五节言发汗后转属阳明，六节言吐后转属阳明，七节总言发汗吐下皆能转属阳明，皆所以亡津液也。太阳病寸缓者，阳气虚也；关浮者，中气虚也；尺弱者，阴气虚也；发热者，得太阳标阳之热化也；汗出者，病干肌腠也；复恶寒者，复恶太阳之本寒也；不呕者，不涉于中胃也；心下痞者，太阳之气不能从胸出入而陷于心下也，然此非本病，乃医下之所致也。如其不下，病人不恶太阳之本寒，而得阳明之燥热者，此太阳转属阳明也，转属阳明而小便数者，此亡津液，故大便必硬，虽不更衣十日，无所苦也。津液竭而渴欲饮水者，宜少少与之以润其燥，然此但救燥渴之法也，若水津不布而渴者，又宜五苓散助脾气之转输而布散其水津。

脉阳微而汗出少者，为自和也；汗出多者，为太过。阳脉实，因发其汗，出多者，亦为太过。太过为阳绝于里，亡津液，大便因硬也。

此复足①上文亡津液之意也。脉阳微者，即寸缓也，阳微而汗出少，阴阳同等，为自和也；汗出多者，阴液亡而阳反独盛，故为太过。此言自出之汗也。若阳脉实者，医因发其汗，出多者，亦为太过，阴液泄于外而阳与阴绝，不能相和，独盛于里，故大便因硬也。

脉浮而芤，浮为阳，芤为阴，浮芤相搏，胃气生热，其阳则绝。

胃为阳土，贵得阴气以和之。若脉浮而芤，浮为阳盛，芤为阴虚，浮芤相搏，则胃之阳气盛而热自生，其阳亢而与阴相绝矣。

趺阳脉浮而涩，浮则胃气强，涩则小便数，浮涩相搏，大便则难，其脾为约，麻仁丸主之。

---

① 足：使……完足。

麻仁丸方

麻仁一升　芍药一斤　枳实半斤　大黄一斤　厚朴一斤　杏仁一斤，去皮尖，熬而研如脂

上六味为末，炼蜜为丸，如梧子大，饮服十丸，渐加。

趺阳者，胃脉也。胃为阳，脾为阴，浮则胃之阳气强，涩则脾之津液泄而小便数。数者，多而频也。浮涩相搏，则津液不能还入胃中，而大便则难。夫脾主为胃行其津液者也，津液鲜少①，脾无所行，则为穷约矣。麻仁味甘性润，配芍药之苦泄，所以滋阴而润下也；厚朴、枳实平敦阜②而抑胃强；大黄推陈致新；杏仁疏利肺气。气运则脾得通达而无穷约之病矣。

太阳病三日，发汗不解，蒸蒸发热者，属胃也，调胃承气汤主之。

此言热邪由汗后而入于胃腑也。太阳病三日，发汗不解，热从内出，如甑釜③之蒸蒸而发者，乃热邪内陷，与阳明水谷之气合并而为热，属于胃也，宜调胃承气从釜底以抽薪，则热自愈矣。

阳明者，无形之气化也；胃者，有形之胃腑也。发汗不解多矣，未必尽属于胃，此节全在蒸蒸二字上看出属胃。

伤寒吐后，腹胀满者，与调胃承气汤。

夫有形之邪在于胃之上脘，宜吐之。伤寒吐后，则上脘之邪已去，而腹仍胀满者，乃中下之实邪未解，故与调胃承气汤。

太阳病，若吐、若下、若发汗后，微烦，小便数，大便因硬者，与小承气汤和之愈。

---

① 鲜少：很少。

② 敦阜：土的别称。《素问·五常政大论》："土曰敦阜。"

③ 甑（zēng 增）釜：泛指锅。甑，瓦器，底部有许多透蒸气的孔格，置于鬲上蒸煮，如同现代的蒸锅。

此总论发汗吐下后，皆可以转属于阳明也。吐下汗后，则津液亡矣，津液亡于外则燥热甚于内，故微烦；又走其津液而小便数，则大便因小便之数而硬也。止可与小承气微和胃气则愈。

得病二三日，脉弱，无太阳、柴胡证，烦躁，心下硬。至四五日，虽能食，以小承气汤少少与，微和之，令小安，至六日，与承气汤一升。若不大便六七日，小便少者，虽不能食，但初头硬，后必溏，未定成硬，攻之必溏。须小便利，屎定硬，乃可攻之，宜大承气汤。

此章凡五节，论阳明自病，非关转属。首节反覆辨论以示不可轻攻之意，后四节于阳明之中复提悍热之气为病最急，又不可泥不可轻攻之说，徐徐缓下，以成莫救之患也。得病二三日者，阳明自得之病也；阳明为气血之主，为邪所伤，不能自振，故脉弱；无太阳、柴胡证者，阳明自得之病不从太阳转属也；胃热上乘于心则烦；烦极则卧不安，故燥也；胃居心下，邪实于胃，故心下硬也；胃气实则能食，至四五日虽能食，亦不可遽以为实而大下之。宜少以小承气汤微和之，令胃气小安，至六日方与大承气一升。若不大便六七日，虽胃气不和而不能食，然小便少者，津液尚还入胃中，故但初头硬，后必溏，若未定成硬而攻之必溏，其不可妄攻也如此，须俟小便利，津液不还，屎定硬，乃可攻之，宜大承气汤。

伤寒六七日，目中不了了①，睛不和②，无表里证，大便难，身微热者，此为实也，宜大承气汤。

此言阳明悍热为病，是当急下，又不可拘于小便利③而后下之也。《灵枢·动输》篇云：胃气上注于肺，其悍气上冲头者，循咽，上走

---

① 目中不了了：视物不清。了了，明白，清楚。

② 睛不和：眼球转动不灵活。

③ 利：光绪本无此字。

空窍，循眼系，入络脑，出颊，下客主人，循牙车①，合阳明，并下人迎，此卫气②别走于阳明，故阴阳上下，其动若一。伤寒六七日，一经已周也；目中不了了，睛不和者，悍热之气上走空窍而循目系也；无表里证者，悍热之气别走阳明，上循空窍，不在表而亦不在里也；惟其无里证，故大便虽难而不硬；惟其无表证，故身微热而不大热。此悍气为病，故为实也，急以大承气下之以救其阴，缓则水津竭，阴津亡，下亦无及矣。

《灵枢·大惑》篇云：精之窠为眼，骨之津为瞳子，是目得水之精者也。今阳火亢极，阴水将枯，故使目中不了了而睛不和，急下之，所以抑亢极之阳火，而救垂竭之阴水，此所以有三急下之证也。

阳明病，发热汗多者，急下之，宜大承气汤。

此言悍热之气迫其津液外出者，急下之。阳明病发热者，悍气为热也；汗出多者，热势炎炎而液尽泄也。亢阳无阴，缓则不及矣，故急下之。魏子干曰：此病止发热汗多，无燥渴硬实之证，而亦急下之者，病在悍气愈明矣。

发汗不解，腹满痛者，急下之，宜大承气汤。

此言悍热之气不上走于空窍，而下循于脐腹者，亦宜急下也。悍热为病，阳气盛也，阳盛则阴虚，复发汗以伤其阴液，是以不解而反留于腹，故腹满痛，亦宜急下之。

腹满不减，减不足言，当下之，宜大承气汤。

承上文而言腹满痛者，固宜急下，若不痛而满，即满亦不减，即减亦不足言其减者，虽不甚急，亦当下之，以其病阳明之悍气，而非病阳明之本气，非下不足以济之也。

---

① 牙车：下颌骨，即下牙床。

② 卫气：光绪本和《灵枢经》均作“胃气”。

男汉倬问曰：三急下证，本经①并不说出悍气，兹②何以知其为悍气也？答曰：阳明有胃气，有燥气，有悍气。悍气者，别走阳明而下循于脐腹。《素问·痹论》云：卫气者，水谷之悍气也，其气慓疾滑利，不入于脉，循皮肤之中，分肉之间，熏于肓膜，散于胸腹。目中不了了，睛不和者，上走空窍也；发热汗多者，循皮肤分肉之间也；腹满痛者，熏肓膜而散胸腹也。慓悍之气伤人甚捷，非若阳明燥实之证，内归中土，无所复传，可以缓治也，故下一急字，有急不容待之意焉。所谓意不尽言也，学者得其意而通之，则缓急攸分，轻重立见，庶不临时舛错③也。

阳明少阳合病，必下利。其脉不负者，为顺也。负者，失也，互相克贼，名为负也。脉滑而数者，有宿食也，当下之，宜大承气汤。

此节即平脉篇脉有纵横之意。阳明，金土也。少阳，木火也。阳明少阳合病，则土受木克，金被火制，故必下利。负，败也。其脉不负者，阳明金土不为少阳木火所败，故为顺也。负者，土受木克，金被火制，故为失也。然木火固能乘其所胜而克金土，金土亦能乘其所不胜而侮木火，此胜彼屈，互相克贼，两败俱伤，名曰负也。夫阳明负于少阳则下利，少阳负阳明则有宿食。若脉滑而数者，乃内有宿食，阳明戊土有余，少阳初生之甲木郁于土中不得畅达，当以大承气下之以平土中之敦阜而助初生之甲木也。

魏子干曰：经云食气入胃散精于肝，又土得木而疏，阳明土盛，少阳木屈，则为顽土矣，故木不可太盛，土亦不可太旺，平则治，偏则病矣。

病人无表里证，发热七八日，虽脉浮数者，可下之。假令

---

① 本经：指《伤寒论》。
② 兹：此，这，这里。
③ 舛（chuǎn 喘）错：差错。

已下，脉数不解，合热则消谷喜饥，至六七日，不大便者，有瘀血也，宜抵当汤。

此章凡二节，论邪干于阳明之络，而为瘀血便血证也。病人无表里证者，邪在络脉之中，而不现表里之证也；发热七八日，一经已过也；无里证，故脉浮数。无表证而止有表脉，故虽脉浮数者可下之。夫下者，所以解络中之热也。假令已下而脉数仍不解，则热犹合而不散也。合，聚也。热聚则有余于胃，故消谷善饥。又至六七日，再经已过，而不大便者，热伤络脉。热聚于络，则血凝不散，故有瘀血，宜抵当汤下之。

若脉数不解，而下不止，必协热而便脓血也。

此承上文而言也。言脉数不解而不大便，则有瘀血。若下不止，必血为热迫，经络之热内协肠胃而便脓血也，由是知阳明为万物所归，诸经之邪皆可入于阳明也。

伤寒发汗已，身目为黄，所以然者，以寒湿在里不解故也，以为不可下也，于寒湿中求之。

此章凡四节，论阳明之热合太阴之湿而为发黄证也。此节之旨，言不特湿热发黄，即寒湿亦能发黄，治者不可误寒湿为湿热，故曰当于寒湿中求之。伤寒发汗已，则在表之寒邪已解；而反身目俱黄者，太阴湿土之气蒸于外也。所以然者，以阳明之寒邪合太阴之湿气，在里不解故也。夫湿热宜下，寒湿则不可下，当于寒湿之中求其法而治之。

伤寒七八日，身黄如橘子色，小便不利，腹微满者，茵陈蒿汤主之。

以下三节，俱论湿热发黄。橘子色者，黄而亮也。伤寒七八日，又当再经之期，湿热现于外，故身黄如橘子色；湿热郁于里，故小便不利而腹微满。宜茵陈蒿汤导湿热之邪从小便而去。

伤寒身黄发热者，栀子柏皮汤主之。

肥栀子十五枚　甘草二两　黄柏二两

上三味，以水四升，煮取一升半，去滓，分温再服。

此湿热已发于外而不郁于里，故止身黄发热，宜栀子柏皮以清在外之湿热。

伤寒瘀热在里，身必发黄，麻黄连轺赤小豆汤主之。

麻黄二两，去节　连轺二两　赤小豆一升　甘草二两　生梓白皮一斤　杏仁四十枚，去皮尖　生姜二两　大枣十二枚①

上八味，以潦水②一斗，先煮麻黄再沸，去上沫，内诸药，煮取三升，去滓，分温三服，半日服尽。

此瘀热在里，迫其湿气蒸于外，故身必发黄。麻黄通泄阳气于至阴之下，以达在表之湿热；连轺，连翘之根，轻清浮薄；梓为百木之长而味苦寒；赤小豆水谷而色赤，外象离而内属坎。皆能清在里之瘀热，从下而上，由阴而阳者也。杏仁助诸药以疏达表气；甘草所以和中；生姜取其宣达也；用潦水者，地气升而为雨，亦取其从下而上之义也。

按：太阳之发黄，乃太阳之标热，下合太阴之湿气；阳明之发黄，亦阳明之燥热，内合太阴之湿化。若止病本气而不合太阴，俱不发黄。故曰：太阴者，身当发黄，若小便自利者，不能发黄也。

辨少阳病脉证篇

少阳之为病，口苦、咽干、目眩也。

少阳者，一阳也。少阳之上，相火主之。苦从火化，火胜则干，故口苦咽干也；少阳为甲木，风虚动眩，皆属于木，故目眩也。此论

---

①　大枣十二枚：原脱，据光绪本和《伤寒论》补。

②　潦水：雨后积水。唐·王勃《滕王阁序》："潦水尽而寒潭清，烟光凝而暮山紫。"

少阳气化之为病也。

少阳中风，两耳无所闻，目赤，胸中满而烦者，不可吐下，吐下则悸而惊。

少阳之脉，从耳后入耳中，出走耳前。风客经脉，故两耳无所闻也；少阳之脉，起目锐眦，风火交攻，故目赤也；少阳枢机不运，故胸中满；相火之气内合君火，故烦。此少阳之枢机不能出入于内外，故不可吐下以伤上下二焦之气。吐下则少阳三焦之气上合厥阴心包，故悸；少阳胆木之气下合厥阴之肝，故惊。此论少阳自受之风邪也。

伤寒，脉弦细，头痛发热者，属少阳。少阳不可发汗，发汗则谵语。此属胃，胃和则愈，胃不和，烦而悸。

脉弦者，少阳春生之象也；脉细者，寒伤少阳而经气少也；少阳之脉上抵头角，故头痛；少阳之上，相火主之，故发热。此属少阳自受之寒邪也。少阳主枢，无表证之可汗，故不可发汗，发汗则竭其水谷之津，胃中燥热，必发谵语。夫枢者，少阳，而所以运其枢者，不属少阳而属胃也，胃和则能转枢而病愈，胃不和，则少阳三焦之气内合厥阴心包，故烦而悸。

举一少阳属胃，则胃为五脏六腑之本愈见矣。

本太阳病不解，转属少阳者，胁下硬满，干呕不能食，往来寒热，尚未吐下，脉沉紧者，与小柴胡汤。

此论太阳转属之病也。本太阳病者，初本太阳病也，因不解而转入少阳，则少阳枢转不得，故胁下硬满。胁下者，少阳之部也。干呕不能食者，枢机逆而胃气不和也。往来寒热者，不能由枢而开合之象也。尚未吐下者，中气未伤也。脉沉紧者，枢逆于内，不得外达也。故与小柴胡汤，达太阳之气从枢而外出也。

若已吐下、发汗、温针①，谵语，柴胡汤证罢，此为坏病，知犯何逆，以法治之。

此承上文尚未吐下而言也。言若已吐下，则中气虚矣；若发汗，则津液竭矣；若温针，则经脉伤矣。四者得一，则发谵语。柴胡汤证罢，此为医坏之病也。知犯何逆者，或犯吐下而逆，或犯发汗而逆，或犯温针而逆，随其所犯而以法治其逆也。

三阳合病，脉浮大，上关上，但欲眠睡，目合则汗。

太阳主开，阳明主阖，少阳主枢。三阳合病，则开合枢俱病也。太阳之脉浮，阳明之脉大。上关上，则关上少阳之部也。二阳开阖之机俱逆于少阳枢之内而不能出也，入而不出，内而不外，则三阳之气俱行于阴，故但欲眠睡也。阳气者，卫外者也，内行于阴则为外卫空虚，故目合则汗也。

伤寒六七日，无大热，其人躁烦者，此为阳去入阴故也。

伤寒六七日，阴阳之六气相传，一周已过，又当来复于太阳之期也；无大热，阳已去也；其人烦躁，入于阴也。此病气不随经气而在阳，反去阳而入于里阴故也。

魏子干曰：夫七日太阳，少阴与太阳表里雌雄相应，若当太阳主气之期，不从表而出于阳，即从里而入于阴矣，此太少阴阳之相传也。

伤寒三日，三阳为尽，三阴当受邪，其人反能食而不呕，此为三阴不受邪也。

夫阴阳六气，以次相传，则伤寒三日乃阴阳交换之时也。若病气随经而行，则由阳而阴，故三阳为尽，三阴当受邪也。邪入于阴，则不能食而呕，若其人反能食而不呕者，此病邪不随经而入于三阴，故

---

① 温针：是针刺与艾灸结合的一种治疗方法。即在留针过程中，将艾绒搓团捻裹于针柄上点燃，通过针体将热力传入穴位。适用于寒盛湿重，经络壅滞之症。

为三阴不受邪也。

此当与太阳篇“至六七日以上自愈者，以行其经尽”节合看，则传经了了。

伤寒三日，少阳脉小者，欲已也。

此承上文而言，言伤寒三日，乃少阳主气之期，若少阳脉小者，不惟不入于阴，即少阳之病亦欲已也，经云小则病退是也。

少阳病，欲解时，从寅至辰上。

少阳属木而主春，日出而阳气微，少阳之所主也，自得其位而起，故病欲解时，从寅至辰上。

卷五

钱塘张锡驹令韶父　注解
徐旭升上扶　王良能圣钦　参订
门人　蒋宏道宾侯 魏士俊子千　王元成绎堂　校
男　汉倬云为　汉位誉皆　校

辨太阴病脉证篇

太阴之为病，腹满而吐，食不下，自利益甚，时腹自痛。若下之，必胸下结硬。

此论太阴气之为病也。太阴主地而主腹，腹满者，地气不升也，地气不升则天气不降，故上而吐、食不下，下而利益甚也。太阴湿土主气，为阴中之至阴，阴寒在下而湿气不化，故时腹自痛。时者，如时习之时，时时而痛也。胸下者，脾之部也，若下之则下者益下，脾土愈伤，不能转运，故必胸下结硬矣。

太阴中风，四肢烦疼①，阳微阴涩而长者，为欲愈。

太阴中风者，风邪直中于太阴也。四肢烦疼，风淫末疾也。微、涩，阴脉也。长，阳脉也。太阴内主腹而外主四肢，由内而外，转阴为阳，故为欲愈之候也。

太阴病，欲解时，从亥至丑上。

太阴为阴中之至阴，阴极于亥，阳生于子。从亥至丑上，阴尽阳生也。阴得生阳之气，故解也。

太阴病，脉浮者，可发汗，宜桂枝汤。

---

①　烦疼：困乏疼痛。烦，困乏、疲劳。魏·曹植《洛神赋》："日既西倾，车殆马烦。"

太阴内主脏气而外主肌腠。脉浮者，病在肌腠也，可与桂枝汤发汗以解。

自利不渴者，属太阴，以其脏有寒故也，当温之，宜服四逆辈。

承上文而言太阴病。病在外者，宜桂枝汤以解肌。若病在内，自利不渴者，无中见之燥化，属太阴脾脏有寒故也，当温其寒，宜服四逆辈温热之药。此二节，申明太阴有在外在内之不同也。

伤寒脉浮而缓，手足自温者，系在太阴。太阴当发身黄，若小便自利者，不能发黄，至七八日，虽暴烦，下利日十余行，必自止，以脾家实，腐秽[1]当去故也。

经云：太阴之上，湿气主之，中见阳明。是以不得中见之化，则为脏寒之病；中见太过，湿热相并又为发黄之证。此太阴之有寒有热也。伤寒脉浮而缓，手足自温者，系在太阴而中见阳明之化者也。阳明之热合太阴之湿，当发身黄。若小便自利者，湿热得以下泄，不能发黄。至七八日，骤得阳热之化，故暴烦；阴湿在内，故下利。然虽下利日十余行，必当自止，所以然者，以太阴中见热化，脾家实，仓廪之腐秽当去故也。

本太阳病，医反下之，因而腹满时痛者，属太阴也，桂枝加芍药汤主之；大实痛者，桂枝加大黄汤主之。

桂枝加芍药汤方

桂枝三两　芍药六两　甘草二两　生姜三两，切　大枣十二枚

上五味，以水七升，煮取三升，去滓，温分三服。

桂枝加大黄汤方

前方加大黄二两

---

① 腐秽：腐烂肮脏，常指不洁净的处所和事物，此处指肠道淤积的宿物粪便。

此言太阳转属太阴也。本太阳病，医反下之，太阳之气陷于太阴之地中，因而腹满时痛者，乃太阳转属太阴也，宜桂枝汤从肌腠以启陷下之太阳，加芍药以通在里之脾络。大实痛者，脾家实也，又宜加大黄以去脾家之腐秽。

太阴为病，脉弱，其人续自便利，设当行大黄、芍药者，宜减之，以其人胃气弱，易动故也。

上节脾家实，宜大黄、芍药以行腐秽；此节胃气弱，又宜减少以存胃气。太阴为病脉弱者，中土虚也，虚则其人续自便利。续者，大便陆续而利出也。利则不当行，设或脾家实，腐秽当去，当行大黄、芍药者，亦宜减其分两，以胃气弱，脾虽实，易动故也。夫曰便利，其非大实痛可知也。曰设当行，其不当行可知也。总之，伤寒无分六经，一切皆以胃气为本。

辨少阴病脉证篇

少阴之为病，脉微细，但欲寐也。

经云："少阴之上，君火主之。"又云："阴中之阴，肾也。"是少阴本热而标寒，上火而下水，神之变，精之处也。精与神合而脉生焉，病则精气衰、神气少，故脉微细也。少阴主枢转之出入于外内，病则入而不出，内而不外，气行于阴，故但欲寐也。此先论少阴标本水火阴阳之气，其见脉证有如是也。魏子干曰：太阳、少阴为先天水火之主，生脉之根，故二经首篇独论脉而他经不言脉也。

少阴病，欲吐不吐，心烦，但欲寐，五六日自利而渴者，属少阴也，虚故引水自救。若小便色白者，少阴病形悉具。小便白者，以下焦虚有寒，不能制水，故令色白也。

此论少阴上火下水之病也。少阴水寒在下，则欲吐；君火在上，则不吐；水不上济于火，则心烦；水火不济，阴阳不交，枢转不出，气行于阴，故但欲寐也；五六日自利者，病水寒之气于下也；渴者，病君火之气于上也。然虽水火并现、阴阳互呈，总属少阴阴寒之病也。所以然者，肾者水也，利则肾水内虚，故引外水以自救，是以渴也。若小便色白者，白为阴寒，少阴阴寒之病形悉具矣。又申言小便白者，全无上焦君火之热化，止有下焦阴寒之虚气，阴寒盛于下，君火衰于上，不能制水，故令色白也。

病人脉阴阳俱紧，反汗出者，亡阳也。此属少阴，法当咽痛而复吐利。

此论少阴阴阳不交之病也。夫紧为阴寒，脉阴阳俱紧者，少阴本寒而复受外寒也。阴不得有汗，今反汗出者，阴盛于内，而亡阳于外也。此属少阴阴阳不交之故，是以法当咽痛而复吐利。咽痛者，格阳于外也；吐利者，独阴于内也。阴阳不交，其病如此。

少阴病，咳而下利，谵语者，被火气劫故也，小便必难，以强责少阴汗也。

此三节俱论少阴不可发汗。平脉篇云：肾气微，少精血，奔气促迫，上入胸膈。是咳者，少阴精血少，奔气上逆也；下利者，少阴肾气微，津液下注也。复以火劫其汗，则少阴精血妄泄，神气浮越，木不胜火，则发谵语，故曰谵语者，被火气劫故也。然不特谵语，小便必难，以强责少阴肾脏之精而为汗，竭其津液之源故也。

魏子干曰：肾开窍于二阴，大小便也，故始则下利，继则小便难。

蒋宾侯曰：少阴下利极多，何曾皆是被火，且被火未必下利，惟谵语乃是被火。《经》云："被火者必谵语。"故咳而下利者，当分看为是。

少阴病，脉细沉数，病为在里，不可发汗。

《经》云："心布于表，肾治于里。"是少阴有里，亦有表也。脉细者，少阴肾水之气少也；沉数者，少阴君火之气不升也。此病在少阴之里，不可发汗以伤其里气。

少阴病，脉微，不可发汗，亡阳故也。阳已虚，尺脉弱涩者，复不可下之。

夫少阴为阴阳气血之主，而脉为气血之先，故少阴病脉微，不可发汗以伤其阳，以脉微为亡阳故也。阳已虚，尺脉弱涩者，阴亦虚也，复不可下之以伤其阴。此少阴阴阳两虚，既不可汗，复不可下，有如此也。

少阴病，脉紧，至七八日，自下利，脉暴微，手足反温，脉紧反去者，为欲解也。虽烦，下利必自愈。

此五节，俱论少阴欲愈而可治之证。此论少阴得阳热之气而解也。少阴病脉紧者，阴寒盛也。至七八日，乃阳明主气之期，忽自下利、脉暴微者，脉气柔和，非若紧之转索无常，搏击之状也。夫手足为诸阳之本，今手足不厥而反温，脉紧反去者，少阴得阳明阳热之气而阴病欲解也。阳气暴回，故烦；阴邪下去，故利。此戊癸合化，生阳渐复，故虽烦，下利必自愈。

少阴病，下利，若利自止，恶寒而蜷卧，手足温者，可治。

此论少阴得中土之气为可治也。少阴病下利，水胜土虚也；若利自止，土气复也；恶寒而蜷卧，阴寒达于外也；四肢禀气于胃，手足温者，中土之气和也。有胃气曰生，故为可治。

少阴病，恶寒而蜷，时自烦，欲去衣被者，可治。

此论少阴得君火之气为可治也。少阴病恶寒而蜷，阴盛于外也；时自烦，欲去衣被者，君火在上也。阴寒之气见火而消，故为可治。

少阴中风，脉阳微阴浮者，为欲愈。

夫阳邪伤阳，阴邪伤阴，各从其类。少阴本阳而标阴，风为阳邪，宜①动少阴之本。寸为阳，尺为阴，阳脉微而阴脉浮者，阴气外应，各不相类，阳邪无所济其威矣，故为欲愈。

---

① 宜：据文义当作“易”。

少阴病，欲解时，从子至寅上。

成无已云：阳生于子，子为一阳，丑为二阳，寅为三阳，少阴解于此，阴得阳而解也。

少阴病，吐利，手足不逆冷，反发热者，不死。脉不至者，灸少阴七壮。

此二节，论病少阴而得太阳标阳之热化者也。夫吐利，少阴病也，病少阴而得太阳之标阳，故手足不逆冷，反发热也。阴病得阳，故为不死。若不得太阳之标热，少阴之气反陷下而脉不至者，当灸少阴七壮，以启陷下之阳。少阴者，太溪之动脉也。

少阴病，八九日，一身手足尽热者，以热在膀胱，必便血也。

此论少阴热化太过，脏病干腑而为便血证也。少阴病八九日，由阴而出于阳也。身以外为阳，手足为诸阳之本，一身手足尽热者，阳气盛也。所以然者，以少阴之本热，干于膀胱之腑，不特外发于肢体而为热，必内动其胞中之血而便血也。

少阴病，但厥无汗，而强发之，必动其血，未知从何道出，或从口鼻，或从目出者，是名下厥上竭，为难治。

此论少阴生阳衰于下，而真阴竭于上也。少阴病但厥无汗者，阳气微也。夫汗虽血液，皆由阳气之熏蒸宣发而出也，今少阴生阳衰微，不能蒸发，故无汗。强发之，不能作汗，反动其经隧之血从空窍而出也。然未知从何道之窍而出，少阴之脉循喉咙挟舌本系目系，故或从口鼻，或从目出。阳气厥于下而阴血竭于上，少阴阴阳气血俱伤矣，故为难治。

少阴病，恶寒身蜷而利，手足逆冷者，不治。

此章凡六节，皆言少阴阳气衰微而为不治之死证也。少阴病恶寒身蜷者，少阴标寒外呈也；利者，少阴标寒内陷也。此内外皆寒而不得君火之本热也。夫手足为诸阳之本，若手足逆冷，则生阳之气已绝，故为不治。

徐上扶曰：少阴阴寒为病，得太阳之标寒可治，得君火之本热可治，下焦生气上升可治，中焦土气自和可治，四者全无，故为难治。

少阴病，吐利，躁烦，四逆者死。

此论胃气绝、阴阳离者，死也。少阴病吐利者，戊癸不合，胃气以绝，故上吐而下利也；躁烦者，水火不交，阴阳乖离，故下燥而上烦也；四逆者，阳气不能达于四肢，故逆冷过于肘膝也。如是者，死。王圣钦曰：阴阳水火位居上下而土居其中，上下交合，必由中土，今中土败绝，无由交会，安得不死。

少阴病，下利止而头眩，时时自冒者死。

此论少阴孤阳上脱者，死也。少阴病下利止者，阴气竭也；阴气竭于下，孤阳无所依附，反上脱而头眩，时时自冒也。气不归源，真阳上脱，故死。蒋宾侯曰：此节死证，全在头眩自冒上看，若利止而头不眩不冒，此中土和也，安能死乎。

少阴病，四逆，恶寒而身蜷，脉不至，不烦而躁者死。

此论少阴有阴无阳者，死也。少阴病四逆者，阳气绝于四肢也；恶寒而身蜷者，阳气绝于周身也；脉不至者，阳气绝于经脉也；不烦而躁者，不得君火之化而惟现阴寒之象也。惟阴无阳，故死。

少阴病，六七日，息高者死。

此论少阴生气脱于上者，死也。少阴病六七日，乃由阴而阳之期。一呼一吸为一息，呼出心与肺，吸入肾与肝，息高者，少阴肾气绝于下，止呼出而不能吸入，生气上脱，有出无入，故死。

少阴病，脉微细沉，但欲卧，汗出不烦，自欲吐，至五六日自利，复烦躁不得卧寐者死。

此论少阴阳气外脱者，死也。少阴病脉微细沉但欲卧者，阳虚不能外达，而惟内行于阴也；汗出者，阳气内行而不能卫外也；不烦自欲吐者，不得上焦君火之化也。此少阴阴寒之本病也。若至五六日，又少阴主气之期，纯阴无阳，故自利；水火不交故复加烦躁；阳欲外脱而不行于阴，故不得卧寐。此少阴内真寒而外假热之病，真阳外脱，故死。

少阴病，始得之，反发热，脉沉者，麻黄细辛附子汤主之。

麻黄　细辛各二两　附子一枚，炮

上三味，以水一斗，先煮麻黄，减二升，去上沫，内诸药，煮取三升，去滓，服一升，日三服。

此章凡九节，论少阴自得之病，或得太阳之标，或得君火之化，或得水阴之气，或在于表，或在于里，或在于经，或归于中土，不可执一而治也。此论少阴得太阳之标阳，而太阳之标阳又陷于少阴之里阴也。少阴标寒而本热，太阳标热而本寒。少阴病始得之者，始得太阳标阳之化也，以少阴之病而得太阳之标，故反发热；虽得太阳之标，而仍陷少阴之里，故脉沉。熟附助少阴生阳之气外合于太阳，麻黄达太阳之标阳内出于少阴，细辛根芳茎直，其色赤黑，禀水火之气化，故能启少阴之生阳于上升，此从里达表，由阴出阳之剂也。

少阴病，得之二三日，麻黄附子甘草汤微发汗，以二三日无里证，故微发汗也。

麻黄附子甘草汤方

麻黄一两①　附子一枚，炮　甘草炙，二两

上三味，以水七升，先煮麻黄一两沸，去上沫，内诸药，煮取三升，去滓，温服一升，日三服。

少阴病得之二三日者，病少阴而得太阳之表，故以麻黄附子甘草汤微发汗。夫太阳主表而内合于少阴，少阴主里而外合于太阳，以二三日无少阴之里证而得太阳之表证，故微发汗。用熟附以固肾气，恐

---

① 一两：光绪本和《伤寒论》均作“二两”。

夺肾脏之精而为汗也，用甘草以补中，取中焦水谷之汗也，麻黄直达毛窍，汗出而解矣。

王圣钦曰：少阴病则肾虚矣，汗多则肾脏之精俱并而出，故微发汗也。

少阴病，得之二三日以上，心中烦，不得卧，黄连阿胶汤主之。

黄连阿胶汤方

黄连四两　黄芩二两　芍药二两　阿胶三两　鸡子黄二枚

上五味，以水六升，先煮三物，取二升，去滓，内胶烊尽，小冷，内鸡子黄，搅令相得，温服七合，日三服。

此论少阴病上焦君火之热化者也。少阴病得之二三日以上，一二日之间也，水阴之气不能上交于君火，故心中烦；君火之气不能下入于水阴，故不得卧。君火亢盛、水阴衰微，故用黄连、黄芩以清烦热，芍药、阿胶以滋阴血，鸡乃金禽，而卵黄象地，二枚者，合地二之数，以资中土也。金土相生而水阴自济，所谓壮水之主以制阳光也。

少阴病，得之一二日，口中和，其背恶寒者，当灸之，附子汤主之。

附子汤方

附子二枚，炮　茯苓三两　人参二两　白术四两　芍药三两

上五味，以水八升，煮取三升，去滓，温服一升，日三服。

《经》云：心气通于舌。一二日口中和者，君火不病而舌能知五味也。《经》云：背为阳，阳中之阳心也。其背恶寒者，君火衰微而生阳不起也。当灸之以启陷下之阳，更与熟附助生阳之气于上达，人参、白术补中土以助火气，茯苓益心气，芍药益心血，皆所以资助君火者也。

魏子干曰：上节君火亢盛则用黄连阿胶汤壮水之主以制阳光，此节君火衰微又以附子汤益火之源以消阴翳，世医不知少阴水火之至理，妄谓用凉药者乃传经热证，用热药者乃直中阴证，不知伤寒变迁无定，或由阳而入阴，或由阴而出阳，阴阳互换之间甚微，岂可执一而论哉，不能探本澄源而随人颦笑，真所谓侏儒观戏，良可慨也。

少阴病，身体疼，手足寒，骨节痛，脉沉者，附子汤主之。

上节上焦君火衰微，用附子汤以助君火；此节下焦生阳不起，亦用附子汤以益生阳。身体疼者，生阳之气不周于一身也；手足寒者，生阳之气不充于四肢也；骨节痛者，生阳之气不行于骨节也；脉沉者，生阳之气陷于下也。故亦以附子汤主之。

徐上扶曰：君火者，上焦君主之心火；生阳者，下焦水中之生阳，即先天之真火也。少阴病不得君火之热化者死，热化太过者病；不得生阳之气者死，生阳渐复者生。

少阴病，下利便脓血者，桃花汤主之。

桃花汤方

赤石脂一斤，一半全用，一半筛末　**干姜**一两　**粳米**一斤

上三味，以水七升，煮米令熟，去滓，内赤石脂末方寸匕，温服七合，日三服。若一服愈，余勿服。

此下三节，论少阴感君火之化，而病有形之经脉也。心之合脉也，不病无形之气化，而病有形之经脉，故下利便脓血。经曰阴络伤则便血是也。石脂凝腻如脂，味甘温而色赤，山之血脉，石之膏脂也，故能治经脉之病而止下利脓血，干姜、粳米温补中土以资养血脉之源，盖血乃中焦之汁变化而赤也。石脂色如桃花，故名桃花汤。或曰石脂，又名桃花石。

王绎堂曰：一半筛末者，以病在经脉，散以达之，俾①经脉流通，

① 俾（bǐ 比）：使。

各归其络，不下溜于肠胃而脓血自止。

少阴病，二三日至四五日，腹痛，小便不利，下利不止，便脓血者，桃花汤主之。

少阴病，二三日以至四五日，气值太阴而脾络不通，故腹痛；脾络不通，则气不施化而决渎不行，故小便不利；经络受邪，入脏腑，故下利不止而便脓血。亦宜桃花汤主之。

少阴病，下利便脓血者，可刺。

此复言下利便脓血者可刺，所以申明便脓血之在经脉也。

少阴病，吐利，手足逆冷，烦躁欲死者，吴茱萸汤主之。

吴茱萸汤方

吴茱萸一升，洗　人参三两　生姜六两　大枣十二枚

上四味，以水七升，煮取二升，去滓，温服七合，日三服。

此言中土内虚，不能灌溉四旁、交媾水火也。少阴病吐利，则中土虚矣，中土虚，不能灌溉四旁，故手足逆冷；不能交媾水火，故烦躁；水自水而火自火，阴阳欲合不得，故烦躁欲死也。此由中土内虚，故以吴茱萸汤温其中土，则吐利止而中气复，少阴水火之气得由中土而交合，烦躁自止矣。徐昊若曰：先天水火之气，全赖后天之中土以资生而资始。故结此一条，以见少阴之气本于中土之义也。

少阴病，下利，咽痛，胸满，心烦，猪肤汤主之。

猪肤汤方

猪肤一斤

上一味，以水一斗，煮取五升，去滓，加白蜜一升，白粉五合，熬香，和令相得，温分六服。

此章凡四节，俱论少阴主枢，旋转内外无有止息，逆则病也。夫少阴上火下水而主枢机。下利者，水在下而火不得下济也；咽痛者，火在上而水不得上交也；上下水火不交，则神机枢转不出，故胸满；

神机内郁，故心烦。猪者水畜，所以资少阴之水精上济于火，少阴神机郁逆，不得周遍于内外，肤取其遍达周身，从内而外，亦能从外而内之义也；蜜乃稼穑之味；粉为土谷之精，熬香者，取其芬香，助中土以交合水火，转运枢机者也。

少阴病，二三日，咽痛者，可与甘草汤；不差，与桔梗汤。

甘草汤方

甘草二两，生用

上一味，以水三升，煮取升半，去滓，分温再服。

桔梗汤方

桔梗一两　甘草二两

上二味，以水三升，煮取一升，去滓，温分再服。

此言少阴之气，循经而上逆于咽也。少阴之脉，从心系，上挟咽，二三日乃三阳主气之期，少阴君火外合三阳，上循经脉，故咽痛。甘草生用，能清上焦之火而调经脉。若不差，与桔梗汤开提肺气，肺为水之上源，肺气开，则金水相生而愈矣。

聂乾庵曰：后人以甘桔通治咽喉诸病，本诸于此。

少阴病，咽中伤，生疮，不能语言，声不出者，苦酒汤主之。

苦酒汤方

半夏十四枚　鸡子一枚，去黄

上二味，内半夏着苦酒中，以鸡子壳置刀环中，安火上，令三沸，去滓，少少含咽之，不差，更作三剂。

此论少阴水阴之气，不能上济君火也。君火在上，热伤经络，故咽中伤，生疮。《经》云“诸痛疮疡，皆属心火”是也。在心主言，在肺主声，皆由肾间之生气所出，少阴枢机不能环转而上达，故不能语言、声不出也。张隐庵有云：人之声音，借阴中之生气而出。半夏生当夏半，感一阴之气而生，故能开发音声，用十四枚者，七为奇数，偶七而成十四，是偶中之奇，取阴中之生阳也；鸡卵属金，而白象天，肺主金天，主助肺以资水之上源也；刀为金器，环者，还也，取金声环转之意也；苦酒，醋也，《书》① 曰曲直作酸，《经》曰“少阳属肾②”，一以达少阳初生之气，一金遇木击而鸣矣；火上三沸者，金遇火而三伏，三伏已过，金气复矣。枢转利、水气升、金气清，则咽痛愈而声音出矣。

少阴病，咽中痛，半夏散及汤主之。

半夏散及汤方

半夏洗　桂枝　甘草

上三味，等分，各别捣筛已，合治之，白饮和服方寸匕，日三服。不能散服者，以水一升，煎七沸，内散两方寸匕，更煎三沸，下火令小冷，少少咽之。

此言少阴枢机逆于经脉，不能环转而四散也。少阴主枢，不得由枢而出，逆于经脉之中，故咽中痛也。用半夏以运枢，桂枝解肌，甘草调中，由经脉③而肌腠，由肌腠而皮肤，内外之经脉通而少阴之枢机出入矣。散者，取其四散之义也。不能散服者，言咽痛不能容散，更以汤少少咽之，汤与散同一义也。

少阴病，下利，白通汤主之。

白通汤方

葱白四茎　干姜一两　附子一枚，生用

上三味，以水三升，煮取一升，去滓，分温再服。

此章凡六节，论少阴下利四逆，有寒热虚实之不同，不必尽属于

---

① 《书》：指《尚书》。

② 少阳属肾：语出《灵枢·本枢》。

③ 经脉：原脱，据光绪本补。

阳虚也。此节单论下利，以起下文五节之意。少阴病下利，乃阴寒在下，君火不得下交也。用生附以启水脏之生阳；干姜温中焦之土气；葱白去根，取在上之茎，以引君主之火以下行。上下交、水火济、中土和，利自止矣。夫曰白通者，以葱之白，通达上焦之火以下行也。

少阴病，下利，脉微者，与白通汤。利不止，厥逆无脉，干呕烦者，白通加猪胆汁汤。服汤，脉暴出者死，微续者生。

白通加猪胆汁汤方

葱白四茎　干姜一两　附子一枚，生用　人尿五合　猪胆汁一合

上三味，以水三升，煮取一升，去渣，内胆汁、人尿，和令相得，分温再服。无胆汁亦可。

此论少阴生阳陷下也。夫脉始于足少阴肾，主于手少阴心，生于足阳明胃。少阴病下利脉微者，肾脏之生阳不升也，与白通汤以启陷下之阳。若利不止，厥逆无脉，干呕烦者，心无所主，胃无所生，肾无所始也。加水畜之甲胆，引阴中之生阳以上升。夫人之津液，清之浊者为小便。李时珍曰："小便性温不寒，饮之入胃，随脾之气上归于肺，下通水道而入膀胱，乃旧路也。"故其味咸能引火下归于肾。服汤脉暴出死者，骤起而脉之本根拔也；微续生者，渐起而脉之根源不泄也。

魏子干曰：按脉之生原，下起于肾，由肾而中归于胃，由胃而上达于心，由心而大会于手太阴之肺而外出于经脉，从下而上，由阴而阳，自内而外也。

少阴病，二三日不已，至四五日，腹痛，小便不利，四肢沉重疼痛，自下利者，此为有水气。其人或咳，或小便利，或下利，或呕者，真武汤主之。

真武汤方

茯苓　芍药　生姜各三两　白术二两　附子一枚，炮

上五味，以水八升，煮取三升，去滓，温服七合，日三服。若咳者，加五味子半斤，细辛一两，干姜一两；若小便利者，去茯苓；若下利者，去芍药，加干姜二两；若呕者，去附子，加生姜足前成半斤。

少阴病二三日，三阳主气，得阳热之化病当已。若不已，至四五日又值太阴主气，太阴主腹，故腹痛；脾不转输，故小便不利；脾主四肢，故四肢沉重而疼痛；病少阴而中土虚，故下利。肾者水也，火土衰微不能制水，水寒之气胜也，宜真武汤主之。真武者，镇水之神也。或咳者，肺金虚寒而气上逆也，加五味、细辛以温肺气而助少阴之生阳，干姜温脾土以资母气；或小便利者，不必淡渗之茯苓；或下利者，去芍药之苦泄，加干姜以温中；或呕者，胃气不得宣通也，去附子，加生姜以散逆气。

少阴病，下利清谷，里寒外热，手足厥逆，脉微欲绝，身反不恶寒，其人面色赤，或腹痛，或干呕，或咽痛，或利止脉不出者，通脉四逆汤主之。

通脉四逆汤方

甘草二两　干姜三两，强人四两　附子一枚，生用

上三味，以水三升，煮取一升二合，去滓，分温再服，其脉即出者愈。面色赤者，加葱九茎；腹中痛者，去葱加芍药二两；呕者，加生姜二两；咽痛者，去芍药加桔梗一两；利止脉不出者，去桔梗，加人参二两。

此论少阴内真寒而外假热也。下利清谷，寒在里也；寒在里而反格阳于外，故外热；阳气不行于四肢，故手足厥冷；阳气不行于经脉，故脉微欲绝；阳虚当恶寒，今反不恶寒，面色赤者，阴甚于内而格阳于外也；或涉于太阴而腹痛；或涉于中胃而干呕；或循经挟咽而咽痛；或中焦谷神内虚，利止而脉不出者。俱以通脉四逆汤主之。以

生附启下焦之生阳，甘草、干姜温中焦之中土，脉即出而愈矣。若面赤者，虚阳泛上也，加葱白引阳气以下行；腹中痛者，脾络不和也，去葱加芍药以通脾络；呕者，胃气逆也，加生姜以宣逆气；咽痛者，少阴循经上逆也，去芍药之苦泄，加桔梗之开提；利止脉不出者，谷神内虚脉无所生，去桔梗，加人参以生脉。

少阴病，四逆，其人或咳，或悸，或小便不利，或腹中痛，或泄利下重者，四逆散主之。

四逆散方

甘草　枳实　柴胡　芍药

上四味，各十分，捣筛，白饮和服方寸匕，日三服。咳者，加五味子、干姜各五分，并主下利；悸者，加桂枝五分；小便不利者，加茯苓五分；腹中痛者，加附子一枚，炮令坼①；泄利下重者，先以水五升，煮薤白三升，煮取三升，去滓，以散方寸匕内汤中，煮取一升半，分温再服。

凡少阴病四逆，俱属阳气虚寒，然亦有阳气内郁不得外达而四逆者，又宜四逆散主之。枳实形圆臭香②，胃家之宣品也，所以宣通胃络；芍药疏泄经络之血脉；甘草调中；柴胡启达阳气于外行。阳气通而四肢温矣。若咳者，肺寒气逆也，用五味、干姜温敛肺气，并主下利者，温以散之，酸以收之也；悸者，心气虚也，加桂枝以保心气；小便不利者，水道不行也，加茯苓以行水；腹中痛者，里寒也，加附子以温寒；泄利下重者，阳气郁于下也，用薤白以通阳气。

魏子干曰：泄利下重者，里急后重也，其非下利清谷明矣。

王圣钦曰：凡言腹痛，属太阴脾络不通，故加芍药；腹中痛，乃里气虚寒，故加附子。腹痛与腹中痛俱有分别。

---

① 坼（chè 彻）：裂开。

② 臭香：气味芳香。臭，气味。

少阴病，下利六七日，咳而呕渴，心烦不得眠者，猪苓汤主之。汤方详列阳明篇中

凡少阴下利，俱属下焦虚寒，然亦有脾不转输，水津不布而利者。少阴病下利六七日，阴尽出阳之期也；咳而呕，肺不通调而胃不和也；渴者，水津不上布也；心烦不得眠者，君火不得下交，阳明气逆不得从其故道也。与猪苓汤助脾气之转输，水津四布而诸症愈矣。

少阴病，得之二三日，口燥咽干者，急下之，宜大承气汤。

此章凡四节，论少阴上火下水而主枢转出入者也。病在上之火者，宜下之；病在下之水者，宜温之。或下或温，如救焚溺①，宜急而不宜缓也。首节论君火亢于上；次节论木火煽于中；三节论少阴枢转不出，逆于地中；末节论少阴阴寒在下，不能上达。急下急温，各有攸宜也。少阴病，得之二三日，不得下焦水阴之气，反得上焦君火之化，君火炽盛，水阴枯竭，故口燥咽干也，急以大承气上承热气而下济水阴，缓则焦骨焚身，不可救矣。

少阴病，自利清水，色纯青，心下必痛，口干燥者，急下之，宜大承气汤。

《经》曰：肝一阳也，心二阳也，肾孤脏也，一水不能胜二火。少阴病，自利清水者，水阴不得上济，而惟下泄也；色纯青者，青乃肝木之色，火得木助，一水不能胜二火也；心下者，土之位也，土受木克，故心下必痛；火盛水竭，故口干燥。木火交炽而水津枯竭，亦宜急下以救垂竭之水而遏燎原之火也。

少阴病，六七日，腹胀不大便者，急下之，宜大承气汤。

此论少阴君火枢转不出逆于地中也。少阴病六七日，乃由阴出阳之期也；腹胀不大便者，君火之气不能由枢而出，陷于太阴地土之中

---

① 如救焚溺：如同救人于水火，情况紧急，分秒必争，不可耽搁。

也。所谓一息不运则针机穷，亦宜急下以运少阴之枢，使之外出也。

少阴病，脉沉者，急温之，宜四逆汤。

此论少阴之气不能由下而上也。少阴先天之气，发原于下而达于上。少阴病脉沉者，生气衰微，不能上达也，急以四逆汤温之，以启下焦之生阳。

少阴病，饮食入口则吐，心中温温欲吐，复不能吐。始得之，手足寒，脉弦迟者，此胸中实，不可下也，当吐之。若膈上有寒饮，干呕者，不可吐也，当温之，宜四逆汤。

此二节论少阴水火寒热之气，以终少阴之义。少阴病饮食入口即吐者，阴寒之气甚，格拒而不纳也；阴寒虽甚，然君火之气在上，故心中温温欲吐而复不能吐也。如始得之时，手足寒，脉弦迟者，生阳不能上达，而阴邪实于胸中，阳退陷而阴上越，故不可下，当吐之。意谓下之则阳气因下而愈陷，故不可下；吐之则阴邪得吐而上出，即阳气亦得随之而上达矣。此借吐下以明少阴上下水火阴阳之理也。若有寒饮在于膈上，不得阳热之化，而为干呕者，又不可吐之以伤上焦之阳，当以四逆汤温之，则生阳起而阴寒退矣。

少阴病，下利，脉微涩，呕而汗出，必数更衣。反少者，当温其上，灸之。

少阴病下利者，阴寒在下也；脉微涩者，肾气微，少精血也；呕而汗出者，少阴虚气上逆，而阴津泄于外也。以此虚寒下利之证，必数更衣，而反少者，寒不在下而在上也，当温其上以助其阳，生阳之气起于下焦，故更灸之以启下焦之生阳。

魏子干曰：少阴上火下水而主神机出入，故少阴篇中俱论阴阳水火、神机枢转、上下出入之至理，知正气之出入如是，即知邪气之出入亦如是，因邪以识正，由正以识邪，邪也，正也，一而二，二而一也，悟此可与入道矣，若徒泥章句，不能通其意于言外，虽日读仲景书，日用仲景方，终属门外汉耳。

辨厥阴病脉证篇

厥阴之为病，消渴，气上撞心，心中疼热，饥而不欲食，食则吐蛔，下之利不止。

厥阴者，两阴交尽，阴之极也。阴极阳生，故厥阴多有热证。若阴极而阳不生，厥不还者，死也。《经》云："厥阴之上，风气主之，中见少阳。"是厥阴以风为本，以阴寒为标，而火热在中也。至厥阴而阴已极，故不从标本，从于中治。厥阴之为病者，厥阴气之为病也；消渴者，中见少阳之热化也；厥阴肝木在下，厥阴心包在上，风木之气从下而上合心包，风火相击，故气上撞心，心中疼热也；饥而不欲食者，厥阴风火之邪热不杀谷也；蛔者，阴类，感风木之气则顿然而生，蛔闻食臭出，故食则吐蛔也；标阴在下，下之则伤脏气，有阴无阳，故利不止。此论厥阴自得之病，乃厥阴为病之提纲也。

厥阴中风，脉微浮为欲愈，不浮为未愈。

厥阴风木主气，以厥阴而中风，同气相感也。风为阳邪，浮为阳脉，以阳病而得阳脉，故为欲愈；不浮，不得阳脉也，故未愈。

王圣钦曰：阳病得阴脉者死，不浮未必即是阴脉，故止①未愈，不曰沉，而曰不浮，不字极活。

厥阴病，欲解时，从丑至卯上。

少阳旺于寅卯，从丑至卯，阴尽而阳生也，厥阴病解于此时者，中见少阳之化也。

徐上扶曰：三阳解时，在三阳旺时而解，三阴解时，亦从三阳旺时而解，伤寒以生阳为主也。

厥阴病，渴欲饮水者，少少与之愈。

厥阴病，阴之极也，若渴欲饮水者，得中见之化也。得中之病，

---

① 止：此后据文义当脱"曰"字。

即从中治，故少少与之愈。

按：厥阴篇自提纲后止提此三节厥阴病，其余则曰伤寒、曰病、曰厥、曰下利，而不明言厥阴病者，以厥阴从中治而不从标本也。

诸四逆厥者，不可下之，虚家亦然。

此起下文诸节厥证之意。四逆者，冷至肘膝也。厥者，冷至腕踝也。诸病而凡四逆厥者，俱属阴寒之证，故不可下。然不特厥逆为不可下，即凡属虚家而不厥逆者，亦不可下也，故曰虚家亦然。

张均卫曰：虚家伤寒未必尽皆厥逆，恐人止知厥逆为不可下，而不知虚家虽不厥逆亦不可下，故并及之。

伤寒，先厥后发热而利者，必自止，见厥复利。

此论阴阳寒热互换之理也。伤寒先厥者，先得厥阴之标阴也；后发热者，后得少阳中见之热化也，既得热化，故利必自止。见厥复利者，复得标阴之气也。

伤寒始发热六日，厥反九日而利。凡厥利者，当不能食，今反能食者，恐为除中。食以索饼，不发热者，知胃气尚在，必愈，恐暴热来出而复去也。后三日脉之，其热续在者，期之旦日夜半愈，所以然者，本发热六日，厥反九日，复发热三日，并前六日，亦为九日，与厥相应，故期之旦日夜半愈。后三日脉之而脉数，其热不罢者，此为热气有余，必发痈脓也。

此节论寒热胜复之理，而归重于胃气也。伤寒始发热六日者，病厥阴而始得中见之热化也。一经已过，复作再经，而不得中见之化，故厥反九日而利。凡厥利者，俱属阴寒，当不能食，今反能食者，恐为除中。除者，去也。中者，中气也。恐中气除去，欲引外食以自救也。索饼者，肝之谷，能胜胃土，食之而不发热者，知胃气尚在于中而不除于外，故能任受所胜之谷气而不发热，此必愈也。然此能食者，又恐无根之暴热暂来，出而不久，复去为除中。后三日脉之，而其热续在者，非无根之暴热，乃得一阳初生之气，故期之旦日夜半愈。旦日者，平旦之时。夜半者，阳生于子，俱属少阳之所主也。少阳气旺，故愈。又申明所以然者，以发热之日期与厥之日期无有偏胜，阴阳得其平，故愈也。后三日脉之而脉数，热不罢者，此为中见太过，少阳热气有余，必发痈脓也。

伤寒脉迟，六七日，而反与黄芩汤彻其热。脉迟为寒，今与黄芩汤复除其热，腹中应冷，当不能食，今反能食，此名除中，必死。

此承上文脉数而言也。言伤寒脉数，则为热气有余，脉迟则为阴寒不足。六七日，厥阴借此生阳之气尚可冀①其阳复也，反与黄芩汤彻其热，则惟阴而无阳矣。又申言脉迟为里寒，今与黄芩汤复除其外热，则内外皆寒，腹中应冷，当不能食，今反能食者，此中气已除而外去，必死。可见伤寒以胃气为本。《经》曰：有胃气曰生，无胃气曰死。

伤寒先厥后发热，下利必自止，而反汗出咽中痛者，其喉为痹。发热无汗，而利必自止，若不止，必便脓血，便脓血者，其喉不痹。

此论热化太过，随其经气之上下而为病也。伤寒先厥者，先病标阴之气也；后发热者，后得中见之化也。夫既得热化，下利必自止，而反汗出咽中痛者，阴液泄于外而火热炎于上也。《经》云：一阴一阳结谓之喉痹。一阴者，厥阴也。一阳者，少阳也。病厥阴而热化太过，故其喉为痹。夫发热无汗，既得热化，津液不泄，利亦必自止，若不止，则火热下行，必便脓血。夫既下行而便脓血，不复上升而为喉痹，上下经气之相通，有如此也。

伤寒一二日，至四五日厥者，必发热。前热者，后必厥。厥深者，热亦深。厥微者，热亦微。厥应下之，而反发汗者，

---

① 冀：希望。

必口伤烂赤。

伤寒一二日，病从厥阴而值太阳阳明主气之期也，四五日，又从少阳而交于太阴。阴病遇阴，故至四五日厥也。然至四五日而厥者，必得中见之化，故必发热。前热者，热化在中也。后必厥者，标阴在下也。标阴重而厥深者，热化亦重而热深；标阴轻而厥微者，热化亦轻而厥微。此阴阳对待之理也。夫前热后厥者，阴阳不相顺接，热郁之厥也，故当下之以通阴阳之气，而反发汗者，必火热上炎而口伤烂赤也。

伤寒，厥五日，热亦五日，设六日当复厥，不厥者愈。厥终不过五日，以热五日，故知自愈。

此言厥热相应，阴阳平，病当愈也。伤寒病，厥五日者，标阴在下也；热亦五日者，热化在中也。设六日当复厥，不厥者，中见之化胜，不复见标阴之象也，故愈。厥终不过五日，言不待一气之周，而自能化热也。热五日者，亦不至热化太过也，寒热不偏，阴阳和平，故知自愈。

凡厥者，阴阳气不相顺接，便为厥。厥者，手足逆冷是也。

此解所以致厥之由，以明上文厥热之义，并起下文诸厥之病，承上接下之词也。夫阳受气于四肢，阴受气于五脏，阳交于阴，阴交于阳，阴阳相贯，如环无端。厥阴为阴之尽，阴尽则阳生，如阴尽而阳不至，则阴阳之气不相顺序而接续，便为厥矣。手足为诸阳之本，厥者，阳气不行于四肢而手足为之逆冷是也，非若四逆之冷至肘膝也。

伤寒脉微而厥，至七八日肤冷，其人躁无暂安时者，此为脏厥，非蛔厥也。蛔厥者，其人当吐蛔，今病者静而复时烦者，此为脏寒，蛔上入膈，故烦，须臾复止，得食而呕。又烦者，蛔闻食臭出，其人当自吐蛔。蛔厥者，乌梅丸主之。又主久利。

乌梅丸方

乌梅三百枚　细辛六两　干姜十两　黄连一斤　蜀椒四两，去汗

当归四两　桂枝　附子炮　人参　黄柏各六两

上十味，异捣筛，合治之，以苦酒[1]浸乌梅一宿，去核，蒸之五升米下，饭熟，捣成泥，和药令相得，内柏中，与蜜杵二千下，圆[2]如梧桐子大，先食服十圆，日三服，稍加至二十圆，禁生冷滑物臭食等。

此明脏厥之不同于蛔厥也。伤寒脉微而厥者，病厥阴而不得中见之化也；至七八日，又不得阳热之化，惟阴无阳，不特手足厥，而周身之肤亦冷矣；其人躁无暂安时者，孤阳外脱，而阴亦不能为之守也。此为脏真将绝，阴阳乖离之脏厥，非蛔厥也。又申明蛔厥者，其人当吐蛔。今病者静则不躁矣，复时烦，则有时而烦，非若无暂安时也，此为脏寒蛔不安而上入于膈，故烦也；须臾复止者，静也；得食而呕者，脏寒也；又烦者，复时烦也；蛔闻食臭出者，蛔欲得食也；随食而出，故其人当自吐蛔。脏厥难治，而蛔厥可治，乌梅丸主之。乌梅、苦酒具春生之木味，以达少阳初生之气；桂枝、蜀椒助上焦君火之阳；细辛、附子启下焦生阳之气，皆所以消阴类化生之虫也；人参、干姜、当归温补中焦之气血，中土和而蛔自然无容身之处矣；风木郁而热生焉，黄连、黄柏寒能胜热，苦能杀虫也。又主久利者，利久则气下陷，乌梅丸能调补气血，升达阳气，故亦主之。

王鹤田曰：风木生虫，乌梅丸味辛，辛为金味，能制木也；虫乃阴类，乌梅丸性温，温能助阳，阳盛则阴消矣；湿热生虫，乌梅丸性寒味苦，寒能胜热，苦能燥湿也；曲直作酸，乌梅丸味酸，酸能入肝，得木之味也。五味五气兼备于此丸，故亦能治久利。

伤寒热少厥微，指头寒，默默不欲食，烦躁数日。小便利，色白者，此热除也。欲得食，其病为愈。若厥而呕，胸胁烦满

---

① 苦酒：即食醋。

② 圆：即丸。

者，其后必便脓血。

此言厥阴不特借少阳之热化，尤贵借少阳少阴之枢转也。伤寒热少者，微从少阳之热化也；厥微者，微现厥阴之标阴也。惟其热少厥微，故手足不逆冷而止于指头寒也。少阳主阳之枢，少阴主阴之枢，阴阳枢转不出，故默默不欲食而烦躁数日也。若小便利，色白者，枢转利而三焦决渎之官得其职，水道行而热已除也。病以胃气为本，故必验其食焉，欲得食，胃气和，其病为愈。若厥而呕，少阴枢转不出也；胸胁烦满，少阳枢转不出也。阴阳并逆，不得外出，必内伤阴络，其后必便脓血也。《经》曰阴络伤则便血是也。

病者手足厥冷，言我不结胸，小腹满，按之痛者，此冷结在膀胱关元也。

上节热邪枢转不出，逆于阴络而便脓血；此节寒邪枢转不出，逆于膀胱关元而为冷结也。病者手足厥冷，厥阴标阴甚也；胸在上而主阳，腹在下而主阴，今阴邪各从其类，不结于上，故言我不结胸；结于下，故小腹满，按之痛也；膀胱关元，俱在小腹之内，冷结于此，故满且痛也。

伤寒发热四日，厥反三日，复热四日，厥少热多者，其病当愈。四日至七日热不除者，必便脓血。

《经》云："人之伤于寒也，则为病热，热虽甚不死。"是伤寒以热为贵也。然热不及者病，太过者亦病。故此二节论寒热之多少，以明不可太过与不及也。伤寒热之日数，多于厥之日数，阳气进，阴气退，故病当愈。若四日至七日热不除者，阳气太过，阴血必伤，故必便脓血。

王圣钦曰：厥阴病多有便脓血者，厥阴主包络而主血也。

伤寒厥四日，热反三日，复厥五日，其病为进，寒多热少，阳气退，故为进也。

伤寒厥之日数，多于热之日数，阴盛阳退，故其病为进也。

伤寒六七日，脉微，手足厥冷，烦躁，灸厥阴，厥不还者死。

此章凡六节，皆论不治之死证。此节论上下水火不交而死也。伤寒六七日，六经已周，不得阳热之化，故脉微而手足厥冷也；虚阳在上，不得下交于阴，故烦；真阴在下，不得上交于阳，故躁。此阴阳上下水火不交，宜灸厥阴以启阴中之生阳而交会其水火。灸之而厥不还者，阳气不复，阴阳乖离，故死。

按：灸厥阴，宜灸荥穴、会穴、关元、百会等处。荥者，行间穴也，在足大指中缝间；会者，章门穴也，在季肋之端，乃厥阴少阳之会；关元在脐下三寸，足三阴经脉之会；百会在顶上中央，厥阴督脉之会也。

伤寒发热，下利厥逆，躁不得卧者死。

此论格阳于外者，死也。伤寒发热，格阳于外也；下利厥逆，纯阴在内也；孤阳外出，独阴不能为之守而亦欲自绝，故躁不得卧也。阴盛格阳，故死。

伤寒发热，下利至甚，厥不止者死。

此论阳气外脱下陷而为死证也。伤寒发热，阳气外脱也；下利至甚，阳气下陷也。外脱下陷，阳气已绝，故厥不止而死也。

伤寒六七日不利，便发热而利，其人汗出不止者死，有阴无阳故也。

此言真阳外脱而为死证也。伤寒六七日，是太阳主气之期，得太阳阳热之化，故不利；阳气浮而不能内固，故便发热而利；其人汗出不止者，真阳外脱，有厥阴之纯阴，无下焦之生阳故也。

王绎堂曰：厥阴病发热不死，此三节发热亦死者，首节在躁不得卧，次节在厥不止，三节在汗出不止。

伤寒五六日，不结胸，腹濡，脉虚复厥者，不可下，此为亡血，下之死。

上节言亡阳而死，此节言亡阴而死也。伤寒五六日，六气已周也，不伤于气，而伤于血，故不结胸；既不结胸则腹亦濡而软也；脉乃血脉，血虚脉亦虚。复厥者，阴虚而不能与阳相接也，故不可下，此伤阴脱里之亡血证也。下之，阴亡而阳亦亡矣，故死。

发热而厥，七日下利者，为难治。

此言六气已周，病不解而为难治之证也。发热而厥，虽见少阳之热化，而仍得厥阴之阴寒也；七日六气已周，而又来复于太阳；下利者，阴盛阳微。虽未至于死，而亦为难治之证矣。总之，厥阴为阴之尽，不得阳热之化，即不可治矣。

伤寒脉促，手足厥者，可灸之。

此章凡八节，皆论厥证之有寒有热有虚有实也。夫阴阳气不相顺接，便为厥。阳盛则促，伤寒脉促者，阳偏盛而不与阴相接也；手足厥者，阴偏盛而不与阳相接也。故可灸之以启阳气之顺接乎阴。阳与阴接则阴亦与阳接，而无偏盛之患矣。

王燮庵曰：阳气陷下者，则灸之，今阳盛则促而亦用灸者，乃虚阳犯上，下焦生阳之气反陷下而不得上达，则上焦虚阳无根矣，脉虽促，假象也，故灸之。况厥阴为阴之极，尤贵生阳之气也。

伤寒脉滑而厥者，里有热也，白虎汤主之。

伤寒脉滑而厥者，阳气内郁而不得外达，外虽厥而里则热也，故宜白虎汤。

蒋宾侯曰：阴阳和合，故令脉滑，今滑而厥，非阴阳和合之脉，阳在内而阴在外也，故以石膏性沉之品直从里而达于外也。

手足厥寒，脉细欲绝者，当归四逆汤主之。若其人内有久寒者，宜当归四逆加吴茱萸生姜汤。

当归四逆汤方

当归　桂枝　芍药　细辛各三两　大枣二十五枚　甘草　通草各二两

上七味，以水八升，煮取三升，去滓，温服一升，日三服

当归四逆加吴茱萸生姜汤方

加生姜半斤　吴茱萸二升

上，以水六升、清酒六升，煮取五升，温分五服。

此言经脉内虚，不能营贯于手足而为厥寒之证也。夫经脉流行，营周不息，若经脉虚少，则不能流通畅达，而手足为之厥寒，脉细为之欲绝也。经曰："绵绵如泻漆之绝者，亡其血也①。"故宜归芍以滋阴血，桂枝、细辛助心主以化赤，甘草、大枣益中焦而取汁，木通中有细孔，藤蔓似络，能通周身之络脉。经血足而络脉通，手足自温，脉细自起矣。内者，中气也，若其人中气素有久寒者，又宜加吴茱萸、生姜以温中气。

大汗出，热不去，内拘急，四肢疼，又下利厥逆而恶寒者，四逆汤主之。

上文属经脉内虚而厥，用当归四逆以温经脉；此二节乃阳虚而厥，又宜四逆汤以回阳气。大汗出者，表阳虚也；热不去者，阳外浮也；内拘急者，纯阴在内也；四肢疼者，阳虚不达于四肢也；又下利者，下焦之生阳又下泄也；表阳脱于外，生阳泄于下，故厥逆而恶寒。宜四逆汤回表阳之外脱，启生阳之下陷。

大汗，若大下利而厥冷者，四逆汤主之。

大汗，阳亡于外也；大下利，阳脱于内也。外亡内脱而厥冷者，亦宜四逆汤主之。

病人手足厥冷，脉乍紧者，邪结在胸中，心中满而烦，饥不能食者，病在胸中，当须吐之，宜瓜蒂散。

此二节论因水寒而致厥也。盖厥阴为阴之极，邪入于阴之极，无分寒热，皆能致厥，故厥阴无不厥之证也。四肢受气于胸中，邪结于

---

①　绵绵如泻漆……亡其血也：见《伤寒论·平脉法》。

胸，则气不能通贯于四肢，故手足厥冷也；邪结于胸中，则气俱凝敛，故脉乍紧也；胸者，心主之宫城，心为邪碍，故满而烦也；胃络上通于心，故饥不能食也。此病在胸中至高之分，高者因而越之，故宜瓜蒂散吐之。

伤寒，厥而心下悸者，宜先治水，当服茯苓甘草汤。却治其厥，不尔，水渍入胃，必作利也。

伤寒厥者，寒伤厥阴也；心下悸者，水气上乘，火畏水也。宜先以茯苓甘草汤以治水。茯苓、桂枝保心气而水不敢上凌；甘草、生姜固中土而水得有所制，火土盛而水自平。却治其厥，不尔者，不先治水也。不先治水，则水寒相得，不特上凌于心而为悸，必中渍于胃而作利也。

伤寒六七日，大下后，寸脉沉而迟，手足厥冷，下部脉不至，咽喉不利，吐脓血，泄利不止者，为难治，麻黄升麻汤主之。

麻黄升麻汤方

麻黄二两半　**升麻**一两一分　**当归**一两一分　**知母**　**黄芩**　**萎蕤**各十八十铢　**石膏**　**白术**　**干姜**　**芍药**　**桂枝**　**茯苓**　**天冬**去心，各六铢

上十四味，以水一斗，先煮麻黄一两沸，去上沫，内诸药，煮取三升，去滓，分温三服，相去如炊三斗米顷，令尽汗出愈。

此论上热下寒，阴阳不相交接而为难治之病也。伤寒六七日，乃由阴出阳之期也；大下后虚其阳气，故寸脉沉迟而手足厥冷也；下为阴，下部脉不至，阴虚而不得上通于阳也；咽喉不利吐脓血者，阳热在上也；泄利不止者，阴寒在下也。此阳独居上而阴独居下，两不相接，故为难治。麻黄、升麻启在下之阴以上通于阳；当归、芍药、天冬、萎蕤治阴以止脓血；干姜、桂枝助阳以止泄利；知母、黄芩降火热而利咽喉；苓、术、甘草益中土以培血气之源；石膏质重，引麻

黄、升麻直从里阴而透达于肌表。阳气下行阴气上升，阴阳和而汗出愈矣。

伤寒四五日，腹中痛，若转气下趋少腹者，此欲自利也。

自此以下凡十八节，皆论厥阴下利有阴阳寒热虚实生死之不同也。伤寒四五日者，四日太阴，五日少阴也；太阴主腹，厥阴主少腹，由太阴而仍归于厥阴，故腹中痛，转气下趋少腹也；厥阴不得中见之化，反内合于太阴，寒气下趋，惟下不上，故欲自利也。

伤寒本自寒下，医复吐下之，寒格，更逆吐下，若食入口即吐，干姜黄连黄芩人参汤主之。

干姜黄连黄芩人参汤方

干姜　黄连　黄芩　人参各三两

上四味，以水六升，煮取二升，去滓，分温再服。

厥阴标阴在下，故伤寒本自寒下也，医复吐下之，则寒在下而反格阳于上矣。又申言寒本在下而更逆之以吐下，则格阳在上，虚热不纳，故食入口即吐也。黄芩、黄连清在上之阳热，干姜温在下之阴寒，人参补中土而和其上下焉。

下利，有微热而渴，脉弱者，今自愈。

此二节，论厥阴得中见之化而愈也。下利，标阴在下也；有微热而渴，火气在中也；脉弱，少阳微阳渐起也。故自愈。

下利脉数，有微热汗出，今自愈；设复紧，为未解。

下利脉数，少阳火热胜也；有微热汗出，厥少阴阳和合，故自愈也。设复紧者，厥少阴阳不相和而反相搏也，故为未解。

魏子干曰：数为阳为热，紧为阴为寒，脉数自愈者，得少阳之化也，脉紧未愈者，复得厥阴之气也。

下利，手足厥冷，无脉者，灸之不温，若脉不还，反微喘者死。少阴负趺阳者为顺也。

下利，阳气陷下也，阳陷下而不能横行于手足，故手足厥冷；阳陷下而不能充达于经脉，故无脉。灸之，则陷下之阳当起而横行充达矣。若不温不还，反微喘者，下焦之生气不能归元，反上脱也，故死。又申明脉之源，始于少阴，生于趺阳，少阴趺阳为脉生始之根。少阴脉不至，则趺阳脉不出。负，如负戴之负。少阴在下，趺阳在上，少阴上合而负于趺阳，戊癸相合，脉气有根，故为顺也。

下利，寸脉反浮数，尺中自涩者，必圊①脓血。

此言热伤包络而便脓血也。寸为阳，阳虚下利，脉当沉迟，若反浮数现于寸口，乃邪热上乘心包也。尺则为阴，涩则无血，尺中自涩者，阴血虚也，阳盛阴虚，故迫血下行而圊脓血矣。

下利清谷，不可攻表，汗出必胀满。

厥阴内合脏气而中见少阳，不在于里，即在于中，故无表证。下利清谷，厥阴脏气虚寒也，脏气虚寒当温其里，不可攻表，攻表汗出，则表阳外虚，里阴内结，故必胀满。《经》曰脏寒生满病是也。

下利，脉沉弦者，下重也。脉大者，为未止。脉微弱数者，为欲自止，虽发热不死。

此论下利贵得少阳初阳之气而止也。下利，阴寒病也，少阳之脉弦，沉弦者少阳初阳之气下陷也，故下重。夫少阳为阴中初阳，不可不及，亦不可太过，若脉大者，则为太过，故下利未止。微弱为阴，数为阳，微弱而数，乃阴中有阳，正合少阳初阳之象，故欲自止，虽发热，然得中见之化，故不死。

下利，脉沉而迟，其人面少赤，身有微热，下利清谷者，必郁冒②汗出而解，病人必微厥。所以然者，其面戴阳，下虚故也。

此言三阳阳热在上，而在下阴寒之利可解也。厥阴阴寒在下，故

---

① 圊（qīng 青）：厕所，这里用作动词，指排便。

② 郁冒：头晕目眩。

下利、脉沉而迟。三阳之气上循头面，故其人面少赤。身有微热者，微得少阳之热化也。下利清谷者，厥阴标阴在下也。夫阳热在上而面赤身热，阴寒在下而下利清谷，阴阳两不相接而阳独居上，故必郁冒汗出而解者，言阴阳和，上下通，利自止而解也。然虽解，病人必微厥，所以微厥者，其面戴阳，阳在上而不行于下，下焦阳虚故也。

下利，脉数而渴者，今自愈。设不差，必圊脓血，以有热故也。

此总承上两节而言也。一节言微热而渴今自愈，一节言脉数今自愈，此节言下利脉数而渴者今自愈，统上两节之词而合言之也。言厥阴下利，得中见之化，或脉数，或渴者，当自愈。设不差，乃中化太过，上合厥阴心包，必随经下迫而圊脓血。盖少阳三焦属火，厥阴心包亦属火，两火相并而为热故也。

下利后，脉绝，手足厥冷，晬时①脉还，手足温者生，脉不还者死。

此言死生之机全凭于脉，而脉之根又借于中土也。夫脉生于中焦，从中焦而注于手太阴，终于足厥阴，行阳二十五度，行阴二十五度，水下百刻，一周循环，至五十度而复大会于手太阴。下利后，中土虚也，中土虚则不能从中焦而注于手太阴，故脉绝也。土贯四旁，虚则手足不温而厥冷也。晬时，周时也。脉以平旦为纪，一日一夜终而复始，共五十度而大周于身，环转一周而脉得还。手足温者，中土之气将复，复能从中焦而注于手太阴也，故生；脉不还者，中土已败，生气已绝，故死。

伤寒下利，日十余行，脉反实者死。

此言证虚脉实者，死也。伤寒下利者，寒伤厥阴而下利也；日十余行，则胃气与脏气俱虚矣；证虚而脉反实者，无胃气柔和之脉，而

---

① 晬（zuì 最）时：周时，一昼夜。

真脏之脉见也，故死。《平人气象论》云：死肝脉来，益劲如新张弓弦。言其坚劲而有力也，其即实之脉与。死证全在脉反实句上看，一日十余行，未必即是死证，世尽有下利日数十余行而未必死也。

下利清谷，里寒外热，汗出而厥者，通脉四逆汤主之。

夫谷入于胃，借中土之气变化而黄以成糟粕，犹奉心化赤而为血之义也。若寒伤厥少二阴，则阴寒气甚，谷虽入胃，不能变化其精微、蒸津液而泌糟粕，清浊不分，完谷而出，故下利清谷也。在少阴则下利清谷，里寒外热，手足厥逆，脉微欲绝，身反不恶寒；在厥阴则下利清谷，里寒外热，汗出而厥。俱宜通脉四逆汤，启生阳之气，而通心主之脉也。

热利下重者，白头翁汤主之。

白头翁汤方

白头翁二两　**黄连**　**黄柏**　**秦皮**各三两

上四味，以水七升，煮取二升，去滓，温服一升。

上节里寒下利而为清谷，此节里热下利而为下重也。热利者，厥阴协中见之火热而下利也；下重者，热郁于下而气机不能上达也。白头翁气味苦温①，有风则静，无风而摇，禀特立之性，外物不得而摇之，与赤箭②、羌活同，其性盖上升者也，本经③主治逐血、止腹痛，其功用又行而不止者也，故能调下重之气；黄连、黄柏禀寒水之精，为凉品之总司，故能清上中下之热；秦皮浸水青蓝色，气味苦寒，禀厥阴风木之气，故能引诸药入厥阴而清热利也。邪热清则气机得以升降，而下重止矣。

按：白头翁与柴胡同本，头上有白毛一丛，如白头老翁，故以命

---

① 温：光绪本作“寒”，义胜。

② 赤箭：天麻的别名，以其茎赤且外形似箭而得名。

③ 本经：指《神农本草经》。

名，热毒下利，紫血鲜血者，宜之。

下利，腹胀满，身体疼痛者，先温其里，乃攻其表，温里宜四逆汤，攻表宜桂枝汤。

厥阴风木之气贼于中土，故内而下利腹胀满，外而身体疼痛，盖太阴脾土内主腹而外主身体也。然表里皆病，先后攸分，先温其里，由中土而外达于肌腠，乃攻其表，由肌腠而外出于皮肤。温里攻表，桂枝四逆二汤允宜。

下利欲饮水者，以有热故也，白头翁汤主之。

此申明白头翁汤能清火热下利之义也。下利欲饮水者，少阳火热在中，阴液下泄而不得上滋也，故以白头翁汤清火热以下降而引阴液以上升。

下利谵语者，有燥屎也，宜小承气汤。

此论中见火化，上合燥气而为阳明燥实证也。下利谵语者，燥火相合而胃气不和，有燥屎也，宜小承气汤微和胃气。

下利后更烦，按之心下濡者，为虚烦也，宜栀子豉汤。

此言下利后，水液竭不得上交于火而为虚烦证也。更烦者，下利后水精下竭，火热上盛不得相济，复更有此烦，乃更端而复起之证也。然按之心下濡者，非上焦君火亢盛之烦，乃下焦水阴不得上济之虚烦也，宜栀子豉汤以交济水火之气。

呕家有痈脓者，不可治呕，脓尽则愈。

此章凡四节，俱论厥阴之呕，有气血寒热虚实之不同也。夫厥阴包络属火而主血，呕家有痈脓者，热伤包络，血化为脓也。此因内有痈脓，腐秽欲去而呕，若治其呕，反逆其机，热邪内壅，无所泄矣，故不可治呕，脓尽，则热随脓去而呕自止矣。

呕而脉弱，小便复利，身有微热，见厥者，难治，四逆汤主之。

此言上下内外气机不相顺接而为难治之证也。呕，气机上逆也；

脉弱，里气大虚也；小便复利者，气机又下泄也；身有微热见厥者，阴阳之气不相顺接也。上者自上，下者自下，有出无入，故为难治，若欲治之，四逆汤其庶几①乎。

干呕，吐涎沫，头痛者，吴茱萸汤主之。

成氏云："呕者，有声者也；吐者，吐出其物也。"故有干呕而无干吐。今干呕吐涎沫者，涎沫随呕而吐出也。厥阴之脉，挟胃上巅，故呕吐涎沫而头痛也。吴茱萸禀木火之气，故能温厥阴之寒；呕吐则脾胃受伤，故用人参姜枣以补脾胃之气。

呕而发热者，小柴胡汤主之。

夫厥阴主阖，不特借中见之化，尤借中见之枢。今阖而不能枢转，故呕而发热也，宜小柴胡汤以转枢。

伤寒大吐大下之，极虚，复极汗者，其人外气怫郁，复与之水，以发其汗，因得哕。所以然者，胃中寒冷故也。

夫伤寒以胃气为本，故特结胃气一条，以终厥阴之义。盖吐下发汗皆所以伤胃气，故于此总发明之。伤寒大吐大下之，则内极虚矣；复极汗者，则外亦虚矣。虚则气少，不得交通于内，徒怫郁于外，故其人外气怫郁。医复与之水以发其汗，既虚且寒，因而得哕。辨脉篇曰：水得寒气，冷必相搏，其人即噎，噎即哕也。故曰：所以致哕者，以水寒入胃，胃中寒冷故也。

伤寒，哕而腹满，视其前后，知何部不利，利之即愈。

此即一哕通结六经之证，以见凡病皆有虚实，不特一哕为然也。然即一哕，而凡病之虚实，皆可类推矣，故于此单提哕证一条，不特结厥阴一篇，而六篇之义俱从此结煞，是伤寒全部之结穴处也。夫伤寒至哕，非中土败绝，即胃中寒冷，然亦有里实不通，气不得下泄，反上逆而为哕者。《玉机真脏论》曰：脉盛、皮热、腹胀、前后不通、

① 庶几：或许可以，表示希望或推测。

闷瞀，此谓五实；身汗，得后利，则实者活。今哕而腹满，前后不利，五实中之二实也，实者泻之，前后大小便也。视其前后二部之中，何部不利，利之则气得通，下泄而不上逆，哕即愈矣。夫以至虚至寒之哕证，而亦有实者存焉，则凡系实热之证，而亦有虚者在矣，医者能审气寒热虚实，而为之温凉补泻于其间，则人无夭札之患矣。

卷六

钱塘张锡驹令韶父　注解
徐旭升上扶　王良能圣钦　参订
门人　魏士俊子干　蒋弘道宾侯　校
婿　王津鹤田　校
男　汉倬云为　汉位誉皆　校

辨霍乱病脉证

问曰：病有霍乱者何？答曰：呕吐而利，是名霍乱。

夫伤寒之邪，从表而入，自有形层次第。伤寒之外，别有一种霍乱者，不从表入，不涉形层。夫邪从口鼻而入，直中于内，为病最急，故即列于伤寒之后也。霍者，忽也，谓邪气忽然而至，防备不及，正气为之仓忙错乱也。胃居中土，为万物之所归，故必伤胃。邪气与水谷之气交乱于中，故上呕吐而下利也，吐利齐作，正邪纷争，是名霍乱。

问曰：病发热，头痛，身疼，恶寒，吐利者，此属何病？答曰：此名霍乱。霍乱自吐下，又利止，复更发热也。

上节论霍乱之邪在内，此节论霍乱之邪复由内而外出也，故外病发热头身痛身疼恶寒而复内兼吐利者，此名霍乱。盖霍乱因吐下而名也，故曰霍乱自吐下也。又利止者，内邪解也；复更发热者，复从内而出于外也。夫但曰利止而不曰吐止者，省文也。

伤寒，其脉微涩者，本是霍乱，今是伤寒，却四五日，至阴经上，转入阴，必利。本呕下利者，不可治也。欲以大便，而反矢气，仍不利者，此属阳明也，便必硬，十三日愈，所以然者，经尽故也。

此明霍乱之邪直入于中，先伤中胃，若从内而外即是伤寒，内而益内转入于阴，即为不治之证。盖言伤寒其脉微涩者，本是霍乱吐利之后，中气已虚，故气虚而微，血虚而涩也。上文云又利止复更发热，是先霍乱而后伤寒，故曰本是霍乱今是伤寒。却四日太阴，五日少阴，至阴经主气之上，或转而入于二阴，必复利，何则？本霍乱呕吐下利之后而入于阴经，是为重虚，故不可治也。若欲似大便，而反矢气，仍不利者，不入于阴而仍属阳明也。属阳明，则燥气在上，便必硬，十三日愈。然所以愈者，以十三日经尽，不复再传故也。

下利后，当便硬，硬则能食者愈。今反不能食，到后经中，颇能食，复过一经能食，过之一日当愈；不愈者，不属阳明也。

此承上文利止而言也，言霍乱利止之后，复更发热而为伤寒，当便硬，硬则胃气和，能食者愈。今反不和而不能食，到后经中，复值阳明主气之期，胃气和，故颇能食也，即复过一经三传而至十三日，亦能食也。十三日复过一日，乃十四日，又当阳明主气之期，阳明气旺当愈，不愈者，又当于别经再求之，不专属于阳明也。玩此节，愈知伤寒当活泼泼看去，不可胶柱而鼓瑟也。

恶寒，脉微而复利，利止，亡血也，四逆加人参汤主之。

四逆汤加人参一两，服法依四逆汤。

恶寒脉微者，阳气虚也，阳虚故复利，霍乱本先利，故曰复利也。夫中焦取汁，化而为血，下利则伤其中焦之气，血之根源亏矣，虽利止，然血已亡也，用四逆汤以补阳气，加入人参以滋中焦之汁。

霍乱，头痛，发热，身疼痛，热多欲以饮水者，五苓散主之；寒多不用水者，理中丸主之。

理中丸方

人参　甘草　白术　干姜各三两

上四味，捣筛为末，蜜和为丸，如鸡子黄大，以沸汤数合和一丸，研碎，温服之，日三四服，夜一服。腹中未热，益至三四丸，然不及汤。汤法以四物依两数切，用水八升，煮取三升，去滓，温服一升，日三服。若脐上筑①者，肾气动也，去术加桂四两；吐多者，去术加生姜三两；下多者，还用术；悸者，加茯苓二两；渴欲得水者，加术足前成四两半；腹中痛者，加人参足前成四两半；腹满者，去术，加附子一枚。服汤后如食顷，饮热粥一升许，微自温，勿揭衣服。

此论霍乱内伤脾土，故无论伤寒热，而皆以助脾为主也。霍乱者，呕吐而利也；头痛发热身疼痛者，内霍乱而外兼伤寒也。得阳明之燥气而热多欲饮水者，用五苓散助脾土以滋水津之四布；不得燥气而寒多不用水者，用理中丸理中焦而温补其虚寒。丸不及汤者，丸缓而汤速也。

吐利止而身痛不休者，当消息②和解其外，宜桂枝汤小和之。

吐利止，则内已解矣；身痛不休，则外之余邪尚未尽也。是当消息和解其外，宜桂枝汤小和之。本经③凡曰小和微和者，谓微邪而无庸大攻也。

吐利，汗出，发热，恶寒，四肢拘急，手足厥冷者，四逆汤主之。

此言四逆汤能滋阴液也。夫中焦之津液，内灌溉于脏腑，外濡养于筋脉，吐则津液亡于上矣，利则津液亡于下矣，汗出则津液亡于外矣。亡于外则表虚而发热恶寒，亡于上下则无以荣筋而四肢拘急，无以顺接而手足厥冷也，宜四逆汤助阳气以生阴液，盖无阳则阴无以

---

① 筑：跳动急速貌。
② 消息：斟酌。
③ 本经：指《伤寒论》。

生也。

既吐且利，小便复利而大汗出，下利清谷，内寒外热，脉微欲绝者，四逆汤主之。

此言四逆汤能助阳气也。既吐且利，则阳气亡于上下矣；小便复利而大汗出，则阳气亡于表里矣；下利清谷，里寒甚也；里寒甚而格阳于外，故内寒而外热也；惟阴无阳而生阳不升，故脉微欲绝也。宜四逆汤以回阳气。

吐已下断，汗出而厥，四肢拘急不解，脉微欲绝者，通脉四逆加猪胆汁汤主之。

此合上两节之症而言也。上节以四逆汤滋阴液；次节以四逆汤助阳气；此节气血两虚，又宜通脉四逆加猪胆汁汤生气而补血也。吐已下断者，阴阳气血俱虚，水谷津液俱竭，无有可吐而自已，无有可下而自断也，故汗出而厥、四肢拘急之亡阴证与脉微欲绝之亡阳证仍然不解，更宜通脉四逆加猪胆、人尿，启下焦之生阳而助中焦之津。

吐利发汗，脉平，小烦者，以新虚，不胜谷气故也。

夫人以胃气为本，《经》曰："得谷者昌，失谷者亡①。"霍乱吐利，胃气先伤，尤当顾其胃气，故结此一条以终霍乱之义。吐利发汗者，言病在内而先从外以解之，恐伤胃气也；脉平者，外解而内亦和，外内之相通也；小烦者，食气入胃，浊气归心，一时不能淫精于脉也，所以然者，以食气入胃，五脏六腑皆以受气也，吐利后，脏腑新虚不能胜受胃中之谷气，故小烦也。谷气足，经脉充，胃气复，烦自止矣。今之治伤寒者，略与之食，微觉不安，遂禁其食，不复再与，以致绝谷气而死者，盍三复斯言乎②。

愚按：霍乱一病，夏秋之间最多，是风寒暑湿之邪中人，皆能病

---

① 得谷者昌，失谷者亡：语出《淮南子》。

② 盍三复斯言乎：为什么不反反复复地学习思索这些话呢？

霍乱，非止一寒邪也。若吐利过甚，损伤中焦之气，以致下焦生阳不升而手足厥冷脉微欲绝者，无分寒暑，皆宜四逆理中治之。寒伤于阳，即为阳证，暑中于阴，即为阴证，是当以人身脏腑之阴阳为阴阳，而不当以天时之寒暑为寒热也。邪盛而正实者，当泻其邪；邪盛而正衰者，宜扶其正。正虚者，邪易入脏，入脏者死。夫正虚之人，救正尚且不暇，而何暇攻邪哉？况夏月之时，阳气浮于外，阴气伏于内，复以凉风寒其形，冷水寒其胃，内外皆寒，风暑之邪未有不乘虚而入于阴经者，所以夏月止有阴证而无伤寒。今人患暑证死而手足指甲皆青者，皆阴证也，古人以大顺散①治暑，良有以也②。若夫气实之人偶中于邪而霍乱者，邪去即愈，此藿香正气平胃散之所以作也，至于里虚霍乱，非四逆理中不可，治者能审其轻重而治之，庶无失矣。

辨阴阳易差后劳复病脉证

伤寒阴阳易之为病，其人身体重，少气，少腹里急，或引阴中拘挛，热上冲胸，头重不欲举，眼中生花，膝胫拘急者，烧裈散主之。

烧裈散方

上取妇人中裈③近隐处剪烧灰，以水和服方寸匕，日三服，小便即利，阴头微肿则愈。妇人病，取男子中裈烧服。

此论伤寒余热未尽，男女交媾，毒从前阴而入，伤奇经冲任督三

---

① 大顺散：方名。出自《太平惠民和剂局方》卷二。由甘草三十斤，干姜、杏仁（去皮尖，炒）、肉桂（去粗皮，炙）各四斤组成。主治冒暑伏热，引饮过多，脾胃受湿，水谷不分，清浊相干，阴阳气逆，霍乱吐泻，脏腑不调之证。

② 良有以也：真是很有原因的呀，真是很有道理的呀。

③ 裈（kūn 昆）：裤子。

脉，而为阴阳易之病也。成氏云：男子病新差未平复，而妇人于之交得病，名曰阳易；妇人病新差未平复，而男子与之交得病，名曰阴易。言男女互相换易而为病也。其形相交，其气相感。形交则形伤而身体重，气感则气伤而少气也。夫奇经冲任督三脉皆行少腹前阴之间：冲脉起于气街并少阴之经，挟脐上行；任脉起于中极之下，以上毛际，循腹里，上关元；督脉起于少腹以下骨中央，女子入系廷孔①，男子循茎下至篡②。今邪毒入于阴中，三脉受伤，故少腹里急，或引阴中拘挛也。热上冲胸，热邪循三经而上冲于胸也。脑为髓之海，精之窠为眼。膝胫者，筋之会也。《经》云：髓海不足则脑转胫酸眩昏，目无所见。又曰：入房太甚，宗筋弛纵，发为筋痿。今房劳失精，髓海不足，故头重不欲举也；精不灌目，故眼中生花也；精不荣筋，故膝胫拘急也。烧裈散主之。裈裆乃前阴气出之处，精气之所注也，取其所出之余气，引伤寒之余毒还从故道而出，是从阴而入者，即从阴而出也，故曰小便利，阴头微肿即愈。

大病差后劳复者，枳实栀子汤主之。若有宿食者，加大黄如博棋子大五六枚。

枳实栀子汤方

枳实三枚，炙　栀子十四枚　香豉一升

上三味，以清浆水③七升，空煮，取四升，内枳实栀子，煮取二升，下豉更煮五六沸，去滓，温分再服，覆令微似汗。

夫无病之人，荣卫气血、阴阳水火，上下交合，运行不息。病则

---

① 廷孔：阴户。

② 篡（cuàn 窜）：会阴部。

③ 清浆水：一种饮料，类似米酒而味酸，又名酸浆。明·李时珍《本草纲目·水·浆水》引陈嘉谟曰："浆，酢也。炊粟米热，投冷水中，浸五六日，味酢，生白花，色类浆，故名。"《本草纲目·水·浆水》引朱震亨曰："浆水，性凉善走，故解烦渴而化滞物。"

荣卫不行，气血不调，阴阳不和，水火不交矣。大病者，伤寒病也。差后则荣卫气血阴阳水火始相调和而交会，若劳伤之，则形体新虚，其病复作，故名劳复，宜栀子香豉交济水火阴阳之气。荣卫气血俱出中焦，故以枳实炙香，宣通中焦脾胃之气。若胃气新复，运化不及，有宿食停于中者，又宜加大黄以疏通之。

按：此乃交媾水火，调和气血之剂，令其三焦通畅、气血安和而已，然又当视其人之虚实而施之，若大病之后气血两虚，复劳伤其形体，是为重虚，又当补中益气为主，此乃先贤未尽之蕴欤①？

伤寒差已，后更发热，小柴胡汤主之。脉浮者，以汗解之。脉沉实者，以下解之。

此下五节，论伤寒差后，余邪未尽，有虚实，有寒热，有水气，有在表者，有在里者，有在表里之间者，皆宜随证而施治之也。伤寒差已，后更发热者，余邪未尽而在表里之间也，宜小柴胡汤以转枢。脉浮者，仍在表也，以汗解之。脉沉实者，犹在里也，以下解之。

大病差后，从腰以下有水气者，牡蛎泽泻散主之。

牡蛎泽泻散方

牡蛎　泽泻　蜀漆洗去腥　海藻洗去咸　括蒌根　商陆根熬　葶苈子以上各等分

上七味，异捣，下筛为散，更入臼中治之，白饮和方寸匕，小便利，止后服。

太阳寒水之气，从下而上，运行于肤表，今大病差后，太阳之气不能运行周遍于一身，止逆于下焦，故从腰以下有水气也。《金匮》曰：“诸有水者，腰以下肿，当利小便。”故以牡蛎泽泻散主之。牡蛎水族而性燥，故能渗水气；泽泻久服，能行水上，其行水之功可知；蜀漆乃常山之苗，有毒，《本经》主治咳逆者，乃肺气不能通调水道，

① 欤（yú 于）：文言助词，此处表示感叹语气。

下输膀胱，上逆而咳，故能治水气，乃从阴出阳之品也；海藻气味咸寒，生海中新罗国①，海人以绳系腰，没水取之，故能下十二水肿；括蒌根引水液而上升，不升则不降也；商陆苦寒，其性下行，故《本经》主治水肿；葶苈上利肺气，清水之上源也。诸药性烈而下水最捷，不可多与，故曰小便利止后服，不必尽剂也。

大病差后，喜唾，久不了了，胃上有寒，当以丸药温之，宜理中丸。

上节差后而得实证，此节差后而得虚寒之证，虚虚实实，立论之章法也。大病差后喜唾者，脾气虚寒也，脾之津为唾，而开窍于口，脾虚不能摄津，故反喜从外窍而出也；久不了了者，气不清爽也。所以然者，以胃上有寒，故津液上溢而不了了也。当以丸药温之，宜理中丸，取其丸缓留中，而不上出也。

伤寒解后，虚羸少气，气逆欲吐，竹叶石膏汤主之。

竹叶石膏汤方

竹叶二把　石膏一斤　半夏半升　人参三两　甘草二两　粳米半升　麦门冬一升

上七味，以水一斗，煮取六升，去滓，内粳米，煮米熟汤成，去米，温服一升，日三服。

上节论虚寒证，此节论虚热证。伤寒解后，血气虚少，不能充肌肉，渗皮肤，故形体虚羸而消瘦也；少气者，中气虚也；胃中有寒则喜唾，胃中有热则气逆而欲吐。此虚热也，宜竹叶石膏汤主之。竹叶凌寒不凋，得冬水之寒气；石膏色白似肌，禀秋金之凉气；半夏生当夏半，感一阴之气而生，阴气足而虚热除，肌肉自不消铄而羸瘦矣；人参、甘草、粳米补中土而生津液；麦冬主治伤中伤饱、胃络脉绝、羸瘦短气。胃络和而气逆除，津液生而虚热去，吐自止矣。

---

① 新罗国：古国名。在今朝鲜。

病人脉已解，而日暮微烦，以病新差，人强与谷，脾胃气尚弱，不能消谷，故令微烦，损谷则愈。

此又结谷气一条，以明病后犹当以胃气为本，而胃气又以谷气为主也。病人脉已解者，言病以脉为要，脉解而病方解也。朝则人气生，暮则人气衰，故日暮微烦也。然所以微烦者，以病新差，人强与谷，非其自然，脾胃尚弱，一时不能消磨其谷气，故令微烦，不必用药消之，宜减损其谷，则能消化而自愈矣。损谷者，少少与之，非不与也。

壻王鹤田曰：此言差后强食而为虚中之实证也，病后起居坐卧俱宜听其自然，不可勉强，强则非其所欲，反逆其性而不安矣，不特一食也。

辨痓湿暍病脉证

伤寒所致太阳病，痓湿暍三种，宜应别论，以为与伤寒相似，故此见之。

伤寒所致太阳病者，言因伤寒而致太阳病也。伤寒之外，别有痓湿暍三种，不因于寒，宜应别论于《金匮要略》中，然所因虽不同，而俱伤太阳之气，与伤寒相似，故于伤寒之后见之。

太阳病，发热无汗，反恶寒者，名曰刚痓。

《经》云："风为百病之长。"又云："风者善行而数变。"故风入于经俞则强急而为痓也。太阳病发热者，风伤太阳而标阳外应也。风为阳邪，汗为阴液，阳邪伤阳，阴液不通，故无汗也。夫标阳外应而发热，则不当恶寒，今反恶寒者，标本俱病也。纯阳无阴，故名刚痓。

太阳病，发热汗出，不恶寒者，名曰柔痓。

太阳病发热汗出者，风入经俞而表气虚也；不恶寒者，病标阳而无本寒之气也。阳之汗以天地之雨名之，汗出则刚强之气稍折而柔和，故名柔痓。

愚按：此二节分别刚柔二痓，刚为阳，柔为阴，乃痓之冒①也，必有强急反张动摇口噤之证，方可名痓，故《金匮要略》云其证备身体强几几然此为痓，否则中风伤寒矣，何名痓乎？

太阳病，发热，脉沉而细者，名曰痓。

《金匮要略》云：痓脉，按之紧如弦，直上下行。今不弦紧而沉细，是病太阳之表而得少阴之里脉，故《要略》② 云为难治。

太阳病，发汗太多，因致痓。

此言所以致痓之由，盖因发汗太多，伤其血液，不能荣养经脉，以致身强急而成痓也。

病身热足寒，颈项强急，恶寒，时头热面赤，目脉赤，独头面摇，卒口噤，背反张者，痓病也。

此形容痓病之象，以明痓病不与伤寒中风同也。《经》云："因于风者，上先受之。"故上而身热，未及于下故下而足寒也；头项强急者，风伤太阳之经也；恶寒者，风伤太阳之气也；时头热面赤者，阳气上行于头面也；太阳之脉，起于目内眦，风热伤于经脉，故目脉赤也；夫头项强急则不能转舒而动摇，故独头面摇也，此风性动摇之象也；风邪客于会厌，故卒然而口噤；风邪客于经输，故背反张。此刚柔二痓，其见病有如此也。

太阳病，关节疼痛而烦，脉沉而细者，此名湿痹。湿痹之候，其人小便不利，大便反快，但当利其小便。

此论湿流关节也。关者，机关之室，真气之所过也。节者，骨节之交，神气之所游行出入者也。神真之气为湿邪所伤，故关节疼痛而烦也；湿为阴邪，故脉沉细。此名湿痹。痹者，闭也。然风寒湿三气

---

① 冒：统括，概括。
② 要略：指《金匮要略》。

皆能为痹，非独湿也。故又申言湿痹之候，必水道不行而小便不利，湿淫于内而大便反快，但当利其小便，水道行而湿邪去矣。

湿家之为病，一身尽疼，发热，身色如似熏黄。

上节论湿邪凝着于内，不能化热而为湿痹；此节论湿邪发越于外，化而为热，而为熏黄也。一身尽疼者，湿行于周身肌肉之间也；发热者，湿与阳气合并而为热也；湿热郁于肌表之间，故身色如似熏黄也。

湿家，其人但头汗出，背强，欲得被覆向火。若下之早则哕，胸满，小便不利，舌上如胎者，以丹田有热，胸中有寒，渴欲得水而不能饮，口燥烦也。

合下二节，俱论湿家不可下也。此言下之而逆于胸中，而为下热中寒之证。湿为阴邪，汗为阴液，头为诸阳之会，阳盛阴无所容，故但头汗出；然其人但头汗出而身无汗，则湿气尚在太阳之部，故经输不利而背强也；阴气盛，故欲得被覆向火。若下之早而中气寒，则哕；中气虚，则胸满；湿邪内逆，而脾土恶湿，不能传输，故小便不利；夫中气虚寒则舌上无胎，湿邪内着则舌上有胎，今舌上如胎者，以丹田素有其热，湿邪内逆于胸而里有寒也；丹田有热，故渴欲得水；胸中有寒，故不能饮水；欲得水而复不能饮，故口燥烦也。口燥而烦，故知舌上如胎而实非胎也。

男誉皆曰：渴欲得饮水而解，今燥不能饮，口中有难过之状，故加一烦字，非心烦也。

湿家下之，额上汗出，微喘，小便利者死；若下利不止者，亦死。

此言下之而上脱下泄，而为不治之死证也。阳明之脉交额中，额上汗出者，阳明之气绝而真液上泄也；太阳之气与肺气相合而主皮毛，微喘者，太阳之气绝而真气上脱也；少阳三焦主司决渎而出水道，小便利者，少阳之气绝而阴津下注也。三阳气绝，上下离脱，故死。若下利不止者，中土败而地气陷，不必三阳气绝而亦死也。

问曰：风湿相搏，一身尽疼痛，法当汗出而解，值天阴雨不止，医云此可发汗，汗之病不愈者，何也？答曰：发其汗，汗大出者，但风气去，湿气在，是故不愈也。若治风湿者，发其汗，但微微似欲汗出者，风湿俱去也。

此节论风湿，次节论寒湿，末节论所以致风湿之因，而寒湿亦在其中矣。风胜为行痹，湿盛为着痹，一行一止，两相争搏，故一身尽疼痛也。法当汗出而解者，风为阳邪，湿为阴邪，汗出则阴阳和而不争，故解也。天气降，地气升，阴阳和而雨泽降。阳之汗，以天之雨名之，故值天阴雨不止而医云此可发汗也。夫汗者，所以和阴阳也，若汗大出则阳气衰矣，风为阳邪，故风气去。阳衰阴盛，湿为阴邪，是以湿气尚在而不愈也。若发风湿之汗，但微微似欲汗出，则阴阳两不相负，故风湿俱去也。

湿家病身上疼痛，发热面黄而喘，头痛，鼻塞而烦，其脉大，自能饮食，腹中和无病，病在头中寒湿，故鼻塞，内药鼻中则愈。

此言寒湿伤于高表，里气自和，宜通其空窍而自愈也。病身上疼痛者，身以上疼痛也；发热者，得阳热之化也；头面鼻，皆身以上也，面黄头痛鼻塞，皆身以上之病也；表气不疏，故喘；阳不遇阴，故烦；病在表阳，故脉大；胃气和，故自能饮食；脾气舒，故腹中和；无病者，腹内无病也。寒湿在于头中而为病，故止现身半以上之病而如鼻塞之类也，内药鼻中，空窍通而寒湿之邪从空窍而出，诸症自愈也。

病者一身尽疼，发热，日晡所剧者，此名风湿。此病伤于汗出当风，或久伤取冷所致也。

上节言治风湿之法，而未及致风湿之因，故特申明其故，以终湿痹之意。病者一身尽疼，即风湿相搏，一身尽疼痛也；发热日晡所剧者，日晡而阳气衰，阴气盛，湿为阴邪，故至旺时而甚也。如此者，乃名风湿。然所以致此风湿者，乃病伤于汗出当风，汗随风复入皮腠而为风湿也，或又久伤取冷亦能致此风湿之病。所以致风湿者以此，而其所以致寒湿者，亦可以类推矣。

太阳中热者，暍是也，其人汗出恶寒，身热而渴也。

此三节论暍伤太阳。暍者，暑也。夏间腠理开发，暑邪直入于中，故曰太阳中热者，暍是也。暑干肌腠而表气虚微，故其人汗出。太阳以寒为本，故恶寒。暑热之邪内合太阳之标热，故身热而渴也。

太阳中暍者，身热疼重，而脉微弱，此以夏月伤冷水，水行皮中所致也。

此言暑热之邪干于肌腠，水寒之气入于皮中，阳热之邪为阴寒之气所遏，不得外越也。言太阳中暍，其证身热疼重，其脉微弱者，以夏月之时因于暑热，而复伤冷水，水行皮中所致也。

按：夏月之时有暑证而无伤寒，今人混为伤寒固非，而混为热证亦岂是耶？盖夏月阳浮阴伏，虚劳之人往往形寒饮冷，病在阴经即为阴证，亦何分寒与暑哉。观仲景论太阳中暍，而曰夏月伤冷水，其旨微矣。今人辄以清凉治暑，岂不谬哉。

太阳中暍者，发热恶寒，身重而疼痛，其脉弦细芤迟，小便已，洒洒然毛耸，手足逆冷，小有劳，身即热，口开，前板齿燥。若发汗则恶寒甚；加温针，则发热甚；数下之，则淋甚。

病太阳标本之气，故发热而恶寒。病太阳所循之经，故身重而疼痛。热伤气，故脉弦细芤迟。膀胱者，毫毛其应，故小便已洒洒然毛耸。洒洒者，寒噤之象也。毛耸者，毫毛竖起也。手足逆冷者，阳气虚不能荣于四肢也。小有劳身即热者，气虚不胜也。口开前板齿燥者，阳热甚而阴液不能上滋也。此表里经脉俱虚，故不可汗下与温针也。若发汗，则表虚而恶寒甚；加温针，则经脉虚而发热甚；数下之，则里虚而津液伤，故淋甚。

痓湿暍三种汤方，载《金匮要略》。

辨不可发汗病脉证

夫以为疾病至急，仓卒寻求，按要者难得①，故重集诸可与不可与方治，比之三阴三阳篇中，此易见也。又时有不止是三阴三阳，出在诸可与不可与中也。

此言伤寒为病至急，仓卒之间难得其要，三阴三阳篇中头绪繁多，故撮其大略，为诸可与不可与方治，欲人易晓也。况时有不止是三阴三阳，亦于诸可与不可与中备之，其示人也切矣。

脉濡而弱，弱反在关，濡反在巅，微反在上，涩反在下。微则阳气不足，涩则无血。阳气反微，中风汗出，而反躁烦。涩则无血，厥而且寒。阳微发汗，躁不得眠。

此六节，言胃气五脏虚者，不可发汗也。此节言胃虚。濡弱者，胃土柔和之脉也，寸关尺三部之中俱要带濡弱之脉，方为有胃气，今胃虚不能及于尺寸而惟见于本位，故曰弱反在关，濡反在巅。关为尺寸之中，是胃土之本位，浮起曰巅，乃关之巅顶也。按之不足为弱，举之轻微为濡，濡弱反在关巅而不及于上下，故曰微反在上，涩反在下。上为寸，寸主阳，寸微则阳气不足。下为尺，尺主阴，尺涩则阴虚而无血。阳气微则不能卫外而为固，是以中风而汗出。汗出则阴阳俱虚，不能交接，故反躁烦。夫血者，所以充肤热肉者也，今涩则无血，不能充肤热肉，故厥而且寒，此胃阳微弱之证也。若发汗，则少阴之癸水不能上合于阳明，故躁；阳明之戊土不能下合于少阴，故不得眠。胃气虚，以致阳微而阴涩者，其不可发汗有如此也，胃为阳，故曰阳微。

动气在右，不可发汗，发汗则衄而渴，心苦烦，饮即吐水。

---

① 仓卒寻求，按要者难得：《伤寒论》作“仓卒寻按，要者难得。”

肺为华盖，而位稍居右，故动气在右者，肺虚也。动气者，脏真虚，虚气为之筑筑然而动于脐之右也，故不可发汗更伤其肺气。发汗则血随虚气上奔，从肺窍而出，故衄。肺气虚则心火乘之，故渴。心主血，血亡则心亦无所养，故苦烦。饮之入胃，由肺气之通调，今肺气不能通调四布，故饮即吐水也。

动气在左，不可发汗，发汗则头眩，汗不止，筋惕肉瞤。

肝为将军之官，而位居左，故动气在左者，肝气虚也。肝虚则不可发汗，发汗则动风木之气，故振掉而头眩。汗不止者，肝之血液与汗共并而出也。液亡则无以荣筋而筋惕，无以濡肉而肉瞤也。

动气在上，不可发汗，发汗则气上冲，正在心端。

心为君主之官，而位居上，故动气在上者，心虚也。心虚则不可发汗，发汗则肾水乘之而奔气上冲。正在心端者，当心之中，水来克火，直入其室而无所避忌也。

动气在下，不可发汗，发汗则无汗，心中大烦，骨节苦疼，目运[①]，恶寒，食则反吐，谷不得前。

肾为阴中之阴，位居下焦，故动气在下者，肾虚也，不可发汗。发汗则肾气微，少精血，故无汗。心中大烦者，肾水虚不能上交心火也。髓不满于骨，故骨节疼。精不荣于目，故目运。肾脏真火衰，故恶寒。火衰无以生土，故食则反吐，谷不得前往，反后却而吐出也。

咽中闭塞，不可发汗，发汗则吐血，气欲绝，手足厥冷，欲得蜷卧，不能自温。

《经》云：“咽主地气。”是咽中闭塞者，脾气虚而地道不通也。汗乃水谷之精，脾虚则水谷少不能作汗，故不可发汗，发汗则谷精不足，势必动其中焦之汁，故吐血。气欲绝者，即咽中闭塞之甚，血夺而气欲绝也。脾气不通于四肢，故手足厥冷。厥冷，故欲得蜷卧，土

① 目运：目眩。

气败而不能自温也。

诸脉得数动微弱者，不可发汗，发汗则大便难，腹中干，胃燥而烦。其形相象，根本异原。

此统三阴三阳诸病之脉而言，以见其按要而易见也。诸脉者，即三阴三阳诸病之脉也，言三阴三阳诸病之中，或得数动之阳脉，或得微弱之阴脉，皆阴阳不调之脉也，亦不可发汗，发汗则亡津液，故大便难，腹中干，胃燥而烦。其形相象者，言汗后亡津液之证相象而同形。根本异原者，言初之本脉，或数动而为阳，则阴虚；或微弱而为阴，则阳虚。阴虚阳虚则迥别而异原也。

脉濡而弱，弱反在关，濡反在巅，弦反在上，微反在下。弦为阳运，微为阴寒，上实下虚，意欲得温。微弦为虚，不可发汗，发汗则寒栗不能自还。

上章既历言胃气五脏及三阴三阳诸脉俱虚者，不可发汗矣。此章凡六节，五节内复提曰寒曰厥曰逆，盖言胃气及三阴三阳之气虚而且寒者，更不可发汗；末一节并论下之火熏，以终不可发汗之义。此言胃寒者，不可汗也。濡弱之脉反在关巅而不及于上下，故弦反在上，微反在下。弦为阳气运于外，微为阴寒盛于内，阳运于外则上实，阴盛于内则下虚。阴寒盛，故欲得温以助之。夫所谓上实者，以阳运于外而言，非真实也。故究而言之，微弦皆为内虚，故不可发汗，发汗则寒极而战栗，运外之阳亡于外而不能还归于内矣。

咳者则剧，数吐涎沫，咽中必干，小便不利，心中饥烦，晬时[①]而发，其形似疟，有寒无热，虚而寒栗。咳而发汗，蜷而苦满，腹中复坚。

此言太阴脾肺之气虚寒而咳剧者，不可发汗也。咳者则剧，言咳则伤肺，而剧则伤脾，故数吐涎沫。涎沫者，脾之液，涎泛溢而津液

---

① 晬（zuì 最）时：周时，一昼夜。

竭，故咽中必干，小便不利也。心中饥烦者，津液去而脾无以资也。晬时，周时也。肺朝百脉而周时大会于寸口，病气随经脉而流行，故晬时而发也。然经脉虽循行如故，而毛脉不能合精，故其形似疟。其形维何①？殆寒也，热也。虚则有寒而无热，惟见其寒栗之形而已，然所以致此者，皆咳之为害也。故统言之曰：咳而发汗，则太阴脾气不能外达于肺主之皮毛，故外身蜷而内苦满；太阴肺气不能内交于脾主之腹，故腹中复坚也。

厥，脉紧，不可发汗，发汗则声乱咽嘶，舌痿，声不得前。

此言寒伤少阴，厥冷脉紧者，不可发汗也。阴阳气不相接则厥，阴寒凝敛则脉紧，紧脉可汗。厥而脉紧者，病属少阴，不可发汗也。发汗则少阴心主伤而神明昏，故声乱咽嘶。咽嘶者，少阴心脉上挟于咽，故声止在于咽之间，不能大声以出，嘶嘶然而微也。又少阴肾气伤，故舌痿，声不得前。舌痿声不得前者，以少阴肾脉循喉咙挟舌本，故舌痿废而不用，声虽出而不得前也。

诸逆发汗，病微者难差，剧者言乱，目眩者死，命将难全。

逆者，冷至肘膝也。病至于逆，则阴之极矣。夫厥阴为阴之极，贵得生阳之气，发汗复损其微阳，病属轻微者亦难差；若剧者，则魂去而言乱，精绝而目眩，必死矣。目眩，上视也。命将难全者，言虽欲不死而欲苟全其命，不亦难乎，甚言其必死也。

咳而小便利，若失小便者，不可发汗，汗出则四肢厥，逆冷。

上节言厥逆发汗而致死，此言失小便而致厥逆，虽有轻重之分，而其不可发汗则一也。咳而小便利，则气上逆而复下泄也。若小便自失而不觉，则气机上下不相交矣，故不可发汗，汗出则始而上下不交，继而阴阳不接，四肢厥而逆冷矣。

---

① 其形维何：其临床表现如何？

伤寒头痛，翕翕发热，形象中风，常微汗出，自呕者，下之益烦，心中懊侬如饥；发汗则致痓，身强，难以屈伸；熏之则发黄，不得小便，久则发咳吐。

此言寒伤太阳而经气虚者，不可发汗，并不可下之熏之也。伤寒头痛者，循经而上也；翕翕发热者，热在皮毛不从内出，如毛羽之浮于外也；以伤寒而翕翕发热，无凝敛之象，而有浮动之形，故形象中风；常微汗出者，邪入于经而表气虚也；自呕者，邪入于经而里气虚也。下之则经脉愈虚，更益其烦，烦剧则心中懊侬如饥，而实非饥也。夫既不可下，又岂可汗乎？发汗则表气虚，故致痓，痓则身强而难以屈伸矣。汗之不可，熏之又岂可乎？若熏之，则火气内攻不得外达而发黄，不得下行而小便不得，夫不外不下，久则反上逆而发咳吐矣。

高士宗曰：汗下火熏，施治各异，损正则一。故举下之熏之与发汗而并论之，所以推广其终不可发汗之义。又曰：不可汗篇，计十三节，其中五脏三阴，起止结构，为造论之章法，后不可下篇亦然，学者必明其章法，然后循文求解，若昧其大纲，徒求句释，抑末也，未可入仲景之门墙。

辨可发汗病脉证

大法，春夏宜发汗。

夫人与天地相参，故治病者，宜法天时而治之，所谓毋伐天和也。春夏宜发汗者，春则人气生，夏则人气长，生长之时宜发汗，所以顺天时而助人气，此大法也。

按：一日之中，自有春夏秋冬，日出为春，日中为夏，日晡为秋，日暮为冬，发汗于寅卯之后未申之前，即一日之春夏也。

徐上扶曰：春夏之时，气俱浮于外，腠理开发，故宜发汗。

凡发汗，欲令手足俱周，时出似漐漐然，一时间许益佳，不可令如水流漓。若病不解，当重发汗，汗多必亡阳，阳虚不得重发汗也。

此示人以发汗之法，而又为诫慎之词。凡发汗欲令手足俱周者，欲其血脉充溢，气机盈满，周遍于四肢而无不到也；时出似漐漐然者，汗出以时，溱溱而微注也；一时间许者，约略一时而汗止也；益佳者，时出已佳，一时间许更益佳；不可令如水流漓者，恐亡阳也。夫发汗者所以解病，若病不解，当重发汗以解之，然又不可过多，多则必亡其阳矣。夫病不解，当重发汗，若阳已虚，病虽不解，而亦不得重发汗，此于可发汗之中而又叮咛告诫，慎之之至也。

魏子干问曰：汗乃阴液，汗多乃亡津液，何以又亡阳也？答曰：经云上焦开发，熏肤充身泽毛，若雾露之溉，是谓气，汗虽阴液，必借阳气之熏蒸宣发而后出，故亦亡阳。

凡服汤发汗，中病即止，不必尽剂。

凡作汤药，必分温再服，一服汗，余勿服，即中病即止，不尽剂也。

凡云可发汗，无汤者，丸散亦可服，要以汗出为解，然不如汤，随证良验。

此言以丸散发汗不如汤之良验，盖以丸散乃定剂，而汤可随证加减也。无汤者，言一时仓卒无汤，以丸散代之亦可。

夫病脉浮大，问病者，言但便硬耳。设利者，为大逆。硬为实，汗出而解，何以故？脉浮，当以汗解。

此言病脉浮大，便虽硬，可汗而不可下也。病脉浮大者，太阳之脉浮，阳明之脉大也。问病者，言但便硬，谓无有他病而惟有便硬之病也。设以为硬而利之，气机欲从外达而反从内解，故为大逆。盖硬虽为胃实，然此乃津液不通于外内，当汗出而解，外和内亦和也。何以知其故？以脉浮，气机欲从外达，故当以汗解也。

下利后，身疼痛，清便自调者，急当救表，宜桂枝汤发汗。

下利后，下利止之后也。利止，则里已和矣。表未和，故身疼痛。里已和，故清便自调。急当救表以调和荣卫之气，故宜桂枝汤助水谷之津而为汗也。

辨发汗后病脉证

发汗多，亡阳，谵语者，不可下，与柴胡桂枝汤，和其荣卫，以通津液，后自愈。

可发汗篇云汗多亡阳，故发汗多则亡阳。亡阳而复谵语，则阳气亡于外而神气复虚于内矣，故不可下，与柴胡桂枝汤，和荣卫而通津液，谵语后必自愈。此以见虽亡阳谵语，而实由荣卫不和、津液不通之所致，故只宜和荣卫、通津液，而谵语自愈也。

本篇凡三十一条，已见于六经篇中，今止补集汗后亡阳谵语一章。

辨不可吐脉证

凡四条，已具太阳篇中。

辨可吐脉证

大法，春宜吐。

《经》云："春日浮，如鱼之游在波，泛泛乎万物有余。"是春气主升也，故春宜吐。日出而阳气微，少阳之所主，于此时而服吐药，顺春升之气也。

凡用吐汤，中病即止，不必尽剂也。

吐药峻剂，过服有损胃气，故中病即止，不必尽剂。

病胸上诸实，胸中郁郁而痛，不能食，欲使人按之，而反有涎唾，下利十余行，其脉反迟，寸口脉微滑，此可吐之，吐之利即止。

病胸上诸实者，或痰、或食、或寒、或热、或气之类也。邪实于胸，气不得上下，故胸中郁郁而痛，不能食也。夫虚则喜按，今欲使人按之，似乎虚矣，而反有涎唾者，实邪因按而动，势欲上出，故反有涎唾也。夫气机不得上达，势必下行，故下利日十余行。实利脉不当迟，今脉反迟者，气机下行之象也。寸口脉微滑者，邪实于上也，此可吐之，吐之则气机上越而不下行，故利即止。此即吐以明气机上下之相通也。

宿食在上脘者，当吐之。

上脘主纳，中脘主化。今食在上脘不至于中，是以不得腐化而为宿食，故当吐之。

病人手足厥冷，脉乍结，以客气在胸中，心下满而烦，欲食不能食者，病在胸中，当吐之。

病人手足厥冷者，气机内结，不能外达于四肢也。脉来缓，时一止复来为结。脉乍结者，气机固结而脉亦应之，故乍时而结也。所以致此者，以客气在胸，正气一时不能外达也。心下满而烦者，邪实则满，正伤则烦也。欲食者，胃强而不伤也。不能食者，客胜而不容也。此病在胸而正气不能升，故当吐之，客气去而正气升矣。

愚按：此五节虽言吐法，而实明人身气机上下、环转相通之义，得其义，不必用吐而吐之法在其中，不得其义，徒伤正气而变证百出矣，所以伤寒四百七十四条而吐证仅列五条，其不可轻用也明矣。

辨不可下病脉证

脉濡而弱，弱反在关，濡反在巅，微反在上，涩反在下。微则阳气不足，涩则无血。阳气反微，中风汗出，而反躁烦。涩则无血，厥而且寒。阳微不可下，下之则心下痞硬。

此凡六节，与不可汗篇词意相同，盖言胃阳虚者，下之则天气不降、地气不升，而为心下痞硬矣。

动气在右，不可下，下之则津液内竭，咽燥、鼻干、头眩、

心悸也。

动气在右，肺虚也。肺为水之上源，故肺虚者不可下之，下之则源竭而流穷，故津液内竭。内竭，则不能上滋而咽燥鼻干，不能补益脑髓而头眩，不能荣养经脉而心悸也。

按：《灵枢·五癃津液别》篇云：三焦出气以温肌肉、充皮肤，为其津，其流而不行者为液。

动气在左，不可下，下之则腹内拘急，食不下，动气更剧，虽有身热，卧则欲蜷。

动气在左，肝虚也，不可下。下之，则肝气逆而不舒，故腹内拘急。食气入胃，散精于肝，肝虚故食不下，动气较前而更甚也。肝为阴中之绝阴①，故外虽有身热，而卧则欲蜷，内真寒而外假热也。

动气在上，不可下，下之则掌握热烦，身上浮冷，热汗自泄，欲得水自灌。

动气在上，心虚也，不可下。下之，则心火外浮于手掌，故掌握热烦。火气虚微，及于掌而不及于身，故身上浮冷。真火发越于外，故热汗自泄而欲得水自灌也。

动气在下，不可下，下之则腹胀满，卒起头眩，食则下清谷，心下痞也。

动气在下，肾虚也，不可下。下之，则下焦火衰，无以生土，故腹胀满。生阳之气不能上循于头，故卒起头眩。肾属少阴，阴寒不杀谷，故食则下清谷。天气升，地气降，上下不交，故心下痞也。

咽中闭塞，不可下，下之则上轻下重，水浆不下，卧则欲蜷，身急痛，下利日数十行。

咽中闭塞，脾虚而地道不通也，不可下。下之，则太阴脾肺上下之气不交。肺天之气，轻浮而在上，则上轻。脾地之气，重浊而在

---

① 绝阴：据文义疑作“厥阴”。

下，则下重。水浆不下，脾气败于内也。卧则欲蜷，脾气散于外也。内外皆败，故身急痛而下利日数十余行。

诸外实者，不可下，下之则发微热，亡脉，厥者，当脐握热。

上文分言五脏与胃气，此二节合言之曰诸外实诸虚，盖统五脏与胃气之虚实而结言之也。言内实可下，诸外实者不可下也。外为阳，内为阴，外实则阳盛而阴虚，下之又损其阴，故发微热。脉乃血脉，阴血虚则不能充肤热肉，故亡脉而厥。当脐握热者，热在当脐如掌握之大也，盖任脉当脐中而上行，任脉虚，不能上行，故当脐握热也。

诸虚者，不可下，下之者大渴，求水者易愈，恶水者剧。

诸虚者，言诸脏之气血俱虚也。虚则不可下，下之则津液亡，故大渴。求水者，阳热盛而胃气旺也，故易愈。恶水者，阴寒胜而胃气弱也，故剧。

脉濡而弱，弱反在关，濡反在巅，弦反在上，微反在下。弦为阳运，微为阴寒，上实下虚，意欲得温。微弦为虚，虚者不可下也。

此节与不可汗章词义相同，盖言胃气虚寒者不可下也。

微则为咳，咳则吐涎，下之则咳止而利不休，利不休则胸中如虫啮①，粥入则出，小便不利，两胁拘急，喘息为难，颈背相引，臂则不仁，极寒反汗出，身冷若水，眼睛不慧，语言不休，而谷气多入，此为除中，口难欲言，舌不得前。

此言始伤太阴肺气而为微病，下之则五脏六腑俱伤而为死证也。微则为咳者，言初起于肺，其病微也。咳则吐涎者，继及于脾，脾涎随咳而吐出也。然病虽微，不可下，下之则肺气随下而降，故咳止；脾气随下而陷，故利不休。利不休，则脾伤而胃亦伤，故胸中如虫啮

---

① 啮（niè 聂）：咬。

而痛，粥入不纳而复出也。脾胃俱伤则转输失职，故小便不利。两胁为上下之枢，上下不和则两胁不能枢转而为之拘急。呼吸之中，痛在于胁，故喘息为难。此太阴脾肺俱伤而病现于内者如此。其在外也，脾肺之气不外行于颈背，故颈背相引。引者，颈仰而后向于背也。肺脉不下肘中，循臂内，故臂则不仁。此脾肺俱伤而病现于外者如此。不但此也，脾肺伤则三焦不能出气以温肌肉，故极寒。极寒则不当有汗，反汗出者，三焦少阳之真阳衰也，阳衰故身冷若冰矣。不慧者，睛定而直视也。五脏六腑之精气皆上注于目，精气绝则眼睛不慧。神明乱，故语言不休。其证如是，则脏绝倾危，而反谷气多入，此胃土败而中气已除也。始则神明乱而语言不休，至此则神明去而口难欲言，舌不得前矣。

脉濡而弱，弱反在关，濡反在巅，浮反在上，数反在下。浮为阳虚，数为无血。浮为虚，数为热。浮为虚，自汗出而恶寒；数为痛，振而寒栗。微弱在关，胸下为急，喘汗而不得呼吸。呼吸之中，痛在于胁，振寒相搏，形如疟状。医反下之，故令脉数发热，狂走见鬼，心下为痞，小便淋沥，小腹甚硬，小便则尿血也。

此言阳明胃气虚热者，不可下也。濡弱反在关巅而不及于上下，故浮反在上，数反在下。上为阳，故上浮为阳虚；下为阴，故下数为无血。是浮则为虚而数则为热也。浮为虚，则阳虚不能卫外，故自汗出而恶寒。数为热，热邪相搏则痛，痛则正气不能外达，故振寒而栗也。微弱者，即濡弱也。微弱在关，则阳明胃虚，不能从胸而四布，故胸下为急。外之气不得内入，故喘汗而不得呼吸。内之气不得外出，故呼吸之中痛在于胁。振寒而复加以热，故寒热相搏而形如疟状也。此胃气虚热之证，医反下之，故令脉数，而无复有濡弱浮之脉矣。胃无柔和之象而惟有悍热之气，故发热狂走见鬼。阳明之气出于膺胸，不出而逆于中，故心下为痞。阳明之气下行，不行而逆于下则小便淋沥。阳明主会于气街，逆于气街，故小腹甚硬。阳明多血，血为热搏，故小便则尿血也。

脉濡而紧，濡则卫气微，紧则荣中寒。阳微卫中风，发热而恶寒，荣紧胃气冷，微呕心内烦。医为有大热，解肌而发汗，亡阳虚烦躁，心下苦痞坚，表里俱虚竭，卒起而头眩，客热在皮肤，怅怏①不得眠。不知胃气冷，紧寒在关元，技巧无所施，汲水灌其身。客热应时罢，栗栗而振寒，重被而覆之，汗出而冒巅，体惕而又振，小便为微难，寒气因水发，清谷不容间。呕变反肠出，颠倒不得安，手足为微逆，身冷而内烦，迟欲从后救，安可复追还。

此言表里俱虚者，不特不可下，即发汗水灌亦不可也。虽不明言下，而其不可下之意已寓于言中矣。脉濡而紧者，阳虚而阴盛也。阳虚，故濡则卫气微；阴盛，故紧则荣中寒。卫为阳而主表，故阳微卫中风，而有发热恶寒之表证。荣为阴而主里，故荣紧胃气冷，而有微呕心内烦之里证。医不知卫虚荣寒，而反以为有大热，解肌发汗，则始而阳微，至此则亡阳；始而心内烦，至此则虚烦而且躁矣。心下苦痞坚者，正虚不能出入而逆于心下也。误汗亡阳则表虚，误汗烦躁痞坚则里虚，表里俱虚竭，则荣卫之气不上行于头，故卒起而头眩；荣卫之气不外行于皮肤，故客热在皮肤；卫气不内行于阴，故怅怏不得眠。此中焦之胃气冷而下焦之关元亦寒矣。医乃不知，是以技巧无所施也，仍疑以为有大热，反汲水以灌其身，则在皮肤之客热应时而立罢，热罢则栗栗而振寒，覆之以重被，则汗反因覆而出，汗出则阳气外亡，头昏冒而目不明矣，故曰冒巅。体惕而又振，表阳亡于外，而通体俱寒矣。小便为微难，阳亡而气不施化也。寒气因水发者，内寒之气因外灌之水而发也。水寒伤其太阴脾土之气，故清谷不容间。不

① 怅怏：惆怅不乐。

容间者，无间隙之时也。水寒之气伤其阳明中土之气，故上而呕变，下而肠出。呕变者，呕出之味变也。肠出者，下清谷而广肠①坠出也。颠倒不得安者，少阴水火不交也。手足微逆者，厥阴生阳已绝也。生阳绝而水火离，故身冷而内烦。阴阳之气并竭，此误治于前而欲从救其后，则迟矣，安可复追其生还乎？甚言其必死也。

脉浮而大，浮为气实，大为血虚。血虚为无阴，孤阳独下阴部者，小便当赤而难，胞中当虚。今反小便利而大汗出，法应卫家当微，今反更实，津液四射，荣竭血尽，干烦而不得眠，血薄肉消，而成暴液。医复以毒药攻其胃，此为重虚，客阳去有期，必下如污泥而死。

此言阳气实而阴血虚者，复以毒药攻胃，伤其荣卫血气之源而为死证也。浮为外有余，故浮为气实。大为内不足，故大为血虚。血为阴血，虚则无阴矣，无阴则阳孤，孤阳乘阴之虚而独下于阴部，则阳热下乘，小便当赤而难，阴血不足，胞中为血之海，必当虚，今反不赤而难而小便利，非胞中虚。夫大汗出，法应卫家当微，今反更实者，因荣血之虚而卫更实也。卫气实，故迫其津液四射而出，或小便利，或大汗出，或成暴液，皆津液之四射也。津液四射，则荣竭血尽矣，荣竭血尽，则干烦而不得眠矣。薄，化也。暴，恶也。血化肉消，而变成秽恶之液，四射而出，从下而利也。医不知为血化肉消之液，而反以为胃实，复以毒药攻其胃，绝其荣卫气血之源，此为重虚。始为孤阳，今反为客阳矣，客阳不久，其去有期，气血俱尽，阴阳两亡，始成暴液，至此而如污泥，必下之而死也。

脉数者，久数不止，止则邪结。正气不能复，正气却结于脏，故邪气浮之，与皮毛相得。脉数者不可下，下之必烦，利不止。

---

① 广肠：大肠。

此明人身之正气出入于内外，苟邪气胜，正气反退而不出，下之正气愈伤，随下而陷矣。止则邪结，疑当作不止则邪结。数则为热，久数不止，阳热甚也。不止，则邪久据于中，固结而不解，正气反退而不能复也。正气不复，却退结于脏，不复外出于皮毛，故邪气浮之，与皮毛相得。邪外而正内，是以脉数者不可下也，下之则伤正气，故必烦。正气随下而陷，故利不止。

脉浮大，应发汗，医反下之，此为大逆。

此言病太阳之表者，不可下也。脉浮大，太阳之气浮于表也。病在表，应发汗，医反下之，则变证百出，故为大逆。

病欲吐者，不可下。呕多，虽有阳明证，不可攻之。

此言阳明胃气逆者，不可下也。病欲吐者，胃气上逆也，病气在上，故不可下。呕多，即申明欲吐也，虽有阳明胃实之证，亦不可攻之。

太阳病，外证未解，不可下，下之为逆。

此言太阳病在肌者，不可下也。太阳病，外证未解，肌腠之邪尚未解也，故不可下，下之则变证生焉，故为逆。

夫病阳多者热，下之则硬。

此统言三阳之病热者，不可下也，下之所以伤阴，故病阳多者，热消津液，下之则津液去而便硬矣。

无阳阴强，大便硬者下之，则必清谷腹满。

此言阴强者，不可下也。无阳者，无太阳之阳，无君火之阳，无下焦生阳之阳，无中见少阳之阳，无阳明胃气之阳，皆无阳也。无阳则阴强矣。大便硬者，太阴虚而上气不和也，下之则阳气愈虚，阴寒愈盛，水谷不化而清谷，脏寒而腹满矣。

伤寒发热，头痛，微汗出。发汗则不识人；熏之则喘，不得小便，心腹满；下之则短气，小便难，头痛背强；加温针则衄。

夫汗下火熏温针，皆治有余之证，若正气虚者，虽有外邪，皆不宜也，故此三节俱并汗下温针火熏而合论之，以见经脉内虚者，不可妄施也。伤寒发热头痛，循太阳之经，而病于高表也，若微汗出，则表气虚而阴液伤矣。再发其汗，则伤心液而神明昏，故不识人。若以火熏发汗，则太阳之气随皮毛而开发，不得归于内，故喘；不得交于下，故不得小便；不得会于中，故心腹满。若下之，则下气不接于上，故短气；上气不接于下，故小便难。难则艰于小便，非若不得小便之竟不通也。太阳之气不能出入外内，交通上下，是以经脉俱病而头痛背强矣。再加温针，则热伤经脉，故衄。

伤寒脉阴阳俱紧，恶寒发热，则脉欲厥。厥者，脉初来大，渐渐小，更来渐渐大，是其候也。如此者，恶寒甚者，翕翕汗出，喉中痛；热多者，目赤脉多，睛不慧。医复发之，咽中则伤；若复下之，则两目闭。寒多者，便清谷；热多者，便脓血。若熏之，则身发黄；若熨之，则咽燥。若小便利者，可救之；小便难者，为危殆。

此言病伤寒而经脉虚者，不宜汗下熏熨也。脉阴阳俱紧者，寒伤太阳而邪正交争也。恶寒发热者，病太阳标本之气也。若经脉内虚，则正不能与邪交争，故脉不紧而欲厥。厥者，脉初来大，正气欲外出也；渐渐小，正畏邪而欲退也；更来渐渐大者，正渐起而复正也。是其候也，言是厥脉之候也。以如此之脉而恶寒甚者，乃不得标阳之化而表气虚，故翕翕汗出；太阳与少阴为表里，不得太阳之标阳，而即涉于少阴之里阴，少阴之脉循喉咙，故喉中痛。太阳本寒而标热，少阴本热而标寒，若得太阳之标少阴之本者，则热多。太阳之脉循目内眦，故目赤脉多；少阴主水火，而睛为水火之精，故睛不慧。医复发汗，则复伤少阴之心液，故咽中则伤，以心手少阴之脉从心系上挟咽也；若复下之，则阳入于阴，故两目闭；若得太阳之本少阴之标者则寒多，寒不杀谷，故下之则便清谷；热则伤络，故下之则便脓血。若熏之以下，承热多而言也，言若以火熏，则火气郁于皮毛，故发黄。若以火熨，则火气乘于经络，则咽燥。若小便利者，三焦不郁，而皮毛经络之火热得从小便而泄，故可救。小便难者，三焦怫郁而火热内逆，故为危殆。

伤寒发热，口中勃勃气出，头痛目黄，衄不可制，贪水者必呕，恶水者厥。若下之，咽中生疮，假令手足温者，必下重，便脓血。头痛目黄者，若下之，则两目闭，贪水者，脉必厥，其声嘤，咽喉塞；若发汗，则战栗，阴阳俱虚。恶水者，若下之，则里冷，不嗜食，大便完谷出；若发汗，则口中伤，舌上白胎，烦躁。脉数实，不大便六七日，后必便血；若发汗，则小便自利也。

此言伤寒热伤阳络，经脉空虚，不可汗下也。伤寒发热，已得热化也；口中勃勃气出，循络而上出于口也；头痛目黄，循络而上行于头目也；衄不可制，循络而上溢于鼻也。水入于经，其血乃成，经络虚，水不由经而入，故贪水者必呕。经脉虚寒，阴阳气不相顺接，故恶水者厥。若下之，则火热循络而上炎，故咽中生疮，假令不上炎而下行，手足温者，必下重而便脓血。始伤阳络则衄血，下之则伤阴络故便血。热伤阳络而衄血者，其不可下有如此也。若夫头痛目黄者，亦不可下，下之则经气下流，目系缓而两目闭。贪水者，阳气盛而阴气虚，亦不可下。脉为血脉，下之则血虚，故脉必厥，即上章之厥脉也。经气下而不上，则肾间之动气不升，故其声嘤而不商，咽喉闭塞而不通也。夫不可下又岂可汗乎？若发汗则亡阳，故战栗而寒。始则阴虚，至此则①阳俱虚矣。头痛目黄贪水者之不可汗下，又如此也。又申明恶水者，若下之则为重寒，故里冷不嗜食，大便完谷出。夫不可下，又岂可汗乎？若发汗，则虚阳在上而中寒自若，故口中伤而舌

---

① 则：此后据文义当脱“阴”字。

上白胎。阴阳水火不交，故烦躁。恶水者之不可汗下，又如此也。若脉数实，不大便六七日，而无以上之诸证者，热入于经，经络不虚，下溜于肠胃，又当下以泄其热，不下，后必便血。若发汗，则毛窍开而经气通，三焦和而小便自利矣。此脉数实者之可下又可汗，又如此也。反覆辨论，总以明虚者不可汗下，实者可汗亦可下也。学者庶无胶柱而鼓瑟，斯得之矣。

下利脉大者，虚也，以其强下之故也。设脉浮革，因尔肠鸣者，属当归四逆汤。方载厥阴篇。

按不可汗下篇中，俱言证不立方，此独举一汤方，以结两篇之义，以见两篇中虽不立方救治，而救治之法已在于六经篇中，如当归四逆之属，皆救治之方也。夫下利多伤阴脱里之虚证，而下后又所以亡阴，故下利脉大者，血虚也，以其不当下而强下之故也。经①曰："脉弦而大，弦则为减，大则为芤，减则为寒，芤则为虚，寒虚相搏，此名为革。"设脉浮革，因尔肠鸣者，此肠中血虚，为寒所搏，如当归四逆汤之属可以治之。

辨可下病脉证

大法，秋宜下。

阳明居中土，而为万物之所归，又为燥金，金属秋，秋为收。邪实于中，正气收敛而不能外出者，宜下之，此顺天时之大法也。

日晡而阳明旺，乃一日之秋也。

凡服下药，用汤胜丸，中病即止，不必尽剂也。

汤者，荡也。丸者，缓也。下欲其速，故汤胜丸。下伤中气，故中病即止，不必尽剂也。

下利，三部脉皆平，按之心下硬者，急下之，宜大承气汤。

---

① 经：指《伤寒论》。

本经①云："若自下利者，脉当微、厥，今反和者，此为内实也。"下利，三部脉皆平，则脉自和也。脉和而按之心下硬者，邪气内实而正气不伤也，当急下之，以泻其邪，缓则邪盛而正衰，变证百出矣，故宜大承气汤。愚常见当下不下之证，变证百出，遂成不治之病，此先师所以教人急下也。

高士宗曰：《经》云卫之悍气别走阳明，其性慓悍滑疾，伤人最速②。下利者，悍气下逆而利也。悍气为病，行于脉外，不入经俞，故三部脉皆平。按之心下硬者，神机不转也。夫脉外之邪，慓悍罔制，心下之气，窒碍难通，急治其邪而神机自转，缓则譬如卒中，不可为期矣。此说亦精，宜备参之。

下利，脉迟而滑者，内实也，利未欲止，当下之，宜大承气汤。

此承上文而言也。言下利三部脉皆平，固当急下。若下利脉迟而滑，迟则正为邪碍而不及，滑则邪实于内而有余，故为内实也。肠胃内实，故利未欲止，当下之以泻其实。

问曰：人病宿食者，何以别之？师曰：寸口脉浮而大，按之反涩，尺中亦微而涩，故知有宿食，当下之，宜大承气汤。

上二节论无形之实邪，此二节论有形之实邪，实则同，而有形与无形则异，故复设问答以别之也。《金匮》云：馨饪之邪，从口而入者，宿食也。故问人病宿食者，何以别之。师答以寸口为阳，寸口脉浮而大，阳气实于外也，按之候里，尺中为阴，按之反涩，尺中亦微而涩者，阴之五宫，伤在五味，实邪壅滞而里气不利也，故知内有宿食，当以大承气汤下之。

---

① 本经：指《伤寒论》。

② 卫之悍气别走阳明……伤人最速：语出《灵枢·动输》。原文："胃气上注于肺，其悍气上冲头者，循咽，上走空窍，循眼系，入络脑，出颇，下客主人，循牙车，合阳明，并下人迎，此胃气别走于阳明者也"。

下利不欲食者，以有宿食故也，当下之，宜大承气汤。

饮食入口，则胃实而肠虚。食下，则肠实而胃虚。大肠为传道之官，夫大肠不为传道，则宿食停滞于中，胃与肠俱实，故不欲食。所以然者，以有宿食在肠胃故也，当以大承气汤下之，以去其宿食。

下利差后，至其年月日复发者，以病不尽故也，当下之，宜大承气汤。

天有十二月，人有十二经；天有三百六十五日，人有三百六十五节。故人气与天时相应。下利差后，至其年月日复发者，余邪藏匿于经络，经络外连皮肤，内通脏腑，一岁已周，而气复交会，正与邪合，故病复作，以余邪未尽故也，当以大承气汤下之，使余邪下从肠胃而出也。

下利脉反滑，当有所去，下之则愈，宜大承气汤。

滑者，往来流利，有物于内，血脉形于外也。下利脉当微，今脉反滑者，内有宿物，当有所去，下之则宿物去而利自愈，此凭脉以知之也。

病腹中满痛者，此为实也，当下之，宜大承气汤。

外无他病，而惟病腹中满痛者，脾气内实也，当以大承气下之，此凭证以知之也。

伤寒后脉沉，沉者，内实也，下解之，宜大柴胡汤。

通篇言凡病之可下，不止是言伤寒，故此复言伤寒后，并以明人身之气机降而能升，内而能外之意也。夫无病之人，气机出入自然。若伤寒则邪气内入，而正气不得外出，则病矣。至于伤寒后，则大邪已去，而正气得以出入，脉不当沉。今脉沉者，正气不能外出而邪实于内也，宜下解之，以达正气于外出，此内外之相通也。夫下不用大承气而用大柴胡者，以柴胡能达太阳之气于外出，邪气从下而解，正气即从外而出也。

脉双弦而迟者，必心下硬，脉大而紧者，阳中有阴也，可

以下之，宜大承气汤。

双弦而迟者，两手之脉俱弦迟也，此气机凝敛，不得流通，故必心下硬。大则为阳，紧则为阴，脉大而紧，此阳中有伏阴也。夫心下硬则气内逆，可以下之以通其逆气。阳中有阴，则阴阳纷争，可以下之以和其阴阳，俱宜大承气汤。夫曰可者，或可而未皆可之辞也，此当神而明之，触类而旁通之，则头头是道，无微不彻矣。仲景之言，神矣、至矣。

伤寒附余

寒热虚实篇

夫百病不外乎三因，而三因之中，俱各有寒热虚实，不独伤寒为然也。然能明乎伤寒之寒热虚实，反覆变迁，则百病之寒热虚实瞭如指掌①矣。伤寒虽有三阴三阳之分，肤皮肌腠胸胁腹胃脏腑形层之异，大约不外乎寒热虚实四者而已。虚寒之与实热，如冰炭之相反，虚寒固不可误为实热，实热又岂可误为虚寒哉？或有过于温补而虚寒化为实热，过于凉泻而实热变为虚寒，岂可胶柱而鼓瑟。偏于凉泻者不敢遽用温补，畏参附如蛇蝎；偏于温补者不敢轻用凉泻，视芩连为虎狼。一失之虚虚，一失之实实，甚至坚执己见，不肯活变，未免轻病必重，重病必死，均失也。不知寒有表寒，有里寒，热有表热，有里热，虚有表虚，有里虚，实有表实，有里实，即寒热之中有虚寒，实寒，虚热，实热，有上焦热、中下焦寒，有上焦虚、中下焦实，有真寒真热、真虚真实，有假寒假热、假虚假实，有内真寒而外假热，有内真热而外假寒，是以无论外感六淫，内伤七情，皮毛肌腠，经俞营卫，膜原脏腑，莫不有虚实寒热之分焉，即《灵》《素》《伤寒》《金匮》千言万语，反覆辨论，亦不过辨其寒热虚实而已，任其钩深致远②，探索精微，总不

---

① 瞭如指掌：亦作“了如指掌”，形容对事物的情况了解得非常清楚。

② 钩深致远：亦作“致远钩深”，谓能钩取深处之物和招致远处之物，喻指探索深奥的道理或形容治学的广博精深。

能出此四者范围在之内。今之医者，不患乎不知寒热虚实，而患乎误识寒热虚实，以致变证百出，莫可名状。病者束手待毙，医者张皇失措[1]。更有些小微病，不识寒热虚实，妄加攻补，遂成不起之证，此皆医之误也。予深悉此弊，因采《灵》《素》《伤寒》《金匮》之精意，并历年所临之证候，辨其孰为寒，孰为热，孰为虚，孰为实，孰为假寒假热，孰为假虚假实，近里着已[2]，无一字浮词。阅其书，即能临其证，临其证，一如见其书，寒热攸分，虚实立判，分而为六经六气可，合而为寒热虚实亦可。缘仲师之言浑融[3]，或隐或现，后人不能思维其意，是以临证茫然。予斯集言浅意明，不敢为高深之论，恐无补于实用，反贻讪于来兹。语云：医者取其愈吾疾而已，疾愈，能事毕矣，又何多求焉？

辨 表 寒

脉浮而紧，或弦，淅淅恶风，啬啬恶寒，身疼头痛，或有汗，或无汗，遍身时麻，虽发热而仍复恶寒，舌上白苔不渴，此寒在表也，宜羌防柴葛桂枝之类温散其寒，慎不可消食伤其胃气，使邪气乘虚入里也。

辨 表 热

脉浮而数，或弦，或缓，或滑而长，口苦身热，时恶风，

① 张皇失措：亦作“张惶失措”“张徨失措”，慌乱失常，不知所措。

② 近里着已：古代洛阳方言，深入剖析，使靠近最里面。形容作学问切实，也形容分析透彻，鞭辟入里，切中要害。里，最里层。着已，亲近，贴心。

③ 浑融：浑然一体，不可割裂。

或渴，或不渴，头痛，身疼，无汗，或汗多，舌带黄不燥，欲食，不大便，或便如常，此热在表也，宜柴葛芩粉[1]加桂枝之类，或去桂枝散其表热，甚不可纯用辛温，遂成燥热之证。

辨表虚寒

脉浮而大，或弦洪，或数，按之无力，身疼头痛，或止头痛，身不疼，恶寒，有汗，或津液不足而无汗，愈服发散药而愈无汗，身体麻，大热，或微热，胸微满，或呕，口淡，或微渴，或不渴，此表虚寒也，宜用桂枝汤加芪术，甚则加人参干炮姜之类，如血虚无汗，可加当归红花和其阴血。

辨表虚热

脉浮而数，或弦而大，无力，口微渴而淡，身热头痛，身疼，或不疼，服发散药而反痛热愈炽，或大汗，或无汗，舌微苔，此表虚热也，宜柴芩归芍芪术之类，甚则加人参。

辨　里　寒

脉沉而紧，或缓，或迟，恶寒，骨节疼痛，或腹痛，或呕，或吐，或利，或发热，或不发热，手足冷，喉有冷涎，舌上白苔而滑，或如猪腰色，或如灰褐色，胸腹满，此里寒也，宜桂枝汤加干姜去芍药，甚则加桂附之类以温其里，大约里寒者必虚，温中宜补。

辨　里　热

脉沉而数，或滑，或缓而长，身热，或反不热，神或清或

① 粉：当指天花粉。

昏，谵语声重，唇焦齿黑，舌燥，或反不燥，或黑，或短，或起芒刺而裂破出血，口反不渴，或渴饮冷水，小便长，大便硬，或利清水，发狂，循衣摸床，登高而歌，弃衣而走，面目或赤或不赤，此热在里也，宜用连芩石膏之类，甚则加芒硝大黄以泄其热。

辨里虚寒

脉沉而缓，或微细如丝，按之无神，沉而欲脱，口淡不渴，或渴不欲饮，饮喜极热之汤，舌带糙米色，或如猪腰色，或如淡墨色，或白苔而润，或无苔而燥，短缩不能伸，胸满而呕，或吐不止，或下利，或不大便，心下悸，耳鸣，睡中恍惚如在空中，自语，问亦不知，或竟不睡，心烦喜躁，不思食，食即呕，手足厥冷，面青黑，此里气大虚寒也，宜用参芪术加姜桂附子以温补之，否则神昏不语，汗出不可治矣。

辨里虚热

脉沉而数，按之无力，口渴，身热不退，即退亦不净，神气恍惚，与汤水则饮，不与则不饮，时思食，食亦不能下，舌上微燥，得汤即润，或淡红色，或有微苔，或无苔，此里虚热而少津液也，宜参苓芪术麦冬五味芩枝[1]花粉之类，甚则加黄连。

辨假虚寒

脉沉而细，或缓而长，来迟去疾，或六脉伏如脱状，口反

① 枝：据文义当为“知母”。

不渴，舌燥而短，身反不热，手足反厥，神昏谵语，口目瞤动，如惊风状，大便时解，或如烂桃色，或如清水，或不大便，人事不知，或歌或哭，身轻，能自起立，或吐蛔，口苦，或辣，小便赤而长，此假虚寒也，宜芩连石膏之类，甚则大承气下之。

予常[①]治一男子伤寒，身热恶寒甚，口不甚渴，舌白苔而润，大便泄，腹痛，一医用桂枝理中等汤，病愈甚，反加喉痛，汤水难下，大便如烂南瓜色，予用芩连枝柏归芍治之而愈。

又治一妇人患伤寒，十余日，手足躁扰，口目瞤动，面白身冷，谵语，发狂，不知人事，势甚危笃，其家以为风，缚其手足，或以为痰迷心窍，或以为虚，或以为寒，或辞不治。延予诊治，切其脉全无，问其证不知，按其身不热。予曰：此证非是人参附子证，即是大黄芒硝证，出此入彼，死生立判。因坐视良久，聆其声重而且长，予曰：若是虚寒证，到脉脱之时，气息沉沉将绝，那得有如许气力，大呼疾声，久而不绝。即作大承气汤，牙关紧闭，挖[②]开去齿，药始下咽，黄昏即解黑粪半床，次早脉出身热，人事亦知，舌能伸出而黑，又服小陷胸汤二剂而愈。

又治一妇人素有虚弱之证，后患伤寒，一医以为阴虚发热，用滋阴之药，命食鸡子火肉而病愈，甚所用皆玉竹骨皮丹皮归芍之类。十余日，死证悉具，始接予治。予到其门，其人已死，予请[③]视之，气虽绝而其脉尚在，且带滑。予曰：此证不死，乃误服补药，邪不能解，胃络不通，胃家实也，幸正气未败，可治。少顷果苏，用调胃承气汤一服，而结粪解，诸证愈，次

---

① 常：据文义当作“尝”。
② 挖（wā 挖）：同“挖”。
③ 请：请求，要求。

日大汗如雨，此虚象也，用人参三钱，芪术枣仁各五钱而愈。

辨假热

脉弦而大，或洪而数，按之全无，口大渴，身大热，舌短，苔白而燥，或灰黑而燥，或如猪腰色，光而无苔，或如糙米色，舌肿唇焦，齿缝出血，谵语发狂，渴饮汤水不绝，手足躁扰，捻衣摸床，或有汗，或无汗，欲坐卧于水中，面目俱赤，此阳浮于外，阴伏于内，内真寒而外假热之证也，急宜用大剂参苓芪术姜附桂冷饮，不应，重加人参附子麦冬五味，甚则用八味九料一斤，浓煎五六碗，冰冷与饮，以代茶汤，使虚火归源，诸证自止，若误用石膏黄连，必致烦躁燥渴而死。

丙辰秋，奉化①孝廉项恂如患伤寒，用发散药二帖而愈甚，又二剂而神昏不语，大热，延予诊治，予视之，六脉已脱，急用人参一两、芪术各一两、附子三钱、姜桂各二钱，下午后脉渐出，随用六七剂而病复如故，更加肿唇烂，渴饮汤水不绝。予曰：病是此病，药是此药，服之而反甚，得无误乎？细视之不差，又服数剂，复如故，十余日总不能言，幸其子深信不疑，跪恳医治。予曰：药已至矣，而病终不转，乃死证也。更用八味丸料一斤，浓煎六碗，冰冷与饮，一日一夜服尽，舌肿消而能伸，即能言语识人。每日用药一剂，粥食数碗，佐之以火肉白鲞②鲫鱼之类。大便不解，听其自然，至二十八九日腹始胀，食后更甚。计所进饮食以数十余碗，遂以参苓芪术姜桂附，煎汁去渣，加大黄二钱，服后额上微汗出，手足觉燥扰不安，此

① 奉化：县名，在浙江省。

② 白鲞（xiǎng想）：即鲞鱼，我国北方习惯称之为“脍鱼”“白鳞鱼”。

正气虚极也，又用大料温补一剂，遂安卧，眠夜间解宿粪半桶，饮食如故，后用温补百余剂而愈，共用人参五斤余，附子三十余枚。后稍失调理，便发热，脱落下颏，直至次年四五月间始康健。

辨热渴

脉数，口苦，身热，汗出，渴喜冷饮，或无论冷热饮，皆不足其意，大便硬，此热渴也。宜用白虎汤加黄连花粉之类。

辨虚寒渴

脉细而迟，或数而虚，或洪而大，或利，或吐，渴欲得水而复不能饮，或喜极热之汤，稍温则不喜，或饮即吐出，此寒渴也，宜用干姜附子辛以润之，配以参芪术五味麦冬。又有汗下后，亡津液而渴，止宜生津之药，不必用温热，亦不可用凉药。

辨虚寒舌燥①

脉微细如丝，或洪大无力，舌燥或白，或起微刺，或淡黄色，或如灰色，或黑而润，或紫色如猪腰，光净无苔，必兼吐利，或厥逆，神昏谵语，舌大，语言不清，此虚寒也，急用参芪术姜附麦冬五味以生津。俗医谓五味味厚，多则用十余粒，少则七八粒，此不通之论，必须钱余方效。况舌乃心之苗，心主火，宜红，上有淡白苔，此胃气也，俗医不知，见有苔，便

---

① 辨虚寒舌燥：本篇自“脉微细如丝”至“此胃气将”本在原书《伤寒附余》篇第九页下半页，原书此页印有眉批：“舌燥而语言不清，固燥而不清，可治；舌润而语言不清，所谓虽欲言，舌不得前，死症也。”

以为食而消之。若胃气虚，谷气少，必光而无苔，进以粥食，而苔渐有，此吉兆也。又有满舌厚苔，忽然退去，光而燥，此胃气将绝也。有黑如淡墨色，或润或燥，此肾水反来克心火，阴盛阳衰之象。有黑起芒辣燥裂，此热极也。又有舌如大红色，无苔，此君火浮于外，物极则反，胜极将衰，如火旺极，将化而为灰之象，又宜用附子纳火归源，无病之人亦常有之。予尝治邵尔臣忽然舌色大红无他证，此人肾气素虚，予用附子引火归源而色退。

辨实热舌燥

脉洪而数，或滑而长，舌燥，或黄或黑，或起芒刺，或破裂，或无苔，必兼身热，唇焦齿黑，渴喜饮冷，面目俱赤，谵语，大便不通，无吐利厥逆等证，此热燥也，宜用白通汤加黄连花粉之类。如大便不通，用承气汤。

辨寒头痛

脉浮而紧，或弦，或沉而迟，恶风寒，喜热物包裹，或四肢厥冷，或吐或利，此寒痛也，急温之，轻则理中汤加桂枝天麻，重则加附子细辛，或少佐以羌防等药。

辨热头痛

脉浮而数，或长而滑，恶热口渴，或恶风，痛连颈项，或皮肤皆痛，口苦舌干，此风热头痛也，宜羌防柴葛连翘黄芩，甚则加石膏。

辨虚头痛

脉弦而大，弦则为寒，大则为虚，痛在于额，或遍头皆痛，喜按，日夜呼叫，痛不可忍，此虚头痛也，急宜参苓芪术，甚则加附子之类。大都得此证者，失治即死。其有真头痛，朝发夕死，不可治者也。

辨风寒骨痛

脉弦而紧，或迟而缓，身热恶寒，手足微冷，舌上白苔，不渴，遍身拘挛，或呕或利，此寒也，宜桂枝汤加天麻，甚则加附子。

辨虚骨痛

脉弦而大，或数无力，或发热，或不热，恶风，拘急，口淡，神思恍惚，痛在骨节，服发散药而痛愈甚，此神气伤也。盖三百六十骨节，神气之所游行出入者也。宜用芪术桂枝之类，甚则加人参。

辨虚寒腹痛

脉沉而紧，或迟缓，或虚大，腹满时减，减复如故，不欲食，食即呕，或泄泻，恶寒，不渴，或渴喜热饮，此脏寒生满病也，宜用姜桂香砂之类以温散之，不应，加参芪术。

辨实热腹满

脉沉而实，或滑而长，腹满不减，减不足言，或大不解，或解亦不畅，或得解少宽，满腹硬，痛不可按，无吐晕等虚证，此实胀也，宜枳朴之类以消之，甚则加大黄。

辨虚寒不大便

大便不解，人皆以为热，不知寒凝敛结，亦不大便，如脉弦而紧，舌白而滑，腹不满，口不渴，此虚寒也，虽一二十日不大便，照常饮食，切不可饿，温补果足，元气复，便自解矣。

辨实热不大便

脉数而有力，或滑而长，烦渴腹满，按之硬痛，或潮热，食即胀，时有臭屁，此胃家实也，宜下之。若一有虚证便不可下，然必细审，不可模糊妄下。大约实证一下即愈。大凡病脉宜和缓，不宜急数，脉缓，病虽凶不妨，诸病皆然，故以后有不言脉者。

辨小便不通

小便不通，人皆以为热结膀胱，或肺气不能通调水道下输膀胱，不知小便虽藏于膀胱，实由于三焦之施化。《经》曰："三焦者，决渎之官，水道出焉。"苟三焦失其决渎之职，则小便不通，屡服利小水之药不应者，宜用金匮肾气丸加滑石，如虚寒急者不必加。其人素强，或好食热物，以至热结膀胱，或肺热不能通调者，宜用猪苓泽泻木通滑石山栀萹蓄之类。《经》曰："三焦膀胱者，腠理毫毛其应。"是三焦主腠理，膀胱主毫毛。膀胱有出窍而无入窍，济泌别汁而渗入于膀胱者也，毫毛是其外窍，譬如水注，塞其上窍，则水不能出矣，如人不虚，利小水而仍不通着，宜发其汗，外窍通而内窍亦通，此所谓开鬼门也。又有动其胞中之血而尿血者，虚寒与实热，必有证现之于外，热者清热养血，虚寒者应宜温补，因证施治，不可执也。

辨　呕

其人或受暴寒，或食冷物，以致呕吐酸水食物，或干呕者，宜用平胃散藿香正气干姜之类。若喜冷饮，服温热药而呕吐不减，或反甚，脉滑不数，此胃热也，宜用黄连竹茹之类，或少佐以干姜，或生姜，虚则加人参。脉或虚大，或数而无力，呕吐冷涎，或大病后胃虚，不能容谷，闻食即呕，或食入反出，此大虚也，宜用人参理中，甚则加丁香附子。若胸满按之痛，脉滑有力，形证不虚，此胃有宿滞不下，气逆作呕，或兼挟痰者，宜用朴实二陈之类。

辨吐蛔

蛔者，阴类也，胃中湿热交蒸，顷刻而生，如物藏于器中，烘焙极燥，虽热不坏，若有湿气，即酝䵴①而生虫。大凡热厥吐蛔者，蛔必多，随生随吐，神气必清，无烦躁不安之证，宜用黄连等苦燥之药以泻其湿热。若厥阴伤寒，厥阴属风木，风木生虫，或兼吐青绿水，手足厥冷，烦躁，急用参附姜桂乌梅丸之类。

一男子新婚患伤寒，吐蛔发热，医以为阴证，用理中汤而吐愈甚，予诊其脉，缓而长，一日夜吐蛔十余条。予以为风木生虫，湿热相䵴，顿然而生，随生随吐，欲用黄连等清热之药，彼不信，复易一医，以为虚，用归芎玉竹之类，吐益甚，虫愈多。复延予，予曰：必欲治，非黄连不可。遂用黄连厚朴枳实广皮半夏各等分煎服，其吐稍止，再服不吐，神清，虫从大便而出，约有数十余根，大小不等，后加白术等以辅之，即胀不安，共用黄连枳实二十剂而愈。此乃千百中偶见之症，不可以常有也。

---

① 䵴（zhěn 枕）：衣物或粮食发霉所生的黑点，此处引申为发酵。

辨诸腹痛

腹痛之病，人常有之，痛而即愈，病最轻浅，人皆不以为意。若痛属三阴，失治即死。近有痧证，亦令腹痛，专治痧者，用草药，或刺出血，间有愈者。若遇三阴腹痛，轻病必重，重病必死。夫痛有寒有热，有食有虫，有气有虚，有瘀血，有受溽暑湿热之气，即俗所谓瘢痧者。大凡虚者必寒，寒则必涉三阴，太阴痛在腹中，少阴略下，厥阴直在小腹，喜极热之饮，按之稍减，或痛甚不可按，或呕吐，或下利，腹中雷鸣，手足厥冷，或不厥冷，脉迟缓，或虚大，此大虚寒也，宜用理中加桂附之类。热者其人宿强，多食辛热之物，或痛久化热，或过服热药变而为郁热，宜用黄连苦燥以清其热，或少佐以干姜吴茱萸，然此证不过百之一二，不多有者。近日见儿科一见腹痛，便以小儿纯阳之体，必然伤，概用凉泻，误人多矣。所谓食者，胃为仓廪之官，大肠为传导之官，新谷入，旧谷出，无有停留，无有阻滞，痛从何生，若一有些微留滞于中，正气不得流通而痛生焉，宜用朴实山查[①]麦芽之类消其宿滞，甚则加三棱莪术，寒则加干姜香砂，若痛极而大便不通者，加大黄。然亦有虚寒之人患腹痛，服温补药而相安，时止时作，痛乃不解，甚则利清水，或白沫，此虚中有实，或先有宿食在肠，不会去，或病中肠胃虚不能运化，所食之物停于肠中，即一二块宿粪亦能作楚，宜用温补药煎好，去渣，入大黄一钱，不甚虚者，可加一钱五分，滚四五沸服之，宿食自下，正气不伤而病随愈，此屡试屡验之妙法也。所谓虫者，由好食生冷硬物，湿热郁于中，

① 山查：当为山楂。

假气成形而虫生焉，其人必面色黄，时吐涎沫，时作时止，食酸即安，食甜则甚，然而亦有寒有热，有虚有实，寒者杀虫，药宜加姜桂，热者加连柏，虚者加参术，实者直杀其虫，寒热虚实必有兼证现之于外，细审察之，药自效也。所谓气者，或因大怒而作，或因抑郁而起，或因食后而气，气后而食，必痛连胃脘两肋，宜用香砂乌药之类，新病即愈，久而不愈，其人必虚，更于疏气药内加滋补，桔梗主胸肋痛如刀刺，更宜加之。大约胃脘痛，有终身不除者，或遇寒遇气即发，服药切当，亦能全愈。所谓瘀血者，妇人经水过期，或久闭不通，或一行即止，阻隔于中，痛在小腹，男子络脉不和，而腹中急痛，诸药不应，久久不愈，血脉凝泣，留滞于中，俱宜桃仁红花大黄之类，以泻其瘀血而愈。所谓痧者，即天地间不正之气，湿热熏蒸，从口鼻而入，不吐不泄，腹中绞痛，俗所谓绞肠痧是也。病在上者，用矾水吐之；在下者，备急丸下之；在中者，来复丹苏合丸调之，或用荞麦汤，或刺腕中出血，或用灯火烧之，其法不一。其证多在夏秋之间，颇似霍乱，或以为寒，或以为暑，疑似难明，攻补罔效，宜止其药，守去亦能自愈，若寒热乱投，未有不误事者也。尽有三阴阴证，误认为痧，用草头药放痧而死者，比比然也，但死之后，其人手足面青者是也。

辨　汗

夫汗有虚寒，有实热。虚者其人素虚，或劳伤，或大病后腠理虚，阳不能卫外而为固，则自汗。人卧则血归于肝，阴为阳之守，阴虚而不能为守，则盗汗。阳虚自汗者，宜用参芪五味苓术，甚则加桂附，如干姜半夏陈皮开达之药，皆不可用。阴虚盗汗者，宜参苓芪术五味归芍生熟地之类。然汗又有心家血液之汗，太阳津液之汗，阳明水谷之汗。心与太阳之汗，俱不可出，惟阳明为水谷之海，多气多血，虽出无害，故阳症伤寒，热气熏蒸，毛窍开发，溱溱而出，亦犹滚汤贮于器中，热气上蒸而外湿也。若汗不出，热气不得泄，必郁而发黄，宜用清凉以解其热而汗自止，不必用止汗之药。予亲见是证，医见汗多以为亡阳，欲用桂附参芪，予用辛凉解热，汗止而愈。然亦有伤寒，久病无汗，此血液不足，不能作汗，予用大剂参苓芪术柴胡桂枝，即大汗出而热退，血虚者加归芎，经络不和者加红花，虚热者加芩连，其应如神。

辨谵语

《经》① 曰："实则谵语，虚则郑声。"是郑声亦谵语也。其所以分郑声与谵语者，在乎虚实。其所以别虚与实者，在乎声之轻重耳。歌哭怒笑，其声长而有力，身轻能自转侧坐起，不大便，脉滑而长，或缓而有力，脉不数，此实则谵语也，宜黄连石膏之类；如胃中有燥屎不更衣，宜大承气汤，证虽怪异，一二剂即愈。若夫似睡非睡之间，或昏或清，似语非语，即所言者，或平日所作之事，或无稽之谈，问亦不知，其声轻微而无力，即《素问》所谓言而微，终日复言者是也，脉必大而散，或数而无力，或细而迟，此虚而郑声也。郑声者，郑卫之音，淫乱不正之声也，宜用参苓芪术姜桂附之类，非数十剂不能收工。然亦有大实证，狂言狂走，宜细审之。

辨发黄

夫阳明太阴属土属湿，位居中央，其色黄。阳明燥气与太

① 经：指《伤寒论》。

阴湿气相合，外不得汗，下不得小便以泄其湿热，则土色现于外，身黄如橘子色，脉必数而有力，宜茵陈栀子五苓散之类。若夫劳伤中气，脾土内虚，色现于外而发黄，与夫房劳过度，肾水反来侮土，色带黑黄，谓之女劳疸，俱要用温补加茵陈或金匮肾气丸，大约此二证多不治，即有愈者，亦不过十得一二耳。

辨吐血[①]

《经》曰："中焦取汁，化而为赤，是谓血。"又曰："奉心化赤而为血[②]。"是血虽主于心，藏于肝，而实由于中焦水谷之精微化生者也。医者一见血证，便以为热，概用清凉止血，初病火旺者，服之亦愈。若中气虚弱之人，屡发屡服，未有不伤脾土者也，脾土一伤，绝其生血之源而不毙者，鲜矣。凡痰中带血，或吐一二口，不甚多者，乃络脉之血，最易伤人，《经》曰"阳络伤则血外溢"者是也，若不咳嗽，尚可医治，血虽止而嗽不止，虽神仙莫救，间有得生者，或富贵之家，有力医治，信任名医，十人之中可得二三，若贫贱之人，百无一生。其有大口吐出数碗，乃冲任之血，充肤热肉，淡渗皮毛者也。能食，无咳嗽气喘之证，虽多无伤，调理亦易。颇有自少吐至老者，适或倾盆而来，不可遏止，一二日即死。要之少者，经络之血，经络内通脏腑，虽少最深，多者皮肤中之血，皮肤在外，虽多

① 辨吐血：本篇中"肤中之血"至"后人若能细绎斯言，思过半矣"本在原书《伤寒附余》篇第二十一页上半页，原书此页印有眉批："水数一，肾血一日；火数二，心血二日；木数三，肝血三日；金数四，肺血四日；土数五，脾血五日。"

② 奉心化赤而为血：语出《侣山堂类辨》。原文："血乃中焦之汁，流溢于中以为精，奉心化赤而为血。"

尚浅，俗医以为多者胃中之血，少者脏中之血，此不通之语，不知脏者藏也，所以藏五神者也，不可以伤。真脏之血，若吐一口，不出五日即死，尚奚①治焉。夫吐血虽属伤阴之证，宜滋阴养血，然亦有阳虚不能摄血，而血外溢者。若阳虚已极，兼畏寒足冷，饮食不进，呕吐泄泻，急用姜桂附子之类，不可泥以为吐血属火而概用滋阴也。此予亲身试验者，后人若能细绎斯言，思过半矣。

辨衄血

血从鼻出谓之衄。人皆以为肺开窍于鼻，以衄为肺火，不知经虚热甚，亦致鼻衄。热者勿药亦愈，虚者须用八珍汤，不应，加炒透炮姜。衄不止，势甚危急，急用人参一两，黑姜三钱，外用好酒烫热浸两足，血止得生，以后宜大剂参苓芪术以托补之，不可间断，若失调理，急则衄复作，缓则成弱证。又有伤寒发热无汗，因致衄者，此热随衄散，谓之红汗，不可即止，亦不可太多，即止热不能解，太多又能虚人，即止者还宜清凉解表，太多者又亦补气血，医者随证加减，不可执一而治。

辨厥

太阴手足温，少阴手足冷，厥阴手足厥。厥者，冷过肘膝是也。凡遇厥逆之证，非参芪四逆汤不可。然而三阴之中，亦各有寒热。如太阴为湿，合阳明之燥气则热；少阴上火而下水，得君火之化则热；厥阴之上，中见少阳，得中见之热化则热。所谓厥深热亦深，厥微者亦微者是也，非谓直中为寒，而传经

① 奚：疑问代词，胡，何。

为热也，故必合脉证而审，其为寒厥热厥，庶无有失。大约寒厥之证，十得八九，热厥者一二而已。

辨 脉 脱

神昏脉脱者死，神清脉脱者亦死，服人参通脉四逆汤，而脉出者死，微续者生。脉有起机，须人参四五两，或半斤，附子二三枚，一日一夜服尽，不可间断，随进米粥，多有生者，倘参力不继，则前功尽弃矣。更有阳明实热之证，失于汗下，脉伏而似脱者，宜大承气汤一下而愈，然此证百数之人中，或得一焉，即医者一生，未尝遇此证，即遇此证而亦不识。予于丁巳年间，会医一妇人，备载在假虚寒篇中。

辨面目赤

阳气拂郁在表而面目赤，宜辛凉解表。热甚于内，熏蒸于上而面目赤，宜黄连白虎汤。若阴寒已极，逼其无根之火浮于外，面赤目赤，烦躁而渴，手足躁扰，揭去衣被，或欲坐卧于冷水中，谵语，甚则发狂，脉洪大鼓指，按之全无，此内真寒而外假热也，急宜大剂参苓芪术姜附桂麦冬五味以救之，或八味汤，俱宜冷饮，倘误投凉剂，必发狂躁而死。

辨 下 利

下利有利脓血者，有利稀溏粪者，有利清谷者，有利清水汁沫者。下利清谷者，为虚为寒；下清水者，为实为热；惟脓血稀糖汁沫，有寒有热，有虚有实，有寒热相半，虚实相兼，须要细察病源，用药方无有误。若后重逼迫，解后仍不减，腹痛喜按，作呕不食，心恍惚而烦，或动悸，或头晕，耳鸣，口淡，躁而不欲饮，脉弦而大，或数而虚，现此脉证者，无论脓血稀糖汁沫，皆虚寒也。若腹痛后重，解□□减，意欲畅解而不得，能食，食下即胀，腹中有块，按之痛，口苦舌干，渴喜冷饮或热汤，病虽惫而神不减，或新病气实，未经消导，即消导亦不甚多，脉滑而长，或缓而紧，反不数，无虚证，此实热也，然亦有实寒者，又当临时审证察脉而得之，书不能尽言也。

辨　疟

《经》曰："夏伤于暑，秋必痎疟。"此言正疟也。然三时亦有疟，但未若夏秋之多耳。《素问·疟论》言之最详，大约与卫气并居，合则病作，离则病休。一日发者，正气不虚，易愈；间日与三日，正气大虚，内薄于阴，难愈。初病者发散之，久病及虚人，未有不从温补而愈。其有截之而愈者：卫气一日一夜，大会于风府，昼行于阳，夜行于阴，周流不息，疟邪亦客于风府，循膂而下，伏而不动，卫气一与之遇，势不相容，两必相争，必发寒热，用药截住卫气，不与邪气相遇，则疟自止，然而邪气尚在，卫气不过暂时不遇也。正气旺，邪无所容亦愈；若虚人暂时止，复发弥甚也。又有发时神昏不语，往后方醒者，此由内虚，疟薄于阴，不得外出，故使会厌不发，不能语言也，宜于温补药中加柴胡桂枝木通半夏陈皮红花开达之药，使之外出，若纯用补剂，则滞而不得出矣。不知其故，妄投药剂，必变败证；或能守去，不乱用药，气机自能外出，亦能自愈。予每遇此证，用前法治之，无不愈者。一人患是证，用人参芪术各一两，附子肉桂数钱，发时遂见神昏不语之证，举家惊惶，延予治之。予曰：可于温补中加开达之药，自好。彼不信，复延医治，用八味汤加人参一两。予曰：不可服也。每日不过一二时即醒，若服此药，必至半夜子时方醒，以地黄纯阴故也。后果然。医见不知人事，便复之，始用予言，调理而愈。

辨　晕

头晕，有风有痰，有火有虚，有虚中挟风火于痰者，有风木之邪贼干中土者，更有无病之人，夏秋之间忽受寒热不正之气，胃中不和，头旋眼黑，欲晕倒者，兀兀欲吐，若吐出饮食酸水即愈，药宜藿香正气平胃之类，不必用止晕之药。风宜羌防天麻之类；痰宜二陈南星之类；火宜山栀姜汁炒黄连之类；虚宜参苓芪术天麻归芎；挟风火与痰，宜于补气血中，加驱风火及痰药可也。天麻治晕之要药，虚实俱可用。贼干中土者，补脾自愈。

辨发颐

本经①云“耳前后肿，刺之小差”，即发颐也。盖少阳之脉，过耳前后，少阳主枢，伤寒气血两虚，少阳枢转不出，则发颐。凡高肿在耳前有脓者，少阳枢转得出也，宜小柴胡加芪术银花连翘花粉之类；如肿在耳后，不高肿，不作脓，饮食少，或呕，或泄，或谵语，或烦躁，或舌燥，此里气大虚，少阳枢转不出，急用温补之剂。高肿有脓为吉，如平陷无脓者危，然亦有大虚之证，微肿而痛，只用温补，或少佐以清凉，肿自消而颐亦不发，若必欲治颐，则真气外脱而死矣，不可不知也。予曾治一人发颐，舌燥而无苔，谵语，神气恍惚，用参苓芪术附子而神清舌润，后不用附子，舌复燥，谵语复作，遂用大剂

① 本经：指《伤寒论》。

参附数十余剂而愈。

辨癍疹[1]

大点发于肤外者为癍，细点发于肤内者为疹，此皆肺胃之火，轻者不必用药，重者只宜辛凉清解。色红热甚，无虚证者，可用石膏黄连，色紫者危，色黑者死。然亦有虚寒之证，忽出斑疹，脉散缓，神思懒倦，作呕不食，或泄泻，口渴而淡，或谵语烦躁。又有服温补药而病转，忽发出斑疹，此皆肌腠不和，假热之证，不必惊讶，改换别药，只守温补自愈。丁丑五月间，同道钱泰庵患伤寒，十余日热不退，泄泻一二次，医用炮姜白术等药而泄止，忽然发癍，谵语大渴，改用防风荆芥蝉蜕红花笋尖连翘之类药以治癍，更觉神昏谵语，大渴欲饮冷水，势甚危急，延予治之。予诊其脉散大，视其癍色淡而隐隐不明。予曰：此手少阴心之病也，由平日劳心过度，少阴君火虚极，神气反浮于外，故现此假证，不可治癍，少顷必发狂。遂用人参芪术各三两、茯苓麦冬附子各六钱、五味子三钱，分作三剂。药未煎好，果发狂，人不能制。服一剂狂如故，再剂稍定，三剂遂睡，次日复进药如初，神清渴止，癍亦不见，连进二十余剂，但每日下午定有谵语数句。予曰：不妨，只要粥食进。大便不解，忽一日心中一亮，如开窗见日然，下午不复谵语。泰

---

① 辨斑疹：本篇中“芥蝉蜕红花笋尖”至“予曰不”，本在原书《伤寒附余》篇第二十七页下半页。“妨，只要粥食进”至“精者有形神者无”，本在原书《伤寒附余》篇第二十八页上半页。原书此二页印有眉批：“如此症候，须平日看书，临证俱熟。临时方认得真，若模糊影响，以药试人，鲜不有误。后学识浅，妄以实热之斑投以温补，所谓画虎不成，反类狗矣。误人性命，未口不以予言为作俑矣。”其中“如此症候”至“妄以实热之斑”在第二十七页下半页，其余则在第二十八页上半页。

庵曰：先生所云手少阴心之病果然也。或问：何以不用姜桂而止用附子？予曰：伤寒须要审得三阴明白，干姜入太阴，肉桂入厥阴，附子入少阴，泰兄乃少阴君火衰微之病，宜补君火，不特非太阴厥阴之病，并非足少阴肾之病也，少阴下水上火而主神机出入，凡病足少阴肾水者，虽凶易愈，病手少阴君火者，治得其法，间有生者，不得其法，十无一生。何也？心藏神，肾藏精，精者有形，神者无形，有形者易，无形者难也。凡遇疑似之证，难于用药者，略举一二以为按，非夸一己之能，实欲公之于世也。

辨 咽 喉[①]

咽喉为人身至要之地，为病最急。若一时肿痛紧闭，滴水不能下，痰涌不得出，立死，即俗所谓走马喉风，言其速也，急刺少商穴，在人指甲外侧，用三棱针放出毒血，再用好醋噙嗽[②]，吐出痰涎，亦有生者。其风火肿痛，用甘桔汤加薄荷山豆根芩栀□□之类，风痰甚者，加僵蚕土贝母，或磨山豆根汁，或用大蚌内冰含咽，此治风火痰之实证也，人皆知之。至于少阴之脉循喉咙，太阴之脉挟咽连舌木，厥阴之脉，入于颃颡畜[③]□，三阴经脉皆在此处，故经曰“咽喉干燥者，不可发汗”，言三阴虚，津液不能上升于咽喉故也，宜六味地黄汤，不应，更加温补，此证人皆不识，用清凉而误事者多矣。癸亥年，

① 辨咽喉：本篇中“加喉咙痛肿连颈项”至“二则必有识此病”本在原书《伤寒附余》篇第二十九页下半页，原书此页印有眉批：“虚寒全在大吐不止上看出。”

② 噙嗽：含漱。

③ 畜：此后据文义脱字当为“门”。杨上善《太素·卷第十二·营卫气》注：“畜门，鼻孔也。”

陈缵先长媳上年患虚寒之证，予治之而愈，次年七月间，复患发热恶寒之证，予视其脉虚，用桂枝干姜白术等药一剂，次日更大热，反加喉咙痛肿连颈项，复大呕吐不止，势甚笃，复召予。乃郎陈又王曰：得无姜桂太热乎？予曰：予亦意其太热也。诊脉如初，予乃曰：咽喉肿痛故属火，然亦有虚寒者，吾不虑其肿痛，而虑其大吐不止也，可多请高明治之，不愈，再来召我。彼见势危，即遍延诸公，皆曰：人虽虚，固不可太凉，然而热药岂可用乎？俱用甘桔山栀麦冬人参之类，随服随吐，药俱不受。病转剧，复召予。予曰：诸公之论极是，但此病却不然也，予所以复者，一则欲再用热药而恐不信，二则必有识此病能用温补者，何必功自我出也。遂用人参三钱、桔梗一钱五分、甘草柴胡干葛桂枝附子炮姜各一钱，下咽不吐，少顷大寒战，覆以重绵不解，更与二服，复大热数刻，随大汗如雨，睡觉而痛肿俱消，后用姜附参黄芪术二十余剂而愈。

辨咳嗽

肺主皮毛而在表，最易感冒，故伤风最多，亦最轻浅，勿药亦愈；至于吐血后咳嗽，或劳伤中气，肺脾天地不交而咳嗽，经年经月，死而后已。是最轻而最重者，莫如咳嗽一证。滋阴降火，百无一生，或新病火旺不甚伤者，亦自能愈。惟有温补中土之法，若不应，或病久者，虽卢扁亦难挽回者也。

辨呃

夫伤寒与痢疾至发呃，病已笃①矣，非大温补不可。然而，

① 笃：病势沉重。

呃有虚呃，有实呃，有败呃。虚者温补之；败呃死；实呃者，乃气机不得流通，升降失其常度，气反上冲而兀兀有声也，其人无吐利厥逆烦躁之证，宜用调气之药。然亦有无病之人，忽然发呃，用调气之药而不应，又当用温补，不应，更加大剂。经①曰：哕而腹满，视其前后，何部不利，利之愈。此亦气机不通而作呃，故当利其大小便也。一妇人患虚寒发呃，用温补而愈，三日后复发，温补不应，予遂止其温补，用调气之药，二剂而愈，此虚证转为实证也。遍观伤寒，并无呃症，止有哕，要知即呃也。

辨　痓

亡血虚家不可发汗，发汗则痓。是痓者，皆由妄汗伤其太阳之津液，故经脉不和而强急，宜温补太阳之气。经虽有刚痓柔痓之分而用葛根汤。此不过初起之证，非病后用药失宜之证也。大约一变痓证，便是大虚，急宜温补，不必疑惑。

辨噎膈

噎膈一证，自古难之。张鸡峰②云：不在外，不在内，不是寒，不是热，不是实，不是虚，乃神意间病也。故攻补妄效，凉温勿应。即有愈者，乃一时气机阻滞，寒痰痞塞，或中气不足而致，用清用补，所以得愈，非真噎膈也。如单方用虎肚③、

---

① 经：指《伤寒论》。

② 张鸡峰：即张锐。宋代医家，字子刚。撰有《鸡峰普济方》《鸡峰备急方》等书。

③ 虎肚：虎胃。

狗宝①、粮食瓶水②，俱无益者，嗟嗟，有是病无是药，吾愿世人永不患此病则幸已！

仁者不为医说

尝闻医乃仁术，则仁者尚当为医，然以予观之，仁之至者，决不为医，何则？天下之至切者，莫如生死，而仁者之心，惟欲以生人为急，即有必不能生者，必欲起而挽回之以至于生，而仁者之量始全，故圣人常曰：一夫不获是予辜③。然而天下大矣，仁者亦安能保其无一夫不获哉？不知天下事，存乎天下难，存乎人者易。使仁者而任一郡，则力可以生一郡；任天下，即可以生天下。此存乎人者，仁者可以优为之也。至于生死者，存乎天者也，天欲其死，仁者不能复其生，而医者治病，反欲回天以冀其生，此至难之事也。况人禀五运六气而成形，顺之则生，逆之则死，千般疢难，招之自人，或生或死，操之自天，非若生民之耕田凿饮④，饥寒丧乱，为民上⑤者可以操之。如一邑得一仁人为宰，则一邑之民皆赖其生安；苟一邑得一仁人为医，则一邑之人，能必其有病而皆不死乎？即使岐黄再出，卢扁复生，必不能也。不能，则此中断有歉然不安，岂不伤仁者恺恻之心哉！推其爱物之心，极天下之生灵皆在并包之内，然有颠连困苦，不闻不

---

① 狗宝：狗的胆囊、肾脏或膀胱结石，中医用以治痈疮、噎嗝等病。明·李时珍《本草纲目·兽一·狗宝》："狗宝生癞狗腹中，状如白石，带青色，其理层叠，亦难得之物也。"

② 粮食瓶水：待考。

③ 一夫不获是予辜：即使一人因粮食不丰收而受到饥饿，也是我的过错。

④ 耕田凿饮：耕田而食，凿井而饮。《击壤歌》："日出而作，日落而息。凿井而饮，耕田而食。帝力何有于我哉！"

⑤ 为民上者：作为百姓的父母长官。

见，斯已耳。非若医者之亲聆其声之悲楚，亲见其形之憔瘠，有死之气，无生之机，有不伤心惨怛者乎？虽生者，人之自生，而不生者，亦人之自不生。我有生之心，操生之之权，而不能使不生者而皆生，亦安用此医为哉？吾故曰：仁者不为医也。

不惑说

孔子云：四十而不惑。若非学识兼到，断未有临事不疑惑者也，而医之用药尤甚。夫热病用寒，寒病用热，虚病用补，实病用泻，夫人能知之也。虚寒病用温补而应，实热证用凉泻而应，亦夫人而能知之也。至于本是虚寒，用温补而前证乃在，反觉躁乱不宁，或战栗，或呃逆，或呕吐，乃病根深固，药力未及，更加大剂投之，即或舌反燥渴，乃阴有转阳之机，切不可改为别治。大约虚寒之证，病属三阴，急则六日，或三日，缓则十二日决死，即间有得生者，必须君火未衰，反见舌干等证，此阴寒去而真阳回，更须姜附之类以助其阳，则津液生而舌复润，不可见舌干即投以凉剂，则前功尽弃矣，然此亦不过十之三四而已。世人不知，愈则参附之功，不愈则参附之咎也。嗟嗟，功则奚归？咎则奚任？惟有无愧于天地而已。然而虚寒之证有二：一则本是虚寒，而脏气未伤，医误用凉泻，即变厥逆呕呃烦躁等证，此为医所逆也，投以温补，应之甚速；一则病干三阴神藏，传变甚速，即投温补亦不见效，此自逆而非医逆也。须知自逆者不治之证，医逆者可治之证。可治者而治之，非医之功，原不死者也；不可治者而不治之，亦非医之咎，原欲死者也。更有虚寒之证，服温补而反不安，服凉泻而反适意，此非不可温补而可凉泻者也，乃正气已败，两寒相得，同类相从也，此亦必死之证。凡为医者，须要识得真，拿得定，不可为其所惑，方是真医，而死生自有其数，又非医者所能操也。至于实热之证，病不伤脏，治之或差，不过耽延时日，决不能死，即或危笃，或凉或下，一服即愈，断不若虚寒证，非数十剂不能愈也。又有本是虚寒，药力已到，有化热之象，轻则听其自然，止其温补，重则少加凉剂，一拨即转，又不可胶柱鼓瑟，故往往前人温补而病不去，后人清凉而病即除，此前之功，而非后之力也。此数者，皆予所身亲试验。凡为医者，当三复斯言，庶乎临证不惑也。

杂说

气虚补气，血虚补血。补气药中不可兼补血药，补血药中可以兼补气药。血虚极者，又当补气以生血，阳生则阴长也。《经》曰："中焦取汁，化而为赤，是为血。"是血又从中焦脾胃而生，血药性沉凝滞，有伤胃气，胃伤则饮食少进，血从何生？不特有伤阳气，且绝其生血之源矣，故脱阳者立死，脱阴者尚可耽延时日。如妇人血崩血淋，亡血虽多，而阳气未绝，尚可挽回。治病须要分清气血阴阳，苟阴阳两补则头绪不分，乱杂无功矣。

经曰："用寒远寒，用热远热。"有假者反常，虽违其时，必从其证，是以冬月大寒，芩连不废，夏月盛热，桂附当使，盖从其证也。

方书有云："见血无治血，见痰无治痰。"此至言也。要知血从何来，痰从何生，不治血正所以治血也，不治痰正所以治痰也。倘一见血便用凉药止血，一见痰便用消药化痰，此庸工也，不可以语至道①。

① 至道：最高的原则、准则。

刘张朱李为四大家，人所宗仰，但张仲景乃医中之圣，岂可与三子并称。三子有所长，亦有所短。如河间专用清凉，实热者宜矣，虚寒者，其可乎？丹溪本《素问》阳有余阴不足之论，以为人身阳常有余宜泻之，阴常不足宜补之，后人遵之，凡遇弱证咳嗽，辄用滋阴降火，百无一生，不知《素问》所谓阳常有余阴常不足者，言阳道该常有余，阴道该常不足，譬如天晴为阳，雨为阴，一月之中，晴十日雨三日则阳有余矣，阳有余则万物生，晴三日，雨十日，则阴有余矣，阴有余则万物凋，自然之理也，丹溪误解而后人误用，贻害非浅，然丹溪之好处颇多，如言产后当大补气血，虽有杂证，以末治之，斯言亦为功不小矣，学者当弃其短，取其所长，斯善矣；东垣发《脾胃论》，以补中益气治劳伤感冒，允为医中王道；若张子和专用攻伐，谓上工用泻，下工用补，斯言一出，误人甚多，在彼一时或有所得，但不可笔之于书，传之于后，智者知其言之弊，愚者遂为其所惑矣。予不敢轻议先辈，诚恐贻误来兹，知我罪我，其再斯乎。

今之医者，不读《灵》《素》《伤寒》《金匮》《神农本经》，专看方书，是大病也。医者之方书，犹儒者之时文。读时文自能取科甲，看方书亦能治百病，然然读时文而未有不先读四书本经者，看方书而不读《灵》《素》诸书，亦犹读时文而不读四书本经，不过摽窃之学，何能探本穷源乎？且治病如治民，治重病如治乱民。治得其法，则乱者治；治不得其法，则治者乱矣。今之为医，不过读《脉诀》，读《药性赋》，记《汤头歌括》、《万病回春》、《医方考》，上者，《明医指掌》、赵氏《医贯》、《东恒十书》、《立斋医案》、《丹溪心法》、《节庵六书》之类。某病服某药，某药治其病，某病是寒，某病是热，某病是虚，某病是实，师以此教弟，弟以此学师，医之能事毕矣。及问其某药何以治其病，其病何以用某药，何以为寒，何以为热，何以为虚，何以为实，何者病在皮毛肌腠，何者病在经脉脏腑，何者为可治之证，何者为不可治之证，则茫然不知也。见一症，即用一药，君臣佐使，毫无定见，轻者亦能自愈，如遇疑难重症，不辨阴阳气血、寒热虚实、表里出入，专用一种平淡之药，如当归白芍玉竹谷芽蒺藜枣仁秦艽石斛之类，希侥幸于万一，愈则居功，不愈亦可以免谤，不知救重病如救焚溺，我则以非寒非热、不补不消之药投之，自以为稳，真所谓立而视其死也。古人云橘皮汤亦能杀人，信非诬也。总之学识未到，认病不真，顾名避谤，方用此药。然既为人担当重任，说不得苦，畏不得难，吾尽吾心，毁誉由人，何足校哉①？至于小儿一科，各承家传，纯用寒凉克伐，以为小儿纯阳之体，内无七情，理固然也。不知小儿名芽儿，如树之萌芽，初生极其脆嫩，非若大枝老干，可以用斧斤也。气血未充，精髓未足，五脏六腑俱未长全，可以屡用克伐乎？亦有禀气壮实，偶尔伤食感冒，轻微小病，亦能应手。若遇大病，断未有不死者也。《康诰》② 曰："如保赤子，心诚求之，虽不中不远矣。"是儿医之要诀，医能体此，则鲜夭札③之患矣。噫！斯道难知，安得有个中人④与之共谈斯道哉？

---

① 何足校哉：还需要计较吗？校，计较。

② 《康诰》：《尚书》篇名，西周时周成王任命康叔治理殷商故地民众的命令。

③ 夭札：遭疫病而早死。

④ 个中人：此中人，犹"圈内人"。指在某方面体验颇深，熟知内情的人。

校注后记

1. 《伤寒论直解》的著者

张锡驹，字令韶，钱塘（今属杭州）人，生于明崇祯十七年（1644），卒年不详。早年即继承父志研习医学，后又师从清初名医张卿子（著有《张卿子伤寒论》）学习岐黄之术，与高士宗为友，《伤寒论直解》一书为其代表性著作。

2. 《伤寒论直解》的版本概况

关于《伤寒论直解》，《中国中医古籍总目》共记载了七个版本。但几经辗转发现，本书仅有两个刻本，一刻于清初，一刻于清末。

《伤寒论直解》的现存版本中，目前所见到的早期刻本为清康熙刻本“本衙藏板”、清康熙五十一年壬辰（1712）钱塘张氏三余堂刻本以及清初刻本，经反复比对认为《总目》所载的这三个版本实为同一版本，但所见到的古籍实物的质量有一定差异，故而选取字迹最清、缺字最少的一本作为底本，此书现藏于浙江中医药研究院图书馆，为清康熙刻本本衙藏板。

清光绪十一年乙酉（1855）福州醉经阁刻本，是现存比较多见的《伤寒论直解》版本，简称“光绪本”，全国20余处图书馆有藏，在中国中医科学院图书馆和天津中医药图书馆均可见到该书实物。牌记署有“光绪乙酉春仲重刊于福州醉经阁”字样，其后有左宗棠之序。此本与清康熙刻本本衙藏板版本特征上差别较大，且字迹清晰，内容完整，故而本次校注选为主校本。

据《总目》所载，本书尚有馆藏于南京中医药大学图书馆的清乾隆二十四年己卯（1759）抄本、清刻本（现藏上海中医药大学图书馆）和收藏于浙江中医药研究院的抄本三种版本，经实地调研发现清刻本与康熙刻本本衙藏板同，而两种抄本俱查无此书。因此可以得出结论，本书实际上只有两个版本，一刻于清初康熙年间，一刻于清末光绪年间。

3.《伤寒论直解》的学术价值及影响

仲景《伤寒论》成书以后，对其进行研究者层出不穷，学术观点亦是见仁见智，莫衷一是，因而形成了不同的学说学术流派。但影响较大，为大家所认同的不外乎脏腑学说、经络学说和气化学说。而张锡驹的《伤寒论直解》就堪称气化学派的代表之作，其用《素问·天元纪大论》的六气学说为基础阐述人体发病及病愈的机理，通释《伤寒论》，理论体系完整，且有切于临床实用。《伤寒论直解》学术价值颇高，影响面极广，确如门径指南，其用大焉！具体言之，主要包括以下几个方面：

（1）《伤寒论直解》通篇以《素问·天元纪大论》“寒暑燥湿风火，天之阴阳也，三阴三阳上奉之”“厥阴之上，风气主之；少阴之上，热气主之；太阴之上，湿气主之；少阳之上，火气主之；阳明之上，燥气主之；太阳之上，寒气主之；天有此六气，人亦有此六气，与天同体者也”为依据，运用气化学说来注解《伤寒论》，理论上自成体系，内容完整，结构严谨，说理透彻，具有较高的学术价值和临床实用价值。

（2）重新阐释传经之说，指出传统传经理论之不足。传统传经说认为，人体感受外邪之后，疾病“一日太阳”“二日阳明”，按照六经顺序依次相传，至六日厥阴经尽，七日复传于太阳，这样一日一病的传经之说显系无稽之论。而张氏指出传经乃正气之相传，而非疾病之传遍，其顺序正如《素问·热论》

“一日太阳，二日阳明……六日厥阴”所述，周而复始。并指出只有机体的正气有济于疾病时（即得中见之气，有中见之化时），疾病方有向愈之机。如《伤寒论》“伤寒脉浮而缓，手足自温者，系在太阴，太阴者，身当发黄，若小便自利者，不能发黄，至七八日，虽暴烦下利日十余行，必自止，以脾家实，腐秽当去故也”所言，本为太阴病，得之后，至七八日，乃正气来复之时，此时六日一经已过，至第八日又为阳明主气之期，阳明主燥，此时太阴之湿得阳明中见之燥气，故病自愈。

（3）驳“古方今病不相能”之论。张氏认为，之所以会有“古方今病不相能”的看法，关键在于“汤方难会其义”，倘能深研《伤寒》之理，断不会有如此之看法。

（4）指出《伤寒论》非专为外感病而设，提出以治伤寒之法以治杂病。张氏提出：“此书之旨，非特论风寒也，风寒暑湿燥火六淫之邪无不悉具。”“内而脏腑，外而形身，以及气血之生始，经俞之会通，神机之出入，阴阳之变易，六气之循环，五运之生制，上下之交合，水火之相济，实者泻之，虚者补之，寒者温之，热者清之，详悉明备。”此论与清代中晚期俞根初提出的“六经钤百病”之说有异曲同工之妙。先贤后贤，其揆一也。

（5）公正地评价成无已。成无已乃全文系统注解《伤寒论》的第一人，为《伤寒论》版本的流传及《伤寒论》理论的传播做出了不可磨灭的贡献，正如张锡驹在本书序言中所言：“先师之书至今存者，成氏之功也。”然而成无已刻板地照搬《内经》来注解《伤寒》，也给后人造成了不少困惑，限制了后人的思维，张锡驹评论道：“成氏顺文加释，漫无统纪，徒得其迹而不能会其神，以致后学不究其旨归，疑为断简残编，且以为宜于冬时之伤寒，不宜于三时之温暑，宜于外感而不宜于内伤。”

（6）著《伤寒附余》以补注文意之未达之处。张氏治学态度严谨，在注解《伤寒论》时“辞达即止，不敢于本文之外别有支离”，恐有画蛇添足之虞，但又担心后学于临证之时茫然不知所措，故对于临床中紧要疑似之证，如呃逆、狂证、谵语等数十种症状，反复辨析，并附以病案，务使学者明了。

张氏对仲景之学的贡献已如上述，但笔者认为其亦有少许缺点，如其认为王叔和《伤寒例》“于仲景伤寒漫无发明”，故妄删之。但笔者认为，《伤寒例》虽非仲景所作，虽亦有不当之处，但其文献价值和临床实用价值亦不容忽视，为何不录而收之以证之后学？

当然，张氏虽有缺点，但瑕不掩瑜，其贡献还是有目共睹的。另外，张氏一生治学态度极为严谨，序言中称，《伤寒论直解》在康熙二十年左右业已成书，但张氏唯恐自己学术浅陋，贻误后学，故而未敢刊刻，直至康熙五十一年，方觉时机成熟，于此时又悉心参订，而后才敢付之梨枣，其治学态度之严谨由此亦可见一斑。

总书目

医　　经

内经博议

内经提要

内经精要

医经津渡

素灵微蕴

难经直解

内经评文灵枢

内经评文素问

内经素问校证

灵素节要浅注

素问灵枢类纂约注

清儒《内经》校记五种

勿听子俗解八十一难经

黄帝内经素问详注直讲全集

基础理论

运气商

运气易览

医学寻源

医学阶梯

医学辨正

病机纂要

脏腑性鉴

校注病机赋

内经运气病释

松菊堂医学溯源

脏腑证治图说人镜经

脏腑图说症治合璧

伤寒金匮

伤寒考

伤寒大白

伤寒分经

伤寒正宗

伤寒寻源

伤寒折衷

伤寒经注

伤寒指归

伤寒指掌

伤寒选录

伤寒绪论

伤寒源流

伤寒撮要

伤寒缵论

医宗承启

桑韩笔语

伤寒正医录

伤寒全生集

伤寒论证辨

伤寒论纲目

伤寒论直解

伤寒论类方
伤寒论特解
伤寒论集注（徐赤）
伤寒论集注（熊寿试）
伤寒微旨论
伤寒溯源集
订正医圣全集
伤寒启蒙集稿
伤寒尚论辨似
伤寒兼证析义
张卿子伤寒论
金匮要略正义
金匮要略直解
高注金匮要略
伤寒论大方图解
伤寒论辨证广注
伤寒活人指掌图
张仲景金匮要略
伤寒六书纂要辨疑
伤寒六经辨证治法
伤寒类书活人总括
张仲景伤寒原文点精
伤寒活人指掌补注辨疑

诊　　法

脉微
玉函经
外诊法
舌鉴辨正
医学辑要
脉义简摩
脉诀汇辨
脉学辑要
脉经直指
脉理正义
脉理存真
脉理宗经
脉镜须知
察病指南
崔真人脉诀
四诊脉鉴大全
删注脉诀规正
图注脉诀辨真
脉诀刊误集解
重订诊家直诀
人元脉影归指图说
脉诀指掌病式图说
脉学注释汇参证治

针灸推拿

针灸节要
针灸全生
针灸逢源
备急灸法
神灸经纶
传悟灵济录
小儿推拿广意
小儿推拿秘诀
太乙神针心法
杨敬斋针灸全书

本　草

药征
药鉴
药镜
本草汇
本草便
法古录
食品集
上医本草
山居本草
长沙药解
本经经释
本经疏证
本草分经
本草正义
本草汇笺
本草汇纂
本草发明
本草发挥
本草约言
本草求原
本草明览
本草详节
本草洞诠
本草真诠
本草通玄
本草集要
本草辑要
本草纂要
药性提要
药征续编
药性纂要
药品化义
药理近考
食物本草
食鉴本草
炮炙全书
分类草药性
本经序疏要
本经续疏
本草经解要
青囊药性赋
分部本草妙用
本草二十四品
本草经疏辑要
本草乘雅半偈
生草药性备要
芷园臆草题药
类经证治本草
神农本草经赞
神农本经会通
神农本经校注
药性分类主治
艺林汇考饮食篇
本草纲目易知录
汤液本草经雅正
新刊药性要略大全
淑景堂改订注释寒热温平药性赋
用药珍珠囊　珍珠囊补遗药性赋

方　书

医便
卫生编
袖珍方
仁术便览
古方汇精
圣济总录
众妙仙方
李氏医鉴
医方丛话
医方约说
医方便览
乾坤生意
悬袖便方
救急易方
程氏释方
集古良方
摄生总论
摄生秘剖
辨症良方
活人心法（朱权）
卫生家宝方
见心斋药录
寿世简便集
医方大成论
医方考绳愆
鸡峰普济方
饲鹤亭集方
临症经验方
思济堂方书
济世碎金方
揣摩有得集
亟斋急应奇方
乾坤生意秘韫
简易普济良方
内外验方秘传
名方类证医书大全
新编南北经验医方大成

临证综合

医级
医悟
丹台玉案
玉机辨症
古今医诗
本草权度
弄丸心法
医林绳墨
医学碎金
医学粹精
医宗备要
医宗宝镜
医宗撮精
医经小学
医垒元戎
证治要义
松厓医径
扁鹊心书
素仙简要

慎斋遗书

折肱漫录

济众新编

丹溪心法附余

方氏脉症正宗

世医通变要法

医林绳墨大全

医林纂要探源

普济内外全书

医方一盘珠全集

医林口谱六治秘书

识病捷法

温　病

伤暑论

温证指归

瘟疫发源

医寄伏阴论

温热论笺正

温热病指南集

寒瘟条辨摘要

内　科

医镜

内科摘录

证因通考

解围元薮

燥气总论

医法征验录

医略十三篇

琅嬛青囊要

医林类证集要

林氏活人录汇编

罗太无口授三法

芷园素社痎疟论疏

女　科

广生编

仁寿镜

树蕙编

女科指掌

女科撮要

广嗣全诀

广嗣要语

广嗣须知

孕育玄机

妇科玉尺

妇科百辨

妇科良方

妇科备考

妇科宝案

妇科指归

求嗣指源

坤元是保

坤中之要

祈嗣真诠

种子心法

济阴近编

济阴宝筏

秘传女科

儿　科

外　科

伤　科

眼　科

咽喉口齿

养　　生

医案医话医论

养性轩临证医案

养新堂医论读本

祝茹穹先生医印

谦益斋外科医案

太医局诸科程文格

古今医家经论汇编

莲斋医意立斋案疏

医　史

医学读书志

医学读书附志

综　合

元汇医镜

平法寓言

寿芝医略

杏苑生春

医林正印

医法青篇

医学五则

医学汇函

医学集成

医学辩害

医经允中

医钞类编

证治合参

宝命真诠

活人心法（刘以仁）

家藏蒙筌

心印绀珠经

雪潭居医约

嵩厓尊生书

医书汇参辑成

罗氏会约医镜

罗浩医书二种

景岳全书发挥

新刊医学集成

寿身小补家藏

胡文焕医书三种

铁如意轩医书四种

脉药联珠药性食物考

汉阳叶氏丛刻医集二种